内科临床诊疗思维解析

徐新娟　杨毅宁　主编

科学出版社

北京

内 容 简 介

内科是各临床专业的基础学科，作为内科医生，如何在临床工作中形成缜密、准确的诊疗思路显得尤为重要。本书收集涵盖内科各学科的典型病例，展现了疾病诊疗过程中的临床思维特点、异同及诊疗思路和路径，结合讨论和点评及临床实践深入浅出剖析病例特点，以期帮助年轻医生提高疾病诊治水平。

本书实用性强，有助于年轻医生、实习生临床思维的建立，可作为内科临床医生及医学院校学生步入临床学习的参考书。

图书在版编目（CIP）数据

内科临床诊疗思维解析 / 徐新娟，杨毅宁主编. —北京：科学出版社，2021.12

ISBN 978-7-03-071195-3

Ⅰ. ①内… Ⅱ. ①徐… ②杨… Ⅲ. ①内科-疾病-诊疗 Ⅳ. ①R5

中国版本图书馆 CIP 数据核字（2021）第 266290 号

责任编辑：戚东桂 / 责任校对：张小霞

责任印制：赵 博 / 封面设计：龙 岩

科学出版社 出版

北京东黄城根北街 16 号

邮政编码: 100717

http://www.sciencep.com

中煤（北京）印务有限公司印刷

科学出版社发行 各地新华书店经销

*

2021 年 12 月第 一 版 开本：720×1000 1/16

2024 年 8 月第二次印刷 印张：15 插页：2

字数：292 000

定价：88.00 元

（如有印装质量问题，我社负责调换）

《内科临床诊疗思维解析》编委会

主　编　徐新娟　杨毅宁

副主编　胡广梅　梁晓慧　张俊仕　刘海明
罗俊一

编　委　（按姓氏汉语拼音排序）
陈　曦　谷　昊　哈丽达·夏尔甫哈孜
胡广梅　加孜那·托哈依　雷　晶
李素华　梁　平　梁晓慧　廖如意
刘海明　罗俊一　马建华　王　磊
夏　宇　徐建丽　徐新娟　杨建中
杨晓萍　杨毅宁　姚　萍　张　娜
张俊仕　张明琛　周晓欢

前　言

医学教育要回归临床，回归人文，回归基本功，病例始终是临床医生最好的老师。通过学习、复习临床病例，哪怕是一个简单的病例，我们都可以从中体会医生在实施诊治过程中的临床思路，包括如何决策及在确定诊断过程中反复斟酌、判定与对比，我们也可以从中学习到不同医生的经验及思维方法。临床病例分析有助于拓展年轻医生的思维，帮助年轻医生在诊治疾病的道路上不断成长，逐渐成为一个成熟的“有经验”的医生。

本书在多位临床医生的共同努力下，共收集了 28 份从症状学入手诊治的、从简单到复杂疾病的病历资料。病例以内科疾病常见症状、体征为主要抓手，涵盖内科各学科，包括心血管、消化、呼吸、内分泌、肾脏、神经内科及血液科等，结合影像、超声、生化及分子遗传学等辅助检查，从简单病例到复杂病例逐层解析临床思维方法，为年轻医生展现了各学科医生在诊治过程中的临床思维特点、异同及诊疗思路，深入浅出、提炼升华。希望年轻医生通过学习本书中“病例—临床思考—临床决策—诊断治疗—验证修正—总结讨论—点评”这一路径而受到启发，并在临床实践工作中不断调整自己的临床思维。值得一提的是，本书将循证临床诊断作为一个章节结合病例做了专门介绍，希望年轻医生通过学习循证医学理念，结合临床实践，科学地进行临床诊疗分析，从个案到系统科学地进行评价，做出准确的诊断及合理的治疗，避免误诊、不良事件的发生。

本书内容丰富，实用性强，以病例的逐一展现，思维不断推进为特点，适用于年轻医生、实习医生的临床思维学的入门教育，同时也是内科临床医生及医学院校学生步入临床学习的参考书，值此，亦盼本书对各位年轻医生及实习生有所帮助。

在编写本书过程中，得到了相关专业专家及同道的鼎力支持与热忱帮助，他们在编写工作中付出了辛勤的劳动及心血，在此一并表示诚挚的感谢。

书中难免有疏漏和欠妥之处，敬请各位同道、广大师生及读者不吝赐教，给予批评指正。

徐新娟　杨毅宁

2021年6月6日

目 录

第一章　如何进行临床诊断

诊断是医生通过对人体的健康状态的检查和对疾病所提出的概括性判断，即医生对导致某人身体上出现问题的原因的确定。诊断包括两个方面：一是诊，二是断。临床诊断是指医生给患者检查疾病，并对患者疾病的病因、发病机制做出分类鉴别，以此作为制订治疗方案的方法和途径。临床医生从医学角度对人们的精神和体质状态做出的判断，是医生对人体的健康状态、劳动能力和某一特定的生理过程的判断和（或）对疾病的认识所提出的概括性判断，一般方法是探寻疾病的过程，找到致病的原因。人们对诊断所持的态度及其看法，我们称为诊断观。诊断疾病的过程，就是认识疾病的过程，正确认识疾病是有效治疗疾病的前提。诊断大致有 3 种分类方法：①根据获得临床资料的方法分类，有症状诊断、体检诊断、实验诊断、超声诊断、X 线诊断、心电图诊断、内镜诊断、放射性核素诊断、手术探查诊断和治疗诊断等。②根据诊断的确定程度分类，包括初步诊断和临床诊断，临床诊断即确定诊断。③按诊断内容分类，包括病因诊断、病理解剖诊断、病理生理诊断、功能诊断及并发症诊断；此外，还可分为入院诊断、出院诊断、门诊诊断、死亡诊断、剖检诊断等。因此，无论是普通医生还是医学专家对于诊断都十分重视，因为只有确定正确的诊断，才能有正确的治疗，对于青年医生、实习医生来说，学会正确的诊断思维尤为重要。那么，怎样才能实现正确的诊断呢？除了必备的医学知识、临床经验以外，在疾病的诊断过程中还应该注意一些什么问题呢？我们将在本章探讨这些问题。

医学的本质决定医学在任何时候都不能忽视人、脱离人。无论现代医学科学和技术发展到怎样的高度，医者都不应忘记自己的服务对象是活生生、有思想、有情感及属于一定社会阶层的人，医学任何时候都要散发出浓郁的人文特性。

医学是“仁”学，它以“善”为核心；医学又是“爱人之学”，其包括对幼者的疼爱，对弱者的怜爱，对伤者的关爱，对同行的友爱，对医学的热爱，对所有就医者的博爱。医学中的人道精神或人文精神不仅应该永存，而且随着医学的发展，更应得到充分的体现。医学知识及医学技术对临床诊断无疑是十分重要的，年轻医生及医学生在今后的临床实践中可以不断积累，但是作为医生，在解决临床诊断问题时，也同样要重视服务意识和职业态度。患者要求的好医生不仅医术精湛，还必须集同情心、耐心、社会责任感为一体，这就要求医生在关注病情的同时，更要留意患者本身，这在临床诊断及医疗过程中都能得以体现。可以说医生是一种必须有博爱精神的职业，是一种既要感情投入，又要医德高尚、医术高明的职业。

临床诊断必须具备的职业态度概括如下。

（1）医生必须有强烈的服务意识和工作责任心，在工作态度上严格要求自己，同时具有为患者解除痛苦的决心，查明患者存在的问题，从而认真对待临床诊断中的每一个步骤、每一个细节。

（2）医生必须具有同情心。医生要关心患者的痛苦，耐心地倾听，仔细地检查，认真地交流，在此基础上综合分析，做出判断。耐心听取患者陈述不仅是诊断的需要，也是职业态度的体现。

（3）医生应具有主动积极、灵活敏锐的思考能力；锲而不舍地探索新的知识，用以协助或指导疾病的诊断。不断学习提高是良好职业态度的体现。

（4）充分考虑患者的经济负担，尽量使患者支付得起诊疗费用。现代科技的发展促进了医学诊断技术的日新月异，这固然有利于诊断水平的提高，但同时也增加了诊疗费用。即使在发达国家这也构成了患者和政府的沉重负担，如何经济而又高效地解决问题是医生责任心、同情心和医术经验的集中体现，也成为评价医生医德和水平的重要指标。

（5）以平等的心态对待患者。应该认识到我们面对的不是疾病，而是患者，因此在患者和医生之间，患者为本，医生为标；患者与疾病之间，患者为本，疾病为标。只有注意医者与患者及疾病的关系，才能在诊治过程中体现医道、医术，随时注意医患沟通，密切关注医患关系，这样不仅可得到患者和家属的信任，而且有助于获得足量的信息与诊断的线索，从而提高诊断效率。

（徐新娟　杨毅宁）

第二章　诊断疾病的步骤

诊断疾病的过程可分为 3 个阶段：①临床资料的收集过程；②分析资料并做出初步诊断；③观察病情的发展及治疗效果对诊断进行验证或修正。这 3 个过程相互联系，相互依赖，循环往复，贯穿于整个临床工作之中。

一、收集临床资料

临床资料的收集过程包括病史采集、体格检查及辅助检查 3 个方面的内容。能否收集到真实的、重要的临床资料是获得临床诊断的关键，是正确诊断的前提。这就要求在资料的采集过程中，必须要有实事求是的精神，一切从患者的自觉症状和客观体征出发，不能主观臆断，尽可能保证资料全面、系统和准确，如果一开始就出现错误，则其他的一切（诊断、治疗）都不必谈了。

病史：症状是病史的主体。但症状不是疾病，医生应该透过症状这个主观现象探索疾病发生、发展及演变的特点。因此要求病史全面、真实，能反映疾病的个体特征和变化。

体格检查：进行体格检查的过程是核实、补充病史资料的过程，阳性和阴性体征都可以作为诊断疾病的重要依据。因此要求体格检查要做到全面、有序、重点、规范和正确。

辅助检查：即实验诊断、器械诊断、影像诊断等，基本的必要的辅助检查在一定程度上使诊断更为及时和准确，但是辅助检查的实施应注意针对性及检查的意义、时机、特异性和敏感性，切不可单靠辅助检查诊断疾病。

二、分析资料做出初步诊断

将病史询问、体格检查、必要的实验室检查及其他检查所获得的资料进行归纳整理，去粗取精、去伪存真、由表及里，抓住主要矛盾，加以分析、综合和推理，利用医师所掌握的医学知识和临床经验，反复比较患者的表现与哪些疾病相似或相同，最后形成诊断构想或印象，即初步诊断。初步诊断只能作为进一步诊断的前提或试验性治疗的依据。

在分析资料时要特别注意以下几个问题。

1. 现象与本质 患者的症状、体征及各项检查结果都是疾病的临床表现，一定的临床表现具有一定的临床意义，这就是现象与本质的关系。例如，胸骨左缘第3、4肋间心包摩擦音是一种病理现象，其本质是纤维蛋白性心包炎。不同疾病的临床表现是不相同的，即使是同一疾病，在不同患者身上的表现也可以不完全相同。也就是说，疾病的临床表现往往是比较复杂的，这就要求我们必须掌握各种症状、体征及各项检查结果的临床意义。

2. 主要表现与次要表现 疾病的临床表现和过程往往比较复杂，常包括许多症状、体征、实验室和其他检查结果的异常。例如，患者主诉为食欲缺乏、腹胀、心悸、气短；查体显示下肢水肿、发绀、颈静脉怒张、心尖区舒张中晚期隆隆样杂音、肝大、肝颈静脉回流征阳性。这些众多的临床表现中，有消化系统、循环系统、呼吸系统疾病的表现。但心尖区舒张中晚期隆隆样杂音仅见于二尖瓣狭窄，颈静脉怒张、肝颈静脉回流征阳性则见于右心衰竭、缩窄性心包炎、心包积液，其余的每一种表现都可以由很多原因引起。由此确定心尖区舒张中晚期隆隆样杂音为该患者的最主要表现，并得出风湿性心脏病、二尖瓣狭窄的诊断。通过主要表现得出诊断后，其他的次要表现也能得到相应的解释。

3. 局部与整体 人体是一个复杂的统一整体，各系统、器官有其相对的独立性，又相互配合、相互制约、密切相关。局部病变可以影响整体，整体的病变又可突出地表现在某一局部。例如，急性扁桃体炎为一局部性病变，却可以引起畏寒、发热、口干、食欲缺乏、尿少而黄、心率快、血白细胞计数增高、红细胞沉降率增快等全身性表现。因此必须强调整体观，防止片面地、孤立地对待临床表现。只有从局部变化的相互关系中认识整体变化，才能真正揭示其内在联系，做出正确诊断。

4. 共性与个性 不同疾病可出现相同的表现（共性）；而同一征象在不同的疾病中又有其独特的临床特点（个性）。例如，肺炎、肺水肿、肺淤血、肺癌等都可以有肺部湿啰音，湿啰音是这些病变的共性，但肺炎的湿啰音常局限于某一局部并随病情好转而消失，肺水肿的湿啰音从肺底开始很快布满双肺，肺淤血的湿啰音局限于双肺底，肺癌的湿啰音常恒定局限于某一局部并伴持久性干啰音。在分析临床资料时，既要注意共性，又要注意个性。

5. 典型与不典型 临床上典型病例只占少数，大多数患者的临床表现可以不典型。疾病的典型临床表现为人们熟知，不典型病例给人以许多假象。例如，下叶肺炎表现为腹痛，急性心肌梗死没有胸痛而表现为胃肠道症状。由于临床症状表现多变，体征和实验室检查结果也可因病情不同而异乎寻常。一个初学者首先应当熟记典型临床表现，然后才可能对不典型病例有较高的警惕性。只有开阔思路，考虑全面，不断从实践中总结经验，从失误中吸取教训，才能不断提高诊断的准确性。

三、验证或修正诊断

临床诊断是医生对疾病的一种认识，属于主观范畴。它的正确与否还需要通过临床实践不断检验。初步诊断提出后，需要在医疗实践中反复验证，才能最后确定诊断。在临床观察中，要继续发现不断涌现的阳性或阴性症状及体征，进行更有针对性的检查及检验，进行活检甚至剖腹探查，以求达到明确诊断的目的。符合疾病本质的诊断才是正确的诊断，据此进行治疗才能得到预期的效果。根据初步诊断给予的治疗的正性或负性结果都可以作为明确诊断的依据。由于疾病的复杂性和人的认知能力的有限性，临床上常常需要严密地观察病情，随时发现、提出问题，查阅文献资料解决问题或开展讨论，诊断过程的主要特点是有一定的顺序性、周密、有条理而全面。它是一个反复的、动态的过程，这就要求我们根据病情的变化不断地验证或修改原有的诊断，在继续发展的疾病面前多次证实、补充、修改，如此循环往复，直到得出最正确的诊断。基本步骤如下。

步骤 1：采集病史，询问疾病的症状、诱因和起病方式。

步骤 2：提出假设，概括总结出整个病理生理过程和可能产生该症状的疾病。

步骤 3：体格检查，寻找此病可能出现的体征和病史中可能提示的疾病及发现新的证据。

步骤 4：鉴别诊断，依据可能性大小列出可能的诊断。

步骤 5：选择相关实验室检查、影像学检查及有助于疾病诊断的其他检查。

步骤 6：修正诊断，根据所有检查的结果评价假设，这些假设中一些可能要被排除，也可能增加新的诊断。

步骤 7：重复步骤 1～6，直到得出诊断。

步骤 8：确定诊断，当有充足的证据支持假说时，就可以诊断了。

步骤 9：在对患者疾病的严重程度、预后及并发症进行考虑的基础上，决定是否需要从步骤 1 重新开始及是否需要会诊、治疗及严密的观察。如果诊断仍然不明确，仍然存在无法解释的症状和体征、实验室和影像学检查结果，需估计进一步评价的紧急性，制订定期随访计划。

四、诊断疾病导学

临床案例一

患者，女性，35 岁，因“胸闷、气短半年，夜间平卧气憋半个月”入院。既往体健。半年前患者活动后出现胸闷、气短，最初休息可缓解，逐渐安静时也气憋，半个月前感冒后出现夜间阵发性憋气，平卧困难，坐起缓解；并出现双下肢水肿。查体：血压 100/60mmHg，脉搏 109 次/分，颈静脉未见明显充盈，双肺底可闻及细湿啰音，心界向左下扩大，心率 109 次/分，律齐，心音弱，心尖部可闻及舒张早期奔马律及 2/6 级收缩期吹风样杂音，肝脾未触及，双下肢中度凹陷性水肿。

归纳临床资料（病史及体格检查）主要问题：胸闷、气短半年，夜间阵发性呼吸困难、下肢水肿半个月。查体：双肺底可闻及细湿啰音，心界向左下扩大，心率 109 次/分，律齐，心音弱，心尖部可闻及舒张早期奔马律及 2/6 级收缩期吹风样杂音，双下肢中度凹陷性水肿。

推理假设、分析：以左心衰竭为主要表现，既往无心血管疾病史。

最能解释临床表现的初步诊断：结合年龄、临床表现及发病特点，考虑心肌疾病（以心肌收缩功能减弱为主要病理基础）、二尖瓣关闭不全（相对性）、心动过速、心功能Ⅲ级、肺部感染。

选择合理的辅助检查：心电图、X 线检查、心脏 B 超、血常规及生化、免疫学检查。

验证或修正初步诊断：原发性扩张型心肌病、二尖瓣关闭不全（相对性）、窦性心动过速、心功能Ⅲ级、肺部感染。

提出治疗方案：抗感染、强心、利尿、扩血管。

临床案例二

患者，男性，45 岁，职员，因“发热、咳嗽 5 日”入院。患者 5 日前淋雨后出现寒战、发热，体温高达 40℃，伴咳嗽，咳少量白色黏痰，无痰中带血，无胸痛，无咽痛及关节痛。患者在当地门诊口服退热、镇咳药及红霉素片后，体温仍高，38～40℃。病后食欲减退，睡眠差，大小便正常，体重无变化。既往体健，无药物过敏史，个人史、家族史无特殊。

查体：体温 38.2℃，脉搏 96 次/分，呼吸 20 次/分，血压 120/80mmHg。发育正常，急性病容，营养中等，神志清，无皮疹，浅表淋巴结不大，咽无充血，扁桃体不大，颈静脉无充盈，气管居中，胸廓无畸形，呼吸平稳，左上肺叩诊浊音，语颤增强，可闻及湿啰音，心界不大，心率 96 次/分，律齐，无杂音，腹软，无压痛，肝脾未触及。检查结果：血红蛋白 140g/L，白细胞计数 12.8×10^9/L，中性粒细胞百分比 79%，嗜酸性粒细胞百分比 1%，淋巴细胞百分比 20%，尿常规未见异常，粪便常规未见异常。

归纳临床资料（病史及体格检查）主要问题：患者 5 日前淋雨后出现寒战、发热，体温高达 40℃，伴咳嗽，咳少量白色黏痰。查体：体温 38.2℃，脉搏 96 次/分，呼吸 20 次/分，血压 120/80mmHg，急性病容，左上肺叩诊浊音，触觉语颤增强，可闻及湿啰音。血常规提示白细胞计数增高，伴中性粒细胞百分比增高。

推理假设、分析：以肺部炎症表现为主。

最能解释临床表现的初步诊断：结合年龄、临床表现及发病特点、既往治疗情况，考虑为左侧肺炎（肺炎球菌感染可能性大）。

选择合理的辅助检查：X 线检查、心电图、痰培养+药敏试验、生化检查。

验证或修正初步诊断：肺炎球菌性肺炎。

提出治疗方案：①抗感染；②对症治疗。

综上，上述 2 例病例主要临床问题明确，根据病史及体格检查可直接推理、假设，得到初步诊断，但切记在得到诊断之前应严格按照基本诊断九步骤进行核查，以确保诊断全面及准确。因此，即使是最容易得到的诊断，也应进行前后的验证确定，这是初学者最应该注意的一点，同时应特别注意已知诊断患者的细节，这在今后的诊断中有助于提高对疾病的认知度。

（徐新娟　杨晓萍）

第三章　临床思维方法

思维就是人们根据已有的知识，对未知的事物进行判断的思想方式。临床思维是运用理论课所学的基础知识融会于临床实践，是医生根据自己所掌握的医学知识及患者的症状、临床体征和辅助检查结果等信息进行思路清晰、逻辑性强的全面分析，思考及总结做出符合实际的科学判断的思维方式。临床思维是分析、综合、比较、概括、逻辑等多种思维的结合，其高级阶段是临床创造性思维，它是医生临床能力的核心，决定着医生诊断和治疗水平的高低。

临床思维取决于临床实践和科学思维两大要素。①全面、真实、正确的临床实践活动，如病史采集、体格检查、科学合理的辅助检查、病情变化的观察是进行临床思维、发现问题、分析问题、解决问题的基础；②科学的思维是对临床问题比较、推理、判断的过程，这一过程贯穿于临床诊断和治疗的整个过程，是任何仪器设备都不能替代的。如果医生在临床实践中获取的信息翔实、充分，拥有的知识广博，经验丰富，则他的临床思维过程就会切中要害，快捷地完成，从而做出正确的诊断。

在诊治患者的过程中，不仅需要逻辑思维方法、形式正确，也需要正确、翔实的医学知识和丰富的临床经验。基本医学知识扎实和临床技能熟练，是临床思维方法发挥作用的必要条件，这一点无论如何强调也不为过。

一、方法概要

临床思维形式的实质是认识形式，包括临床概念、临床判断、临床推理、临床假说、临床经验、临床机遇、临床想象、临床直觉及临床灵感。临床灵感也就是临床直觉，但“灵感”或“直觉”只有在丰富的实践活动中才能感悟。有的医生将临床思维看得过于玄妙和高深，这是一种错误的理解。临床思维绝不是脱离实际的冥思苦想，它的正确与否与医生本人具备的专业知识及综合素质有直接的关系。

临床思维规律主要包括临床思维的基本过程，思维的特点，以及抽象思维、形象思维及灵感思维规律在临床实践中的应用。临床思维方法是临床思维形式的灵魂，是临床思维规律的具体运用，也是我们在思维中最积极主动的环节。

临床上诊断思维方法很多，常用的思维方法有以下几种。

（一）顺向思维法

顺向思维法是诊断一般比较典型的疾病常用的方法，是以患者的典型病史、体征及实验室检查为依据，直接做出诊断，如患者出现腹痛、腹泻、呕吐等症状与饮食不洁有关时，可以直接诊断为急性胃肠炎（直接诊断法）。

（二）逆向思维法

逆向思维法是根据患者的病史及体征的某些特点，判断可能为某范围内的某些疾病，然后根据进一步检查或辅助检查结果，否定其中的大部分，筛选出某种或几种疾病。此种思维方法是诊断较疑难病例的常用方法。

（三）肯定之否定

有时为了确定诊断，需要用“肯定之否定”的思维方法，排除某些疑诊。即对某些疑似诊断，假以肯定，以此解释全部病史和体征，发现其矛盾，从而否定该诊断，即临床上经常说的，不能以其解释全部的临床表现，故诊断不成立。

（四）否定之否定

在诊断初步成立以后，为了进一步证实其准确性，可用“否定之否定”的思维方法。假定该诊断不成立，其病史、体征用其他疾病解释均不成立，证明原来的诊断成立。

（五）差异法

差异法是在临床思维中，随时注意不同类、种、型疾病的差异，不同患者的特点，抓住其特殊性的方法。它是其他各种思维方法的基础，贯穿于整个思维过程。

我们通常在诊断疾病的过程中综合、交替使用以上思维方法。在复杂的疾病诊断过程中，多数首先根据病史、体征要点划定疑诊范围，以逆向思维法逐一排除其他诊断，提出几个疑诊，以“肯定之否定”的方法，排除近似疾病，最后以“否定之否定”的方法进一步确定诊断。

思维方法导学如下。

例如，我们在临床遇到一些急性病患者，在初期根据仅有临床征象无从下手，甚至将其归为哪一科都存在问题，但是如果结合经验，遵循一定的规律，逐步分析，也能做出初步判断，具体如下。

（1）考虑病情的轻重，勿放过严重情况，考虑是什么性质的，急性还是慢性？

（2）从解剖的角度，有何结构异常？

（3）从生理的角度，有何功能改变?

（4）从病理生理角度，提出病理变化和发病机制的可能性。

（5）寻找特殊的症状、体征的特点并组合，进行鉴别诊断。

（6）考虑可能的致病原因。

（7）提出 1 或 2 个特殊的假说。

（8）检验该假说的真伪，权衡支持与不支持的症状、体征。

（9）缩小诊断范围，考虑诊断的最大可能性。

（10）提出进一步检查及处理措施。

这些看似纷乱复杂的疾病也能通过归纳、类比、逐层排除，使自己的思路逐渐缩小、相近或跨入正确的诊断范围，采用直接诊断、排除诊断、鉴别诊断的方法建立诊断，但要避免见到患者就急于做出疾病诊断的做法。

二、临床思维的来源

临床思维来源于博学、临床病例及失误后的总结。在临床思维中，虽然我们强调临床逻辑思维在疾病诊断中的重要性，但诊断学及内科学是建立良好逻辑思维的基础，我们应具备翔实的诊断学知识及扎实的基本技能，博览内科各个系统疾病的特征及相关文献、个案病例报道，掌握多发病、流行病及常见病的发病机制、临床表现及诊断标准，并在临床实践中多接触患者，充分认识各种疾病的特点、共性和个性，从病例的症状及体征出发，横向联系和对比各种疾病，并加以相互鉴别，从临床病例中总结出诊治路径，形成自己的一套诊治思路。需要强调的是，我们从每一个死亡病例或失误病例中都可以找到在诊断及治疗上的认知缺陷及还未认识的部分，需要从中总结经验及不足，继续学习、探究，而达到诊治过程中的全面、完美。临床思维过程中常常会面对以下问题。

（一）对象的复杂性（个体性）

临床医学的认识对象是一个个具体的人。人体本身就是世界上最复杂的有机整体，而人类疾病同样也极其复杂多样，加上个体间的差异，使得病理变化、临床表现千变万化，这种认识对象的复杂性，使临床医生对疾病的认识过程也变得极其复杂而又曲折。临床认识对象的复杂性还表现在其认识对象是有思维、有行为的人，他会有意无意地参与临床思维活动，干扰临床医生的诊断。因此，临床医生在临床思维和诊断过程中，既要充分发挥患者的主观能动性，又要排除患者对临床思维和诊断的干扰，使自己的思维尽量符合患者的客观表现，达到主观和客观的一致才能得出正确的诊断。

（二）时间的紧迫性

时间观念要强，时间就是生命。在多数情况下，时间是非常紧迫的，尤其是在重危急诊，必须在很短的时间内做出诊断，及时治疗，否则将危及患者生命。这就要求医生在询问病史及查体后，有针对性地做一两项即刻能得到结果的实验室检查，在最短的时间内对疾病做出较正确的诊断和进行及时合理的治疗。要达到以上要求，除了要求医生要有广博的专业知识和丰富的临床经验外，还要求医生有迅速把握疾病整体特征的能力和抓住疾病关键体征的能力。

（三）资料的不完备性

虽然疾病的形成和发展是一个有特点的自然历程，但临床上不可能等待这一历程的充分表现，因为等到这一历程完全表现时，患者或许已濒临死亡，临床诊断时间的紧迫性决定了临床诊断常常需要在资料不充分的情况下做出。因此，如何利用不充分的临床资料做出正确的诊断，也是年轻医生及实习医生应培养的能力之一。临床资料调查的内容极其广泛，项目繁多，医生在调查时又往往会遇到各种各样的限制和困难。有人甚至把临床思维说成“用不充分的资料做出充分的决定的过程”，这种说法虽然未必恰当，但一定程度上反映了临床工作的特点。

（四）逻辑和非逻辑的统一

临床诊断是一个逻辑思维的过程，同时也包括一些很重要的非逻辑因素。医学是一门科学，也是一门艺术。非逻辑主要表现如下：①医生为诊断主体，除有逻辑推理外，还有“意会、直觉”及尚未或难以用明确的概念表达出来的“个体经验”等非逻辑的成分；②患者作为诊断对象，即客体，具有社会心理性。临床上既要考虑逻辑，又要考虑非逻辑。

（五）临床诊断的动态性

医生对患者做出的诊断正确与否，还需要临床验证，随着病程发展和对疗效的观察，医生有时会随时改变诊断或修正诊断，有时会因并发症而增加诊断。绝不可形成凝滞的诊断思维，否则易误诊、误治。临床诊断思维不是一次完成的，而是反复观察、反复思考、反复验证、反复改进的动态过程。

（六）诊断中经验思维的应用

临床诊断思维与其他科学思维的差异在其经验性。经验思维可作为一种认识事物的特殊思维方式，医生可以借助头脑中已有的各种疾病模式，对急症患者进行各个相似的分析，确认其从属程度，并将这种程度进行叠加，然后分析综合，用相应的模式反映疾病的本质和类别。复杂的病例诊断不适用此种思维。

（七）概然性判断与实然性判断

概然性判断是医生根据患者的临床表现和辅助检查所做出的可能性诊断。随着病情的发展或检验手段的应用，这种可能性就会变成现实，由“拟诊”变为“确诊”。实然性判断是指具有确定内容和充分依据的判断，即“确诊”。实然性判断其中也包含概然性判断，许多疾病的诊断过程，往往是由概然性向实然性进展，两者都是临床思维的特征。

我们还要避免由诊断思维素质上的缺憾造成的误诊。这些缺憾的表现如下。

1. 诊断思维的凝滞 这是我们诊断中的固定思维，也称惰性思维，即在诊断中思维的发展非常局限，跟不上疾病的发展变化，无预测性。

2. 诊断思维的笼统性 主要表现为医生在临床上对千差万别的患者的“个体性”特点的认识不足，不注意同中求异，往往导致诊断结果过于笼统。

3. 诊断思维的习惯性 医生在长期临床实践中形成的自我思维定式，使医生每遇患者时，即将诊断缩至较小的信息范围，如在新型冠状病毒感染的高峰期，因没有仔细询问原发病、流行病史及接触史，而易将其他类的发热疾病误诊为新型冠状病毒肺炎，或不了解当地正在流行新型冠状病毒肺炎，不追问是否有接触史及行迹过程而遗漏或误诊新型冠状病毒感染者，因而带来防疫的困难，甚至疫情传播的灾难。

4. 诊断思维的依赖性 临床思维虽强调规律，但仍是一个独立的创造性思维过程，强调独立是为了尽量避免在诊断中对权威盲从及盲从造成的顺延性思维导致诊断的失误。

三、临床诊断思维的基本原则

在诊断疾病过程中应遵循以下基本原则。

（1）实事求是地对待临床资料，不能仅凭借自己的知识范围和局限的临床经验任意取舍，以避免个人主观性和片面性。

（2）最好用一个主要疾病的诊断解释患者的全部临床现象，分清主次，先后排列。

（3）当考虑疾病的诊断时，应首先考虑常见病、多发病、流行病，防止因知识不足，缺乏临床经验，对疾病造成误诊、漏诊。提倡多研究、多会诊。

（4）对于初诊患者，鉴别器质性疾病与功能性疾病有困难时应多考虑器质性疾病。无充分依据时，不轻易做出功能性疾病的诊断，防止失去治疗的机会。

（5）首先应考虑可治性疾病的诊断。当诊断有两种可能时，一种为可治，疗效好，另一种为目前无有效治疗，预后差的疾病，应首先考虑前者，同时利用可行的方法进一步证实或排除后者。

（6）防止因临床观察和检查中遗漏关键征象，不加分析地依赖检验结果和其他辅助检查结果，引起误诊、误治。

（7）以患者为主体的原则。消除见病不见人的弊端。同样的疾病在不同的人身上表现会有差异，年龄、性别、体质、心理状况、文化程度等都会对疾病产生影响。例如，同样是血便，对于小儿，应首先考虑直肠息肉；对于老年人，如无痔便血，首先应考虑直肠癌；对于青年，则应首先考虑痔疮。所以诊断疾病时要用生物–心理–社会医学的现代医学模式判断和分析。

综上，在临床诊断思维过程中要求医生对疾病要能够及时诊断和早期诊断。早期诊断是早期治疗、及时治疗的基础；同时诊断的准确性是临床治疗有效性的可靠保证；在鉴别不同的疾病时，必须抓住疾病发展过程中的主要矛盾、关键层次，把人体的生命活动看成一个各器官、系统有机联系的整体，从人体的结构与功能、局部与整体、机体内环境与外环境彼此相互联系、相互作用、相互制约的复杂关系中，全面、综合地分析疾病发生、发展和转归的规律，并根据患者发病的时间、地点、条件，对发病情况、病症的个体差异，做出疾病特点与整体状况的具体分析，在疾病的动态变化中把握内在联系，随着病情的演变不断修正自己的认识。

如何培养、建立科学的临床思维，要从以下几个不同的层次入手。

（1）拓宽自己的知识面：作为一名临床医生，除医学专业知识外，还应主动了解其他更多的知识，包括一般的自然科学和社会科学知识、生活知识和社会经验等。这些知识看上去似乎与诊断疾病并没有直接关系，但在诊疗过程中，它可能有助于医生拓宽思路。

（2）牢固掌握基础医学知识：医生的解剖、组织、生理、生化等基础医学功底是否扎实，是否能随时结合实际灵活应用，对分析和解释疾病的临床表现有非常重要的作用。

（3）采集病史要有技巧：医生采集病史，绝不是简单地听患者讲述并记录，也不仅仅是按照某种表格的顺序进行常规的询问和填写，应该是医生充分运用自己的所有知识，调动全部感知能力，高度集中地从患者的体型、姿态、面色、语调、表情等诸多方面筛取各种可能有意义的病情资料，进行及时的分析思考，本质上是一种探索的过程。即在了解病史过程中，医生可以随时产生某种诊断印象，但随着了解的进展和深入，又随时修正自己原有的想法，并不断产生新的联想，寻求新的证据和资料，在了解病史过程中要始终进行鉴别诊断。

（4）查体要认真而有明确的目的：通过查体寻找阳性或阴性体征，可使诊断更加接近实际病情。这种有明确目的的查体，要既全面又有重点。重点就是指在采集病史过程中发现的疑点要着重检查，对与疑点有关的体征，无论是阳性的或阴性的，都要做出有把握的结论。

（5）要能全面理解和合理解释各种检查：临床医生对各种特殊检查仪器的工作原理、意义、准确性和误差要有充分的了解。医生如果缺乏这方面的知识，在个别情况下可做出错误诊断。

（6）与医技人员配合提高对各种检查的综合分析能力：一名患者做了多项辅助检查，如果检查结果不一致甚至互相矛盾，临床医生应以该患者临床表现为基础，对所存在的疑点进行合理的分析，争取做出较为切合实际的诊断。即使所有辅助检查结论一致，临床医生也应考虑它们与患者临床表现是否符合。

（7）在临床专业学习及工作中，要努力做到多听、多看、多做、多想。多听就是要多参加各种不同的专业学术报告会或病例讨论会。我们在讨论一个病例时可获得许多书本上没有的知识。此外应多听患者的叙述，部分年轻医生不喜欢听患者讲述，这会遗漏许多信息，也许其中某一个信息对你的诊断是最重要的。多看就是要多阅读，多读国内外文献有助于理论知识的强化及飞跃，哪怕一个病例报告的文献复习，对临床工作者都会有很大的帮助。多做，一定要亲自检查患者，现在有些医生不愿亲自检查患者，或是很粗糙地查体，只看检查结果，什么都靠仪器帮助，而丢失了临床判断的第一手查体资料，误诊的情况就会出现，应养成亲自对患者进行查体的习惯，只有不断磨炼，才能练就扎实的临床专业技能。多想就是要习惯于多问自己几个“为什么”。善于向自己提出问题，不断培养自己的独立思考能力和善于探索医学的精神。

四、临床诊断的内容和格式

诊断疾病的方法各有不同，有的仅根据病史和体检资料，有的须通过辅助检查及治疗和诊治过程中不断观察方能确定。临床上常用以下几种诊断方法。

1. 直接诊断 根据病史或体征，无须进行化验和特殊检查即能做出诊断，如急性扁桃体炎、荨麻疹、外伤性血肿等。

2. 排除诊断 临床症状、体征不具特异性，有多种疾病可能，需深入检查，综合分析，逐一验证，留下 1 或 2 个可能的诊断进一步证实。

3. 鉴别诊断 出现主要症状、体征有多种可能性时，一时难以区分，无法确定诊断，需不断地比较，收集多种临床资料予以鉴别。若新的资料不支持原有的诊断，应将原有的诊断剔除，或提出新的诊断，在临床诊断过程中分清主要与次要临床表现，把最可能的诊断从多种相似的疾病中辨别出来。由于疾病表现多种多样，即使有的症状不全符合，只要抓住了临床特征，根据主要的资料提出诊断，仍可确定最可能的诊断，必要时应用试验性治疗予以证实。疾病诊断的过程如图

3-1，需要注意的是，在鉴别诊断过程中经过筛选留下的几个可能性较大的疾病，医生在做最后诊断时，应逐一核定以下几点。

（1）在几个可能的疾病中进行选择时，一般应先考虑常见病、当地的多发病或当时的流行病。至于罕见病也应考虑，但只能用上述疾病不能解释患者的临床表现时才予以考虑。

（2）对患者所患的疾病，在无充分诊断依据时不应轻易下功能性疾病的诊断。

（3）对患者所患的疾病，应尽可能多考虑可治性疾病，其次才考虑不治或难治性疾病。

（4）当用一种病症不能解释患者全部重要临床现象时，应考虑患者同时患有两种或多种疾病，或存在并发症。

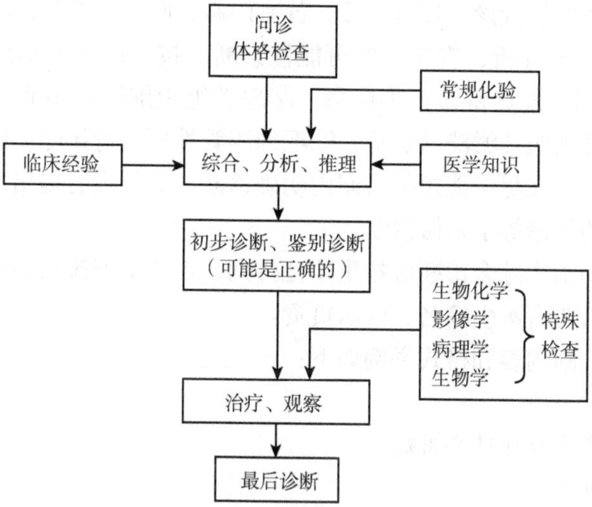

图 3-1　疾病诊断过程

综合的临床诊断是医生制订治疗方案的重要依据，应包括以下内容。

1. 病因诊断　根据临床的典型表现，明确提出致病原因和本质，如风湿性心脏瓣膜病、结核性腹膜炎、血友病等。病因诊断对疾病的发展、转归、治疗和预防都有指导意义，因而是最重要的临床诊断内容。

2. 病理解剖诊断　是对病变部位、性质、细微结构变化的判断，如二尖瓣狭窄、肝硬化、肾小球肾炎、骨髓异常增生综合征等，其中有的部分需要组织学检查，但有的部分也可由临床表现联系病理学知识推断而提出。

3. 病理生理诊断　是疾病引起的机体功能变化，如心功能不全、肝肾功能障碍等，它是机体和器官功能判断所必需的，同时作为预后判断和劳动力鉴定的依据。

4. 疾病的分型与分期　不少疾病有不同的型别与程期，其治疗及预后意义各不相同，诊断中也应予以明确，如传染性肝炎可分甲、乙、丙、丁、戊、己、庚等多种类型；肝硬化有肝功能代偿期与失代偿期之分。对疾病进行分型、分期可以充分发挥其对治疗抉择的指导作用。

5. 并发症的诊断 并发症是指原发疾病发展导致的机体、器官进一步损害，虽然与主要疾病性质不同，但在发病机制上有密切关系，如慢性肺部疾病并发肺性脑病、风湿性心脏瓣膜病并发亚急性感染性心内膜炎等。

6. 伴发疾病诊断 是指同时存在的，与主要诊断的疾病不相关的疾病，其对机体和主要疾病可能产生影响，如风湿性心脏病患者同时患有日光性皮炎、结膜炎等。

有些疾病一时难以明确诊断，临床上常以其突出症状或体征为主题的“待诊”方式来处理，如发热待诊、腹泻待诊、黄疸待诊、血尿待诊等，对此应尽可能根据收集的资料综合分析，提出一些可能性诊断，按可能性大小排列，反映诊断的倾向性。例如，发热待诊：①伤寒；②恶性组织细胞增多症待排除。黄疸待诊：①药物性肝内胆汁淤滞性黄疸；②毛细胆管性肝炎待排除。以便合理安排进一步检查和治疗，在尽可能短的时间内明确诊断。如果没有提出诊断的倾向性，仅仅一个症状的待诊等于未做诊断。

对于列出的临床综合诊断应按重要性排列，传统上安排在病历记录末页的右下角。诊断之后要有医生签名，以示负责。

临床综合诊断内容和格式举例如下：

诊断例 1

冠状动脉粥样硬化性心脏病

急性心肌梗死

频发室性期前收缩

心功能Ⅲ级

乳头肌功能不全

肺部感染

诊断例 2

急性水肿性胰腺炎

胰腺脓肿

急性肾衰竭

中度脱水

胆囊结石

十二指肠球部溃疡

五、诊断思维程序

诊断疾病导学案例一

患者，女性，62 岁，因“进食即呕吐 10 日”入院，近 20 日尿少色深，明显消瘦，卧床不起。查体：发育正常，营养差，精神恍惚，嗜睡，皮肤干燥松弛，眼窝深陷；呈重度脱水征。呼吸 17 次/分，血压 90/60mmHg。

1. 检验结果

（1）血常规分析：平均红细胞体积（MCV）72fl，血细胞比容（HCT）0.56，其余正常。

（2）血液生化检验：血糖 5.0mmol/L、尿素氮 7.6mmol/L，钾离子（K^+）3.61mmol/L，钠离子（Na^+）158mmol/L、氯离子（Cl^-）90mmol/L、pH 7.50、血氧分压（PO_2）65mmHg、二氧化碳分压（PCO_2）50mmHg、碱剩余（BE）8.0mmol/L、碳酸氢根（HCO_3^-）45mmol/L、阴离子间隙（AG）26.4mmol/L。

2. 病案分析 患者系慢性十二指肠球部溃疡所致的幽门梗阻，呕吐 10 日后出现严重的缺盐性脱水和低血氯性碱中毒。患者是幽门梗阻，频繁呕吐导致胃液丢失并胃酸丧失，十二指肠液的 HCO_3^-得不到中和即被吸收入血，使血中 HCO_3^-量增加，造成代谢性碱中毒，又因血 pH 高出正常范围，因此可以诊断为失代偿型代谢性碱中毒。由于长时间不能进食进水，还有胃液丢失，从而患者出现严重脱水。血细胞比容高于正常，呈高渗性脱水，进一步使细胞脱水（MCV 变小），尤其是脑细胞脱水，从而出现精神症状。

诊断疾病导学案例二

患者，女性，68 岁，1 个月前无明显诱因出现腹胀，伴厌食、便秘，无腹痛、恶心和呕吐。2 周前患者出现双下肢对称性肌肉酸痛，逐渐加重，累及双上肢，伴恶心和呕吐，呕吐物为胃内容物，无头痛、发热等不适。1 周来患者全身肌肉无力，并逐渐发展到不能站立和翻身，能睁眼，无手足麻木、饮水呛咳和呼吸困难，同时伴有尿量减少，每日 200～300ml。查体：血压 120/70mmHg，神志清楚，双肺呼吸音正常，心率 75 次/分，律齐，双下肢无水肿，脑神经检查正常，双上肢近端肌力Ⅱ级，远端Ⅳ级；双下肢近端肌力 0 级，远端Ⅱ级；四肢肌张力降低，腱反射弱，双侧病理征阴性。

1. 临床诊断思维分析 分析、判定主要临床表现（从病情的性质，急性或慢性，以及解剖系统定位、生理功能及病理变化来分析），患者为老年女性，急性起病，四肢无力进行性加重，而且下肢比上肢严重，近端比远端严重。推理提出产生和引起肌无力机制的问题假设：①中枢神经系统疾病；②周围神经系统疾病；③神经肌肉接头病变；④肌肉疾病；⑤电解质紊乱。根据患者临床表现，对照疾病的诊断标准和诊断条件及医生自己的临床经验，提出可能的假设（如电解质紊乱、肌肉病变）。

2. 选择检查项目 检查如下：血白细胞（WBC）计数 23.29×10^9/L，血红蛋白（Hb）140g/L，血小板（PLT）302×10^9/L。尿 pH 6.5，蛋白 1g/L，红细胞大量。血 K^+ 2.1mmol/L，Cl^- 92mmol/L，丙氨酸转氨酶（ALT）79U/L，白蛋白（ALB）31g/L；血肌酐（Cr）3.57mg/dl（正常值 0.6～1.5mg/dl），尿素氮（BUN）54.7mg/dl（正常值 3～20mg/dl）。动脉血气：pH 7.341，PO_2 93.7mmHg，PCO_2 20.8mmHg，HCO_3^- 10.9mmHg。血肌酸激酶（CK）13 247U/L（正常值 18～198U/L），肌酸激酶同工酶（CK-MB）68.9ng/ml（正常值<0.6ng/ml），肌钙蛋白 I（cTnI）1.83ng/ml（正常值<0.1ng/ml），肌红蛋白（Myo）32 864ng/ml（正常值 12～75ng/ml）；心电图、胸部 X 线片正常；腹部 B 超未见异常。

3. 得出诊断 ①重度低钾血症（解释肌无力、消化道肌肉受累）；②横纹肌溶解症（由低血钾导致肌肉供血不足出现缺血缺氧）；③急性肾功能不全（横纹肌溶解后释放肌红蛋白及代谢产物所致）；④代谢性酸中毒（肾功能不全并发症）。

综合上述分析可确定主要因素：低钾血症（解释了全部临床症状和实验室检查异常）。

（1）治疗低血钾：寻找、分析、判定低血钾的原因。①吸收障碍；②排出过多；③细胞内外交换异常。

（2）进一步提出检验项目：根据血 K^+、血尿、血气的变化指导治疗过程，并进一步完善免疫系统、甲状腺功能等检查。

（3）根据检验结果判定合并的酸碱情况，结合病情特点进行病因分析，确定病变部位。

（4）确定诊断：Ⅰ型肾小管酸中毒。

（5）寻找病因（原发性、继发性），追问病史，必要时进行相关检查。

（6）最终确定诊断

病因诊断：Ⅰ型肾小管酸中毒

病理生理诊断：急性肾功能不全

并发症诊断：横纹肌溶解症

低血钾

代谢性酸中毒

小结：本例以肌无力、横纹肌溶解症为首发表现，并导致急性肾衰竭，进一步检查发现严重的低血钾是祸首，低血钾的病因是什么？通过“循序渐进”的分析，得到潜在的真正病因——Ⅰ型肾小管酸中毒。

（徐新娟 胡广梅 张 娜）

第四章　临床诊断中的循证医学理念

一、循证医学与临床诊断学

20 世纪 80 年代以来，临床医疗模式逐渐从传统医疗模式（以病理生理等基础研究证据为推理依据，主要借助医师的观察和专家指南的实践模式）向现代医疗模式（以当前最佳的人体研究证据指导临床）转变。1997 年 David Sackett 教授提出循证医学是慎重、准确和明智地应用当前最佳证据做出医疗决策。循证临床实践就是临床医师使用当前可获得的最佳临床证据，考虑患者的喜好和意愿及当地的经济、社会背景，结合自己的专业知识和技能，与患者充分沟通，协助患者做出最佳临床决策，并评价实验结果，它是一个不断完善的过程。

二、循证临床实践改变医师的思维模式

循证医学给医师的临床实践、教学及研究都带来了重大转变：①循证临床实践改变了人们对事物认知的态度，传统的学术权威受到质疑，从过去以医师为中心（决策都由医师决定）及以疾病为中心（治疗主要依据疾病的病理生理进行推理）转向了以患者为中心，更加关注患者主观感受和满意度。②医师不再因“不知道”而尴尬，而是意识到知识不足是继续学习的动力。循证临床实践是一种令人兴奋的实践方式，它教会人们针对自我、基于问题的学习，引导人们不断探索和终身学习，最终成为不断求新、虚心好学、贴近患者的优秀医师。③患者与医师是地位平等的伙伴关系，医师的责任是尽可能提供全面的证据，充分与患者交流，协助患者而不是替患者做出决定。帮助患者选择最真实可靠、最具有临床价值及实用的诊疗方案。

三、循证医学对临床医学学科的价值和作用

（1）促进临床诊疗决策科学化，可在一定程度上大大提高医疗及预防医学水平，促进临床疾病治与防的协调发展。

（2）促进临床医学高素质人才的培养。

（3）通过探究、研判临床防治难题，促进开展对临床医学有价值的科学研究，

推动疾病防治工作的科学性和先进性。

（4）提供了可靠的科学信息，有助于卫生决策及政策的科学化。

（5）提供更有利于患者本身的信息及自身权益的合法利用与医疗监督。

四、循证临床实践的范畴

循证临床实践主要涉及诊断、治疗、病因、不良反应及预后诸方面。

1. 确定病因　包括危险因素及医疗干预带来的不良反应，发现危险因素以便于对患者进行危险分层。

2. 不良反应　包括任何干预措施对患者可能的伤害。例如，在给患者使用Ⅰ类抗心律失常药物时，应了解这类药物是否增加患者死亡率，是否应仅限于部分患者使用，而不能用于心肌梗死或伴心力衰竭的患者。临床医师应根据证据指导临床用药，或预测药物可能给患者带来的不良反应。

3. 疾病诊断　如何选择各类检测方法和解释检测结果。临床医师在诊断疾病时，应根据诊断研究所提供的证据指导临床快速诊断，并在面对众多检查手段时，做出合理选择。例如，诊断孤立性肺部结节时，有胸部X线片、计算机断层扫描（CT）、正电子发射计算机断层扫描（PET）、纤维支气管镜、肺活检、痰细胞学、经胸针吸活检、聚合酶链反应（PCR）技术等众多检查方法，究竟应如何正确选择，才能尽快确定诊断并为患者节省费用呢？对每个具体患者来说，选择程序可能不一样，但都必须循证。临床医师每日面临大量检查结果，但对其意义的解释却常未深入思考，如面对两名癌胚抗原（CEA）结果均高出正常值2倍的患者，一名体检健康且无任何肠道症状，另一名存在慢性肠功能紊乱，结果该如何解释呢？如何通过现象结合患者临床表现确定此结果的意义，需综合判断引起CEA升高的可能机制，最终正确地制订诊疗方案。

4. 治疗选择　如何选择对患者利大于弊且费用–效益比最优的干预措施。例如，奥曲肽是生长抑素的衍生物，实验室研究发现生长抑素和奥曲肽都能减少肝脏血流和静脉压力。因此，许多医师常规将这两种药物用于食管下段静脉曲张破裂患者。但目前无论是单个随机对照试验（RCT），还是系统评价，均未发现两药对肝硬化食管静脉曲张出血有确切疗效，由于两药作用极小，成本又高，从循证医学角度并不推荐常规用于这类患者。

5. 预后判断　预后证据对临床医师正确估计患者结局，并向患者及其家属提供预后信息十分重要。临床医师在估计患者可能的临床过程、并发症及预测有价值的不良反应并判断疾病转归时务必要使用这类证据。例如，对2394例中国老年单纯收缩期高血压患者的预后研究发现，血清肌酐和尿酸水平增高是这类患者的不良预后因素，其与心血管疾病和卒中死亡危险增高相关。

五、循证临床实践的五步法

循证临床实践过程共分五步：①确定拟弄清的临床问题；②查找针对临床问题的最佳证据；③评价证据的真实性，了解临床意义和统计学评估的精确度；④考虑患者的意愿，结合实际应用证据；⑤后效评价实践效果，不断改进服务质量。通过以上五步法解决：①该患者发病及危险因素是否明确；②该患者是否能明确诊断；③是否有有效防治手段和方法；④防治能否降低病死率、病残率及提高生活质量；⑤防治措施及治疗的成本效果怎样。

1. 确定拟弄清的临床问题　遇到临床问题时，临床医师首先应将其分解为 4 个要素（PICO 原则）。

P：patient or population（患者或患者群），属于哪类患者或疾病。

I：intervention or exposures（干预或暴露），即想为患者做何种检查或拟用何种治疗方法？什么因素可能影响患者的预后？

C：comparison（比较），干预与什么相比较（是两种药物之间选择一种或与安慰剂对比或两种诊断试验选择一种）呢？不一定每个临床问题都需要对比。

O：outcome（结果），希望达到什么结果（缓解或消除症状、减少不良反应、改善功能或提高生活质量）呢？

例如，对行人工流产的妇女，确定预防性使用抗生素是否能减少术后感染危险这一临床问题。

构建问题主要解决 2 个要素：①研究属于什么类型，病因、诊断、干预或治疗；②应针对不同的临床问题查找何种研究设计，有助于制订最适合的检索策略。

2. 查找针对临床问题的最佳证据

（1）确定查找什么证据：证据应具有的特点为基层医师在实践中遇到的临床问题，采用以患者为中心的测量指标，有可能改变临床实践。例如，眼科和家庭医师对单纯、无并发症的角膜擦伤患者常规应用散瞳剂、抗菌滴眼液及眼罩，其是标准的实践模式。人们一直认为眼罩有益，但这有研究证据吗？目前至少有 5 项随机对照试验一致认为眼罩无任何益处，甚至延缓愈合，增加患者不适，这就是我们需要寻找的证据。第一，角膜擦伤是基层医师经常遇到的问题。第二，试验有“疼痛”、“愈合率”和“并发症”等患者所关心的结果指标。第三，如果证据真实，循证过程有助于改变常规使用眼罩的错误实践。

（2）如何选择信息资源：循证临床实践不是做研究（如系统评价），不需要全面系统地查找所有文献，事实上临床医师也没有时间和精力那样做。循证医学对证据进行了分级，有证据时查证用证，无证据时设计临床研究创证用证。循证临床实践时从高级别证据开始查找，在无高级别证据时逐级降低证据级别，直到解决临床问题，做到当前最佳。因此，在查找证据时首选二次文献数据库（即已整理加工优选过），如国际指南协作网（www.g-i-n.net）、ACP Journal Club（www.acponline.net）、Cochrane library（www.thecochranelibrary.com）、Clinical Evidence（www. clinicalevidence. com）、Best Evidence（www.bestbets.org）、Up to Date（www. uptodate. com）等。不能解决临床问题时再查找原始文献数据库，如 PubMed 和 Embase 等。

（3）选择恰当的检索词：最好列出一组与临床问题有关的词，在检索原始文献数据库时还应包括相应的主题词（如 PubMed 的主题词 MeSH，Embase 的主题词 EMtree）。

（4）针对所选数据库的特点制定相应检索策略：检索策略是指在分析信息需求的基础上，选择适当的数据库并确定适合该数据库的检索词和检索式，并在检索过程中对其进行修改和完善。

3. 评价证据的真实性 真实性包括内部真实性（即严格的研究设计、针对不同的临床问题采用正确的研究方法）和外部真实性（推广性，即研究结果应用于具体患者、临床实践、社区是否可行）。

评价真实性必须询问 3 个基本问题：①研究结果的真实性如何；②结果是什么（临床意义和统计学意义）；③结果是否有助于医师处理患者。

医师可以自己进行文献质量评价（需接受临床流行病学证据评价原则的训练）或借助他人已评价过的证据资源。

4. 应用证据 单凭证据绝不可能做出临床决策。临床决策常受社会经济、卫生政策、患者意愿、文化背景和可利用资源的制约。临床医师必须提高整合各方面信息的能力，让患者理解权衡诊疗利弊的重要性，了解患者的价值观与意愿，通过沟通与解释帮助其做出最佳决策。

5. 后效评价 随访患者了解实践的效果。临床医师结合查找证据前自己或科室在实际工作中常用的处理方法及其效果，对比分析，后效评价。好则推而广之，进一步指导实践，不好则分析原因，找出问题，并针对问题进行新的循证研究和实践，去伪存真，不断提高服务质量。

六、诊断疾病导学案例

患者，女性，85 岁，有慢性稳定型心绞痛史 20 年，因严重胸骨后剧痛 8 小时急诊入院。患者曾自行含服 2 次硝酸甘油，疼痛仍未能缓解。患者有 2 型糖尿病，应用格列本脲 5mg，每日 1 次，血糖可良好控制。5 个月前有脑出血。入院时患者面色苍白，伴出汗。入院查体：血压 115/80mmHg，脉搏 70 次/分，颈静脉无充盈，心率 78 次/分，心界向左稍大，心律绝对不齐，第一心音强弱不等，肝脾不大，双下肢无水肿。心电图提示急性前壁心肌梗死，心房颤动。

（一）发现问题

1. 提出临床需要回答的问题

（1）可以提出一个至多个问题。问题要具体，每一个问题范围不要太广，如“什么原因导致严重胸骨后剧痛 8 小时”。

（2）在临床实践中，要学会从患者的角度考虑提出问题，如“你觉得你有什么问题呢？”

临床上在选择和构建问题时应根据患者具体的病情及其主要危及生命安全的临床问题，然后结合自己的资源、条件及可行性、临床应用价值、结果的科学性等综合考虑，选择范围恰当的关键的临床问题进行研究和处理。

根据该患者的病情和临床诊断，提出以下问题。

（1）高龄患者，于 5 个月前有脑出血，该患者应直接行经皮冠状动脉介入治疗还是采用保守治疗呢？

（2）该老年患者为急性心肌梗死合并心房颤动，是否同时给予抗血小板聚集及抗凝治疗呢？

（3）针对该患者，抗凝治疗应选择新型口服抗凝药或华法林。

2. 将临床问题转换成可以回答的问题　便于确定关键词，利于检索，推荐用 PICO 原则，即患者、干预、比较和结果（表 4-1）。

表 4-1　干预、比较和结果

患者特征	干预	比较	结果
急性心肌梗死合并心房颤动患者	内科保守治疗	经皮冠状动脉介入治疗	再梗死率及病死率
急性心肌梗死合并心房颤动患者	双联抗血小板聚集+抗凝治疗	双联抗血小板聚集治疗	安全性
急性心肌梗死合并心房颤动患者	新型口服抗凝药	华法林	出血率

通过上面的列表分析，我们可以将前面提到的临床问题转换为下面 3 个可以回答的问题。

（1）急性心肌梗死合并心房颤动的高龄患者，采用内科保守治疗或经皮冠状动脉介入治疗，哪种方案再梗死发生率和病死率较低呢？

（2）该老年患者为急性心肌梗死合并心房颤动，双联抗血小板聚集+抗凝治疗或双联抗血小板聚集治疗，哪种方案更安全呢？

（3）针对该患者，抗凝治疗应选择新型口服抗凝药或华法林，哪种方案出血率更低呢?

（二）证据检索与评价

可提供的数据文献检索资源可以采用各种检索手段，更新快且能提供证据来源的专业杂志，还可以从专著、教科书中寻找证据，如Cochrane图书馆、MEDLINE、PubMed 等。

1. 关键词和检索一般策略

第一步：对所研究的临床问题进行细致分析，将其分解为几个独立的词汇，本例的关键词为急性心肌梗死、心房颤动。

第二步：参考要检索的数据库词典，选择与已分解的独立词汇最相适应的词汇进行转化。本例“acute myocardial infarction”可转换成 acute[All Fields]and “myocardial infarction”[MeSH Term]。

第三步：根据需要，应用 AND、OR 或 NOT 对词汇进行最佳组合后进行检索。

第四步：根据需要进行检索限定，如出版年限、出版类型、语言、性别、年龄等。

2. 检索结果 找到与老年急性心肌梗死内科保守治疗相关文章(试验和 Meta 分析）10 篇；与急性心肌梗死保守治疗与经皮冠状动脉介入术（PCI）治疗对比的相关文章共 20 篇；与双联抗血小板聚集+抗凝治疗与双联抗血小板聚集治疗对比的相关文章共 10 篇。

（三）评价证据

首先应将检索到的各种证据按照研究设计的类型和时间的先后列成表格，然后针对不同的证据，按照循证医学评价原则对该证据的强度进行评价，如关于心房颤动或存在其他口服抗凝药物治疗指征的患者 PCI 术后的抗凝治疗的研究，近 5 年来大多数指南建议心房颤动并 PCI 术后的患者，于冠状动脉支架置入术的围术期应使用阿司匹林和氯吡格雷。CHA_2DS_2-VASc 评分≥2 分的男性及≥3 分的女性心房颤动患者，推荐长期口服抗凝药物治疗（推荐药物：阿哌沙班 5mg 每日 2 次，或达比加群 150mg 每日 2 次，或利伐沙班 20mg 每日 2 次）联合抗血小板治疗，其优于维生素 K 拮抗剂联合抗血小板聚集治疗，颅内出血风险更低。若出血风险大于支架内血栓或缺血性卒中风险，在单药或双联抗血小板治疗期间，应考虑利伐沙班剂量减至 15mg 每日 2 次；若支架内血栓风险较低，或出血风险高于支架内血栓风险，应考虑早期停用阿司匹林（≤1 周），继续给予新型口服抗凝药和氯吡格雷治疗。

（四）实施决策

实施决策过程实际上是应用证据做出决策的过程。应注意讨论证据对患者的实用性和不实用性，患者和家属的意愿，是否接受该证据，要反映医生和患者或家属的交流。该患者既往有心绞痛病史，突发严重胸痛，且持续发作时间在 30 分钟以上，要考虑可能发生急性心肌梗死。心电图（ECG）检查支持急性前壁心肌梗死。这些客观检查结果可以明确急性心肌梗死的诊断。与患者的家属交谈过程中了解到患者家庭经济状况尚可，考虑患者为老年女性，半年内有脑出血病史，且胸痛时间为 8 小时，经与患者及其家属商量后，决定暂给予内科保守治疗。

（五）后效评价

本例患者入院后立即给予阿司匹林 300mg 嚼服、氯吡格雷 300mg 口服治疗，予以低分子肝素 40mg 皮下注射，每 12 小时皮下注射 1 次，同时给予调脂稳斑、降糖等对症治疗，1 小时后患者胸痛消失，双肺呼吸音清，心率 80 次/分，心律绝对不齐，第一心音强弱不等，未闻及杂音。复查 ECG：前壁导联 ST 段恢复至基线水平、心房颤动。5 日后肌钙蛋白由 5.9μg/L 降至 0.20μg/L，治疗无明显不良反应，患者及其家属对目前治疗效果满意。出院后给予阿司匹林 100mg 每日 1 次、氯吡格雷 75mg 每日 1 次并联合利伐沙班片 10mg 每日 2 次口服治疗，继续给予调脂稳斑、降糖等对症治疗，定期随访，根据患者病情调整抗血小板聚集及抗凝治疗方案，随访 6 个月患者病情相对稳定。

从上述病例我们可以看到，对于实习医师及青年医师，通过病史及体格检查能够准确地提炼出病例的主要问题，这十分重要，提炼得好就抓住了患者就诊的主要征象，同时根据提出的临床问题，可以采用循证医学的方法，正确地推理、比较、分析，而选择合理的辅助检查，切实分析，得到准确的诊断，给予确切的治疗。因此准确采集病史、正确查体对进行最终准确的诊断和治疗是尤为重要的。这是实习医师及青年医师的基本功，应不断加强，在临床实践中不断提高。

（徐新娟 梁晓慧）

第五章　临床案例思维导读

病例一　间断头痛 3 个月

一、病 史 资 料

患者，男性，40 岁，公司职员。

主诉：间断头痛 3 个月。

现病史：患者 3 个月来间断头痛，为前额部胀痛，多于每日下午出现，伴眼胀、疲乏感，持续 3～4 小时，休息后可稍缓解，否认发热，否认恶心、呕吐，否认畏光、畏声，否认意识障碍，否认头痛程度进行性加重，否认视力障碍，头痛程度不会随咳嗽、打喷嚏、体位改变、头部活动而加重或减轻。病程中，饮食可，睡眠欠佳，大小便正常，体重较前无明显变化。

既往史：平素体健，否认高血压、冠心病及脑血管病史，否认糖尿病病史，否认肝炎史及结核病史，预防接种史不详，否认手术、外伤、输血史，否认食物或药物过敏史。

个人史：生于新疆，久居乌鲁木齐市，高中文化程度，公司职员，无疫区居留史、疫水接触史，否认牧区、矿山工作史，否认化学性物质、放射性物质、有毒物质接触史，否认吸毒史，吸烟 15 年，10 支/日，偶饮酒，无冶游史。

婚育史：25 岁结婚，配偶体健，育 1 女，体健。

家族史：父亲体健，母亲患有高血压，兄弟姐妹 4 人，均体健。

思维提示：病史采集。

第一步：头痛是门急诊的常见症状，同时也是许多疾病甚至某些致死性疾病的主要症状之一。然而很多时候，头痛常缺乏体征或无特异性体征，病史可能是诊断的唯一基础，头痛的诊断常常是临床诊断，依赖于医生对临床症状和病史的了解与分析。因而头痛患者的病史采集非常重要。在问诊中，要注意头痛的起病方式、发作频率、发作时间、持续时间及头痛的部位、性质、疼痛程度，有无前驱症状，有无明确的诱发因素，头痛加重和减轻的因素等。同时，为更好地鉴别头痛病因及性质，还应全面了解患者年龄、性别、睡眠、职业状况、既往病史及伴随疾病、外伤史、服药史、中毒史和家族史等。

第二步：对于本例患者，中年男性，间断头痛3个月，为前额部胀痛，多于每日下午出现，伴眼胀、疲乏感，持续3～4小时，休息后可稍缓解。本例患者为慢性反复发作性双侧头痛（整个前额部），常见于血管性头痛、心因性头痛，下一步体格检查中要着重进行神经系统体格检查，同时其他可引起头痛的病因如青光眼、鼻窦炎也要注意排除。

第三步：通过上述病史采集及分析推理过程，需带着问题继续进行进一步全面而有重点的体格检查。

体格检查：体温36.6℃，呼吸19次/分，脉搏75次/分，血压158/98mmHg。发育正常，营养状态良好，皮肤黏膜色泽正常。视力、视野基本正常，各组鼻窦无按压痛、叩痛，伸舌居中，颈软，无抵抗，颈动脉搏动正常，无颈静脉怒张，未闻及杂音，肝颈静脉回流征阴性，气管居中，甲状腺不大，胸廓对称，双肺呼吸音清，未闻及干湿啰音。心界正常，心率75次/分，律齐，未闻及额外心音，未闻及奔马律，未闻及病理性杂音。腹平软，无压痛，肝未触及，肝肾区无叩击痛，未闻及血管杂音。四肢活动自如，双下肢不水肿。生理反射存在，病理反射未引出，脑膜刺激征阴性。

思维提示：通过体格检查，寻找此病出现的体征和病史中可能存在的疾病，发现新的证据，进一步验证提出的假设。

本例患者神经系统查体均为阴性，但检查发现血压升高，158/98mmHg，血压升高时可由于高血压的机械作用，血管异常扩张，动脉壁的痛觉感受器受刺激引起头部钝痛或搏动性跳痛，同时也可由于头部肌肉反射性收缩，头部紧箍样疼痛，因而对于本例患者，是否存在高血压所致的继发性血管性头痛需要考虑，进一步的辅助检查中需要明确患者是否存在高血压，同时还可完善头颅CT及脑血管超声等检查，以除外器质性病变。

辅助检查：

血常规：白细胞计数6.68×10^9/L，中性粒细胞百分比52.9%，淋巴细胞百分比31.1%，红细胞计数5.48×10^{12}/L，血红蛋白163g/L，血小板计数145×10^9/L。

生化检查：钠143mmol/L，钾3.69mmol/L，氯103mmol/L，二氧化碳结合力26.5mmol/L，尿素氮3.6mmol/L，肌酐85μmol/L，尿酸425μmol/L↑，丙氨酸转氨酶45IU/L，天冬氨酸转氨酶26IU/L，总蛋白65g/L，白蛋白46g/L，肌酸激酶87U/L，甘油三酯1.44mmol/L，总胆固醇4.33mmol/L，高密度脂蛋白胆固醇0.90mmol/L↓，低密度脂蛋白胆固醇2.96mmol/L。

动态血压：24小时平均血压141/83mmHg，日间平均血压151/89mmHg，夜间平均血压112/64mmHg（图5-1）。

动态血压数据　　👤：手动数据测量　　⊗：无效数据　　灰底色：睡眠时段测量数据

编号	日期	时间	收缩压(mmHg)	舒张压(mmHg)	平均动脉压(mmHg)	脉率(次/分)
👤 1	05/18	13:57	142	86	99	68
⊗ 2	05/18	14:16	0	0	0	0
3	05/18	14:19	160	93	110	78
4	05/18	14:36	154	94	110	74
5	05/18	14:56	156	88	107	76
⊗ 6	05/18	15:16	0	0	0	0
7	05/18	15:18	158	99	121	75
⊗ 8	05/18	15:36	0	0	0	0
⊗ 9	05/18	15:38	0	0	0	0
⊗ 10	05/18	15:56	0	0	0	0
⊗ 11	05/18	16:00	0	0	0	0
12	05/18	16:16	166	90	113	72
13	05/18	16:36	173	93	118	67
14	05/18	16:56	160	101	115	71
⊗ 15	05/18	17:16	0	0	0	0
16	05/18	17:19	158	95	113	67
17	05/18	17:36	165	102	129	65
⊗ 18	05/18	17:56	0	0	0	0
⊗ 19	05/18	17:58	0	0	0	0
⊗ 20	05/18	18:16	0	0	0	0
21	05/18	18:19	183	107	133	72
22	05/18	18:36	187	110	148	76
23	05/18	18:56	194	119	137	75
⊗ 24	05/18	19:16	0	0	0	0
⊗ 25	05/18	19:19	0	0	0	0
⊗ 26	05/18	19:36	0	0	0	0
27	05/18	19:56	164	89	111	73
28	05/18	20:16	152	82	102	68
29	05/18	20:36	145	76	94	67
30	05/18	20:56	135	81	98	65
31	05/18	21:16	139	91	110	76
32	05/18	21:36	140	82	97	60
33	05/18	21:56	125	78	91	58
34	05/18	22:16	100	57	68	58
35	05/18	22:46	102	56	65	57
36	05/18	23:16	107	69	80	56
37	05/18	23:46	118	74	88	59
38	05/19	00:16	124	76	93	56
39	05/19	00:46	138	78	91	59
40	05/19	01:16	114	60	78	58
41	05/19	01:46	94	49	64	57
42	05/19	02:16	85	47	61	56
43	05/19	02:46	100	57	67	59
⊗ 44	05/19	03:16	0	0	0	0
45	05/19	03:19	130	75	93	54
⊗ 46	05/19	03:46	0	0	0	0
⊗ 47	05/19	04:16	0	0	0	0
⊗ 48	05/19	04:18	0	0	0	0
49	05/19	04:46	114	67	83	55
50	05/19	05:16	126	69	91	58
51	05/19	05:46	121	62	80	57
⊗ 52	05/19	06:16	0	0	0	0
53	05/19	06:18	131	81	95	56
54	05/19	06:36	119	60	80	59
55	05/19	06:56	160	105	120	75
56	05/19	07:16	152	93	111	70
57	05/19	07:36	148	98	113	59
58	05/19	07:56	155	91	116	61
59	05/19	08:16	151	95	108	64
60	05/19	08:36	0	0	0	0
61	05/19	08:39	179	117	134	69
62	05/19	08:56	172	95	115	66
⊗ 63	05/19	09:16	0	0	0	0
64	05/19	09:36	170	97	116	81
65	05/19	09:56	149	94	107	79
66	05/19	10:16	151	96	110	82
67	05/19	10:36	163	88	110	68
68	05/19	10:56	164	92	112	69
⊗ 69	05/19	11:16	0	0	0	0
70	05/19	11:36	108	53	81	62
71	05/19	11:56	107	55	71	66
72	05/19	12:16	91	48	65	59
73	05/19	12:36	151	100	118	72
⊗ 74	05/19	12:56	0	0	0	0
⊗ 75	05/19	12:58	0	0	0	0
⊗ 76	05/19	13:16	0	0	0	0
⊗ 77	05/19	13:19	0	0	0	0

报告医生评估：

小结：24小时，收缩压和舒张压均升高（141/83mmHg，正常参考值<130/80mmHg）；白天清醒时段，收缩压和舒张压均升高（151/89mmHg，正常参考值<135/85mmHg）；夜间睡眠时段，收缩压和舒张压均正常（112/64mmHg，正常参考值<120/70mmHg）；起床后清醒时段，收缩压升高，舒张压正常（137/80mmHg，正常参考值<135/85mmHg）；昼夜节律，收缩压与舒张压昼夜节律均正常。

提示：降压治疗后，24小时动态血压平均值及白天清醒时段、起床后清醒时段血压仍升高。建议筛查引起血压升高的因素，改善并保持健康生活方式，加强降压治疗，注意随访复查。

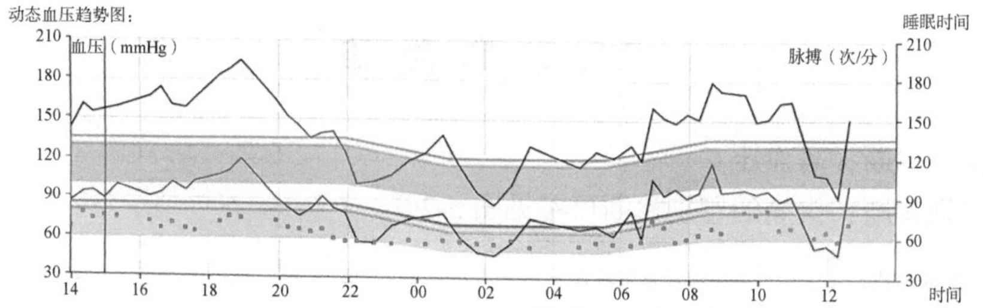

ABPM 统计表

	白大衣窗口			白天清醒时段（05:30—22:00）			夜间睡眠时段（22:00—05:30）			起床后清醒时段（05:30—07:30）			24 小时		
	收缩压 (mmHg)	舒张压 (mmHg)	脉搏 (次/分)	收缩压 (mmHg)	舒张压 (mmHg)	脉搏 (次/分)	收缩压 (mmHg)	舒张压 (mmHg)	脉搏 (次/分)	收缩压 (mmHg)	舒张压 (mmHg)	脉搏 (次/分)	收缩压 (mmHg)	舒张压 (mmHg)	脉搏 (次/分)
有效数据个数（百分比）	4（80%）			39（80%）			13（87%）			5（100%）			52（81%）		
均值	153	90	74	151	89	68	112	64	57	137	80	63	141	83	66
标准差	8	4	4	22	16	7	15	10	2	19	19	9	27	18	8
最大值	160	94	78	194	119	82	138	78	59	160	105	75	194	119	82
中位数	155	91	75	154	93	68	114	67	57	131	81	59	149	88	66
最小值	142	86	68	91	48	56	85	47	54	119	60	56	85	47	54
血压负荷				82.1%	71.8%		30.8%	30.8%					69.2%	61.5%	
夜间血压下降率													26%深勺型	28%深勺型	
血压晨峰													44	29	
变异系数				14.6%	18.1%	10.1%	13.8%	16.3%	2.8%				19%	22.2%	11.7%
动脉硬化指数													0.35		
盐敏感可能性	低														

图 5-1 动态血压

眼压：左眼压 14mmHg，右眼压 12mmHg。

眼底检查：无视神经盘水肿。

头颅 CT：未见明显异常。

脑血管超声：未见明显异常。

思维提示：根据病史、体格检查，选择相关实验室检查、影像学检查及有利于疾病诊断的其他检查，证实所提之假设；并进行验证。

本例患者眼底检查、头颅 CT 及脑血管超声未见明显异常，结合患者病史可基本除外颅内器质性病变所致头痛；眼压正常，可除外青光眼所致头痛；动态血压提示 24 小时收缩压和舒张压均升高（141/83mmHg，正常＜130/80mmHg），尤其白天清醒时段收缩压和舒张压升高明显（151/89mmHg，正常＜135/85mmHg），故目前考虑患者头痛以高血压所致继发性血管性头痛可能性大。

二、诊 断 思 路

初步诊断：高血压。

鉴别诊断：头痛的鉴别诊断可参见图 5-2。

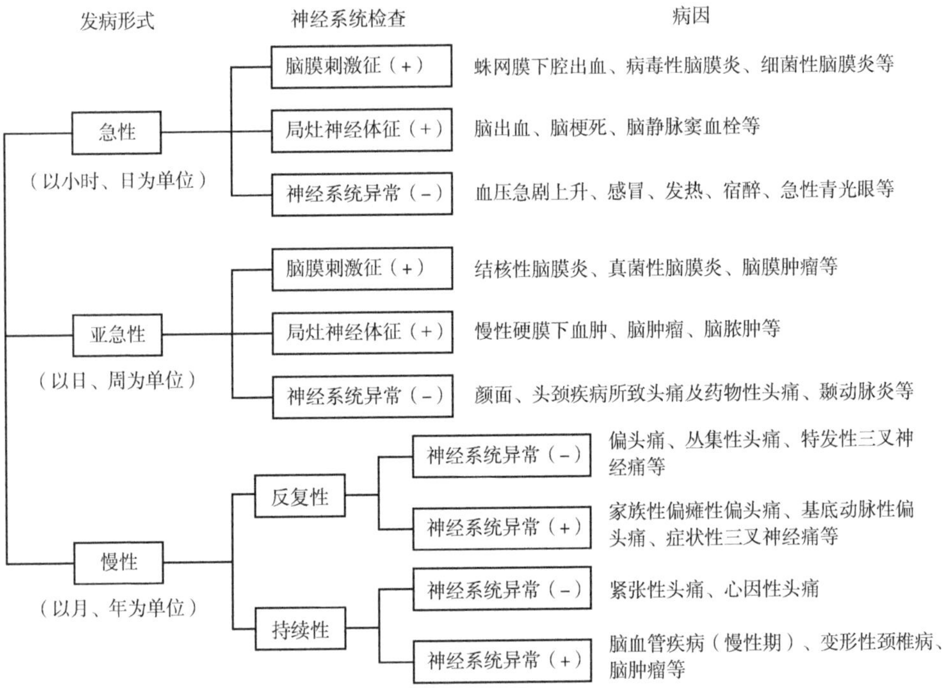

图 5-2 头痛的鉴别诊断

思维提示：常见引起头痛的原因如下。

1. 颅脑病变

（1）感染：如脑膜炎、脑膜脑炎、脑炎、脑脓肿等。

（2）血管病变：如蛛网膜下腔出血、脑出血、脑血栓形成、脑栓塞、高血压脑病、脑供血不足、脑血管畸形、风湿性脑脉管炎和血栓闭塞性脑脉管炎等。

（3）占位性病变：如脑肿瘤、颅内转移瘤、颅内囊虫病或棘球蚴病等。

（4）颅脑外伤：如脑震荡、脑挫伤、硬膜下血肿、颅内血肿、脑外伤后遗症等。

（5）其他：如偏头痛、丛集性头痛、肌收缩性头痛、头痛型癫痫、腰椎穿刺后及腰麻后头痛等。

2. 颅外病变

（1）颅骨疾病：如颅底凹陷症、颅骨肿瘤等。

（2）颈部疾病：如颈椎病及其他颈部疾病。

（3）神经痛：如三叉神经痛、舌咽神经痛及枕神经痛等。

（4）其他：如眼、耳、鼻和齿等部位疾病所致的头痛。

3. 全身性疾病

（1）急性感染：如流感、伤寒、肺炎等发热性疾病。

（2）心血管疾病：如高血压、心力衰竭等。

（3）中毒：如铅、酒精、一氧化碳、有机磷、药物（如颠茄、水杨酸类）等中毒。

（4）其他：尿毒症、低血糖、贫血、肺性脑病、系统性红斑狼疮、月经期或绝经期头痛及中暑等。

4. 神经官能症　如神经衰弱及癔症性头痛。

在诊断过程中，要注意尽量以“一元论”解释问题，同时要注意首先考虑器质性疾病，再考虑功能性疾病。

三、治　　疗

头痛的治疗首先应明确病因，其后对因治疗。对于本例病例，目前考虑患者头痛为高血压引起，故下一步治疗方案为使用合适的降压药物、控制血压，但在用药过程中，要注意某些降压药物（如钙通道阻滞剂）也有引发头痛的副作用，使用中要注意。

思维提示： 治疗后患者血压恢复正常，头痛症状消失，也可以进一步验证诊断。

四、点　　评

头痛是一种临床常见症状，可见于多种疾病，大多无特异性，但反复发作或持续头痛可能是某些器质性疾病的信号。在问诊中，要注意头痛的起病方式、发作频率、发作时间、持续时间及头痛的部位、性质、疼痛程度，有无前驱症状，有无明确的诱发因素，头痛加重和减轻的因素等。同时，为更好地鉴别头痛病因及性质，还应全面了解患者年龄、性别、睡眠、职业状况、既往病史及伴随疾病、外伤史、服药史、中毒史和家族史等。例如，急性起病并有发热者常为感染性疾病所致；急剧头痛持续不缓解，并伴有意识障碍而无发热者，提示颅内血管性疾病；长期反复发作的头痛或搏动性头痛，多为血管性头痛或神经官能症；慢性进行性头痛并伴颅内压增高的，应注意颅内占位性病变。查体中要注意全面详尽，尤其是神经系统（如检查脑膜刺激征、病理征）、头颅和五官。辅助检查中，除了最常见的头颅 CT、脑血管超声，不要忘记眼、耳、鼻等部位疾病也可引起头痛，必要时需完善专科检查。头痛的诊断，首先应区分是原发性还是继发性，原发性头痛多为良性病程，继发性头痛则为器质性病变所致，任何原发性头痛的诊断应建立在排除继发性头痛的基础之上。头痛的诊断可参见图 5-3 诊断流程进行。

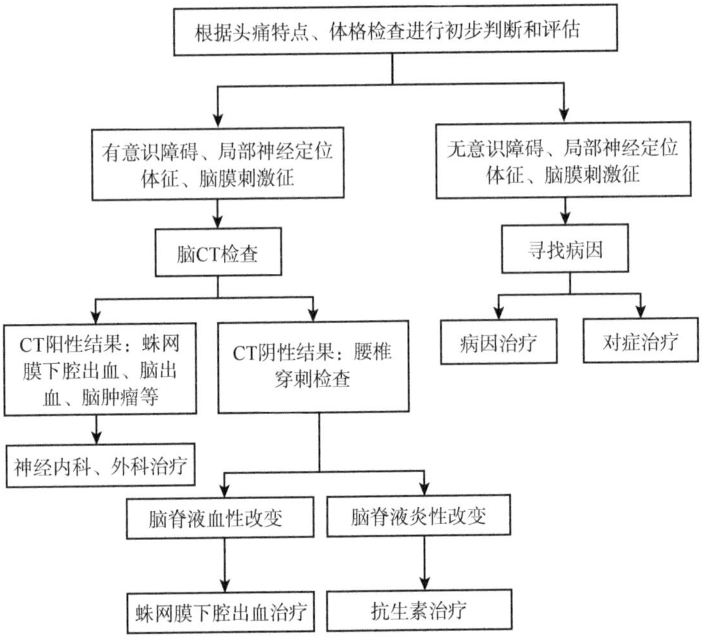

图 5-3　头痛的诊断流程

头痛治疗包括药物治疗和非药物物理治疗，对于原发性头痛急性发作和病因不能立即纠正的继发性头痛可给予镇痛等对症治疗以终止或减轻头痛症状。对于病因明确的继发性头痛，应尽早去除病因。治疗药物包括非甾体抗炎药、中枢性镇痛药和麻醉性镇痛药，非药物治疗可以采用物理治疗，包括按摩、局部冷（热）敷等。

（周晓欢）

参 考 文 献

万学红，卢雪峰，2018. 诊断学. 9 版. 北京：人民卫生出版社.

于生元，刘若卓，2005. 器质性头痛的诊断与鉴别诊断. 中国现代神经疾病杂志，5（4）：213-215.

Arnold M，2018. Headache Classification Committee of the International Headache Society（IHS）.The International Classification of Headache Disorders，3rd edition. Cephalalgia，39（1）：1-211.

病例二　咽痛 1 周，伴发热 1 日

一、病 史 资 料

患者，女性，16 岁，学生，未婚。

主诉：咽痛1周，伴发热1日。

现病史：患者自诉1周前淋雨后出现咽痛，伴有食欲缺乏、乏力，未就诊，自行多饮水、休息后上述症状稍好转，近2日连续熬夜后，咽痛明显加重，伴头痛、胸闷、关节疼痛，自感活动后全身乏力伴心悸、出汗，自测体温38.6℃后来笔者所在医院门诊就诊。门诊测体温38.6℃。心电图提示窦性心动过速；心脏超声：先天性心脏病，房间隔缺损。门诊以“发热待查，先天性心脏病，房间隔缺损”收住院。病程中患者精神、睡眠、饮食欠佳。大小便无明显异常。

既往史：平素体健，否认高血压、冠心病及脑血管病史，否认糖尿病病史，否认肝炎史及结核病史，预防接种史不详，否认手术、外伤、输血史，否认食物或药物过敏史。

个人史：生于新疆，久居乌鲁木齐市，高中文化程度，学生，无疫区居留史、疫水接触史，否认牧区、矿山工作史，否认化学性物质、放射性物质、有毒物质接触史，否认吸毒史，否认吸烟、饮酒史。

婚育史：未婚。

家族史：父母体健，独女。

思维提示：

患者发热病史短，既往体健，此次发热有明显诱因，先淋雨，后熬夜，然后患者出现发热，短热程发热多见于感染性疾病，病原体可为病毒、细菌、支原体、衣原体、立克次体等。临床常见病毒感染引起发热，如感冒、流行性感冒、上呼吸道感染等，大多以突发畏寒、高热起病，伴或不伴流涕、鼻塞、打喷嚏、咽痛等症状，可有头痛、全身肌肉酸痛等，该患者应考虑如下问题。

（1）此次发热是否为感染所致？病毒？细菌？

（2）患者有先天性心脏病、房间隔缺损，是否并发亚急性细菌性心内膜炎？胸闷、关节疼痛是否与基础疾病有关？

（3）发热的热型是怎样的？

（4）此次发热血象中各类细胞总数及分类怎样？

临床决策：

（1）患者反复陈述咽痛，应仔细检查咽喉、扁桃体、淋巴结。

（2）心脏查体要全面，重点评估心脏大小、杂音发生部位，肺动脉第二心音与房间隔缺损体征的符合度及患者的心功能。

（3）评估发热热型。

（4）再次明确居住地有无传染病流行史，患者有无疫区居留史、疫水接触史。

体格检查：体温38.6℃，脉搏114次/分，呼吸22次/分，左上肢血压125/73mmHg，体重47kg，体重指数（BMI）18kg/m²，发育正常，神志清楚，自主体位，查体合作。全身皮肤黏膜未见出血点，全身淋巴结未触及肿大，咽充血，隐窝口有黄白色脓性分泌物，甲状腺无肿大，颈静脉未见充盈，胸廓对称，双侧呼吸音清，未闻及干湿啰音，心界不大，心率114次/分，律齐，胸骨左缘第2、3肋间可闻及（2～3）/6级收缩期吹风样杂音，肺动脉瓣第二心音（P_2）有固定分裂。腹软，肝脾肋下未触及，未闻及血管杂音，肠鸣音正常。双下肢无水肿。神经系统检查未见异常。

思维提示：

发热2周以内为急性发热，本例患者居住地无传染病流行史，患者无疫区居留史、疫水接触史。此次发热有明显诱因，先淋雨，后熬夜。查体隐窝口有黄白色脓性分泌物，临床上常见的腭扁桃体急性发炎多继发于上呼吸道感染等疾病。急性化脓性扁桃体炎为腭扁桃体的急性非特异性炎症，往往伴有程度不等与范围不一的急性咽炎，是一种较常见的咽部疾病，在季节更替、气温变化时容易发病，急性化脓性扁桃体炎为细菌感染引起，致病菌以乙型溶血性链球菌、葡萄球菌及肺炎双球菌为多见。该患者需排除是否合并上呼吸道病毒感染，并需与下列疾病鉴别。

（1）传染性单核细胞增多症：为EB病毒感染所致，血常规也存在白细胞计数升高，但以淋巴细胞为主，C反应蛋白多正常或轻微升高，扁桃体上为白色膜状物。

（2）咽结合膜热：为腺病毒感染所致，实验室血常规检查结果可以和化脓性扁桃体炎一样，很难鉴别，但扁桃体上的是白色片状物，而化脓性扁桃体炎为黄白色脓点或脓栓。

（3）疱疹性咽峡炎：为柯萨奇病毒感染所致，疱疹长在扁桃体上时容易误诊，根据血常规和C反应蛋白也难以鉴别，但疱疹性咽峡炎除扁桃体上可有疱疹外，咽峡部、上腭等处也可见数枚白色米粒状疱疹，周围有红晕。

（4）扁桃体激化增生：由于扁桃体反复炎症，部分患者扁桃体上可见一粒白色物体，擦之不去，持续时间较长，但临床无明显不适。

（5）葡萄球菌烫伤样综合征：为葡萄球菌感染后免疫因素引起，此病查扁桃体部分可见白色分泌物。

辅助检查：

1. 实验室检查 白细胞计数12.6×10^9/L↑，中性粒细胞百分比84.8%↑；尿、粪便常规检查正常，肝肾功能正常，凝血功能正常，红细胞沉降率30mm/h↑，循环免疫正常，C反应蛋白22.2mg/L↑，抗链球菌溶血素O 300IU/ml↑。血电解质：K^+ 3.43mmol/L↓，Na^+ 139.60mmol/L，HCO_3^- 28.39mmol/L。

2. 其他检查 心脏超声显示先天性心脏病、房间隔缺损（继发孔型），右心房、右心室不大；心脏瓣膜未见赘生物。心电图：窦性心动过速。

思维提示：

该病例临床特点：以“咽痛 1 周，伴发热 1 日”为主诉入院。此次发病诱因为淋雨受凉后熬夜，体温升至 38.6℃。入院查体：体温 38.6℃，脉搏 114 次/分，隐窝口有黄白色脓性分泌物，胸骨左缘第 2、3 肋间可闻及（2～3）/6 级收缩期吹风样杂音，P_2 有固定分裂。辅助检查：抗链球菌溶血素 O 300IU/ml，白细胞计数 12.6×10^9/L，中性粒细胞百分比 84.8%；红细胞沉降率 30mm/h，循环免疫正常，C 反应蛋白 22.2mg/L；心脏超声显示先天性心脏病、房间隔缺损（继发孔型），右心房、右心室不大；心脏瓣膜未见赘生物。结合患者扁桃体分泌物特点，可除外传染性单核细胞增多症、咽结合膜热、疱疹性咽峡炎等疾病；结合患者发热及超声未见心脏瓣膜赘生物可除外亚急性感染性心内膜炎。

临床决策：

结合患者临床特点，该病例诊断为急性化脓性扁桃体炎，先天性心脏病，房间隔缺损（继发孔型），窦性心动过速。

明确诊断积极抗炎治疗 5 日后，患者体温恢复正常（图 5-4），咽痛消失，扁桃体形态恢复正常，患者自感心悸、胸闷、气短症状消失，查体心脏杂音同入院。复查相关实验室检查结果如下：白细胞计数 7.6×10^9/L，中性粒细胞百分比 64.8%，尿、粪便常规检查正常，肝肾功能正常，凝血功能正常，红细胞沉降率 10mm/h，循环免疫正常，C 反应蛋白6.2mg/L，抗链球菌溶血素 O 100IU/ml；血电解质：K^+ 3.83mmol/L，Na^+ 140.10mmol/L，HCO_3^- 24.0mmol/L。心电图：窦性心律。

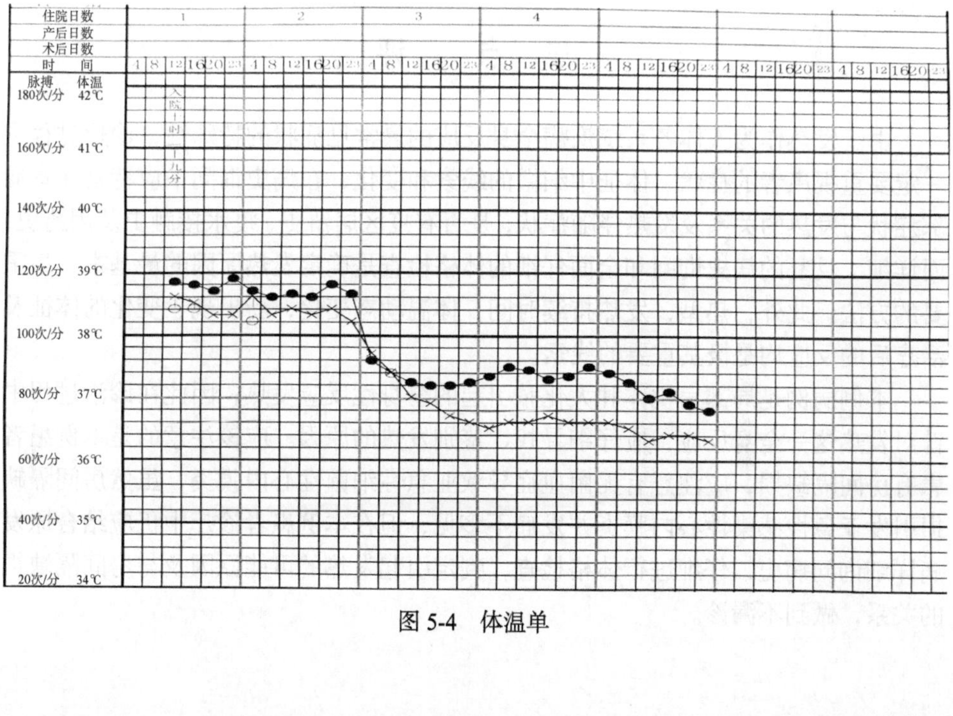

图 5-4　体温单

该患者 3 日后体温恢复正常，5 日复查扁桃体未见黄白色斑点脓性分泌物，体温 36.4℃。最后确定诊断：急性化脓性扁桃体炎，先天性心脏病、房间隔缺损（继发孔型），窦性心动过速。患者病程中出现的胸闷与心动过速及原发心脏疾病有关，关节疼痛与急性化脓性扁桃体炎导致发热、全身炎性反应有关。

二、诊 断 思 路

依据详细的病史、体格检查和实验室检查结果获得线索，通过相关诊断性试验或治疗明确诊断。部分临床表现复杂，可通过以下诊断思路，尽快明确病因诊断，可通过两步法评定。

第一步：了解起病过程，即发热等症状发生最初或起始阶段及在之前的潜伏阶段。起始阶段持续时间为 1 周左右，潜伏阶段持续时间为 1～2 周。分析起病阶段致病菌侵入可能性，寻找起病阶段致病菌侵入的途径。

第二步：动态观察病程变化，具体如下。①主要伴随症状及体征的动态改变；②各项主要炎症指标的动态改变；③对退热药物反应的动态改变；④影像学特殊检查结果的动态变化及炎症指标的变化，如白细胞计数、红细胞沉降率、C 反应蛋白、抗链球菌溶血素 O、血清铁蛋白。

其他诊断线索：①肝脾大；②多浆膜腔积液；③浅表及深部淋巴结肿大；④肌肉酸痛；⑤体重减轻等。

发热诊断方案的具体步骤见图 5-5。

三、点　　评

由于发热作为人体各系统疾病全身反应的最常见症状的特殊性，诊疗过程中一定要重视患者的症状、体征中细微的线索和变化，在病史询问中应特别注意局部症状与发热的关系及发热伴随症状，是否有疫区居留史、疫水接触史及用药史，而详细、反复的病史询问和全面仔细的体格检查是确定发热原因的最基本、最重要的方法。此外，热型，发热持续时间，体温动态变化，新出现、变化的体征及治疗后的反应均是极其重要的线索。

本例病例是局部扁桃体肿大化脓引起的全身性反应发热，因此在诊治过程中针对发热这一全身反应，应仔细寻找、鉴别发热的原因。应该注意的是本例患者患有房间隔缺损，应注意有无菌血症导致亚急性细菌性心内膜炎，虽然房间隔缺损引发亚急性感染性心内膜炎并发症不多见，但在本例患者诊疗中仍应结合原发病详细询问病史，仔细进行体格检查，判定引起发热的可能原因及与房间隔缺损的关系，做到不漏诊。

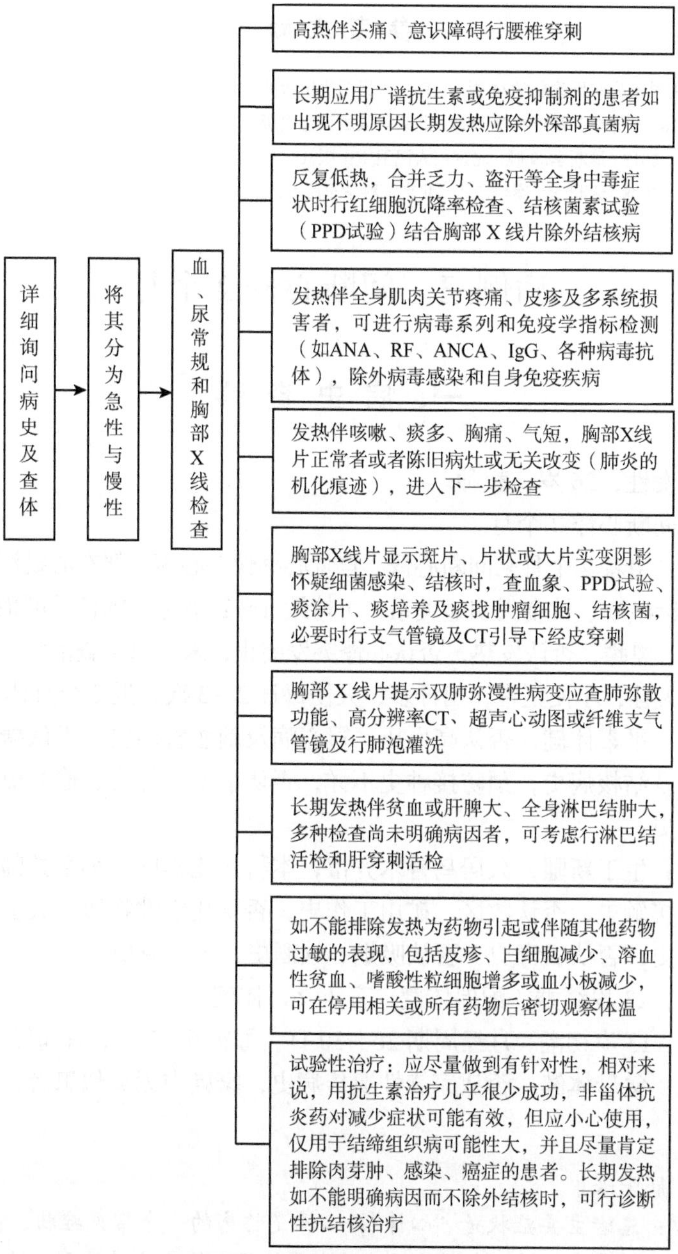

图 5-5　发热诊断具体步骤

ANA. 抗核抗体；RF. 类风湿因子；ANCA. 抗中性粒细胞胞质抗体；IgG. 免疫球蛋白 G

（徐新娟　梁　平）

参考文献

邝贺龄，2014. 内科疾病鉴别诊断学. 4 版. 北京：人民卫生出版社.
孙虹，张罗，2018. 耳鼻喉头颈外科学. 9 版. 北京：人民卫生出版社.
万学红，卢雪峰，2018. 诊断学. 9 版. 北京：人民卫生出版社.
徐新娟，杨大明，2008. 诊断学（案例版）. 北京：科学出版社.

病例三　间断心悸 2 个月

一、病史资料

患者，女性，26 岁，教师。

主诉：间断心悸 2 个月。

现病史：患者 2 个月来间断心悸，自觉心率快、心慌，偶有心跳漏搏感，发作与活动、情绪激动、饮食无明显关系，可持续 1～2 小时，休息后可稍缓解，否认胸闷、胸痛、黑矇，否认发热，否认心悸突发突止，未予以检查治疗。病程中，饮食可，睡眠欠佳，小便正常，出汗多，大便每日 2～3 次，近 2 个月体重减轻 3kg。

既往史：平素体健，否认高血压、冠心病及脑血管病史，否认糖尿病病史，否认肝炎史及结核病史，预防接种史不详，否认手术、外伤、输血史，否认食物或药物过敏史。

个人史：生于新疆，久居乌鲁木齐市，本科文化程度，小学教师，无疫区居留史、疫水接触史，否认牧区、矿山工作史，否认化学性物质、放射性物质、有毒物质接触史，否认吸毒史，否认吸烟、饮酒史，无冶游史。

婚育史：23 岁结婚，配偶体健，育 1 女，体健。

月经史：13 岁初潮，月经周期 28～30 日，每次 6～7 日，有痛经，月经量多。

家族史：父母体健，否认家族性遗传病史，家族中无类似患者，兄弟姐妹 3 人，均体健。

思维提示：病史采集。

第一步：患者主要症状是“心悸”，心悸是临床的一个常见症状，很多病理与生理情况都可以伴发心悸。在问诊时，首先要询问心悸发生的诱因、性质、发作频率、持续时间、缓解方式和伴随症状；其次要询问相应的检查和治疗经过，尤其是否有发作时的心电图。对于心悸的伴随症状，要注意询问是否伴有心前区疼痛（如冠心病、心肌炎、心包炎、心脏神经官能症等）、发热（如急性传染病、风湿热、心肌炎、心包炎、感染性心内膜炎等）、晕厥或抽搐（如窦性停搏、高度房室传导阻滞、阵发性室性心动过速、病态窦房结综合征等）、呼吸困难（如急性心肌梗死、心肌炎、心包炎、心力衰竭、重症贫血等）、消瘦及大便次数增多（甲状腺功能亢进症）等；同时要注意患者的发病年龄，是否同时存在紧张、焦虑情绪，饮食睡眠情况等。

第二步：对于本例患者，年轻女性，间断心悸2个月，自觉心率快、心慌，有心跳漏搏感，发作无明显诱因，可持续1～2小时，否认突发突止。第一，考虑是否存在心脏疾病，故下一步体格检查时要注意心脏体格检查；第二，本例患者病史中存在大便次数增多、汗多消瘦，甲状腺功能亢进症不能除外，查体时要注意是否存在甲状腺眼征、颈部甲状腺肿大、震颤等；第三，本例患者月经量多，月经持续时间长，贫血不能除外，查体时要注意是否有皮肤黏膜苍白；第四，患者为年轻女性，小学教师，工作压力较大，睡眠欠佳，需要考虑是否合并情绪紧张焦虑。

第三步：通过上述的病史采集及分析推理过程，需带着问题继续进行进一步全面而有重点的体格检查。

体格检查：体温36.5℃，呼吸20次/分，脉搏113次/分，血压120/80mmHg。发育正常，营养状态良好，皮肤温暖潮湿，眼球无突出，瞬目反射正常，结膜无苍白，口唇色泽正常，伸舌居中，颈软，颈动脉搏动正常，无颈静脉怒张，未闻及杂音，肝颈静脉回流征阴性，气管居中，甲状腺Ⅰ度肿大，胸廓对称，双肺呼吸音清，未闻及干湿啰音。心率113次/分，律齐，未闻及额外心音，未闻及奔马律，未闻及病理性杂音。腹平软，无压痛，肝脏未触及，肝肾区无叩击痛，未闻及血管杂音。四肢活动自如，双下肢不水肿。生理反射存在，病理反射未引出。

思维提示：通过体格检查，寻找此病可能出现的体征和病史中可能存在的疾病，发现新的证据，进一步验证提出的假设。

第一步：对于"心悸"的患者，体格检查时首先要注意心脏查体，如心界是否扩大，心音、心率、心律情况及是否存在心脏杂音，是否存在震颤；其次，全身体格检查时，要注意是否存在贫血貌，是否存在甲状腺肿大、皮肤潮热、手细颤、甲状腺眼征等。

第二步：对于本例患者，查体心界不大，心律齐而心率增快，心率113次/分，未闻及心脏杂音，未触及心前区震颤。律齐，首先考虑窦性心动过速，需进一步完善心电图检查以明确。同时全身体格检查未见皮肤黏膜苍白，但皮肤温暖潮湿，甲状腺Ⅰ度肿大，结合病史中有消瘦、大便次数增多，需进一步完善甲状腺功能及甲状腺超声检查。

辅助检查：

血常规：白细胞计数6.6×10^9/L，中性粒细胞百分比65.8%，淋巴细胞百分比24.6%，红细胞计数4.36×10^{12}/L，血红蛋白135g/L，血小板计数203×10^9/L。

生化：钠142mmol/L，钾3.73mmol/L，氯105mmol/L，二氧化碳结合力25mmol/L，尿素氮5.4mmol/L，肌酐74μmol/L，尿酸354μmol/L，丙氨酸转氨酶

24IU/L，天冬氨酸转氨酶 29IU/L，总蛋白 71g/L，白蛋白 42g/L，肌酸激酶 115U/L，肌酸激酶同工酶 14U/L，甘油三酯 1.2mmol/L，总胆固醇 4.46mmol/L，高密度脂蛋白胆固醇 1.61mmol/L，低密度脂蛋白胆固醇 2.36mmol/L。

甲状腺功能：三碘甲状腺原氨酸 4.83nmol/L↑，甲状腺素 135.4nmol/L，游离三碘甲状腺原氨酸 19.54pmol/L↑，游离甲状腺素 35.36pmol/L↑，促甲状腺激素<0.01μIU/ml↓，抗甲状腺球蛋白抗体 26.02IU/ml，抗甲状腺过氧化物酶抗体 29.43IU/ml。

心电图：窦性心动过速，心率 135 次/分（图 5-6）。

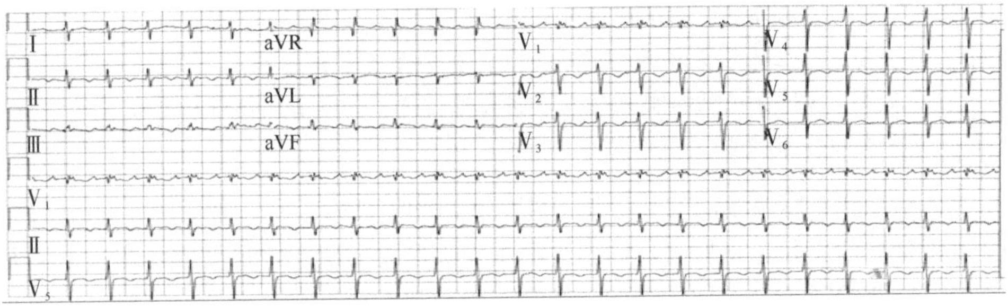

图 5-6　心电图表现

心脏超声：未见明显异常（图 5-7）。

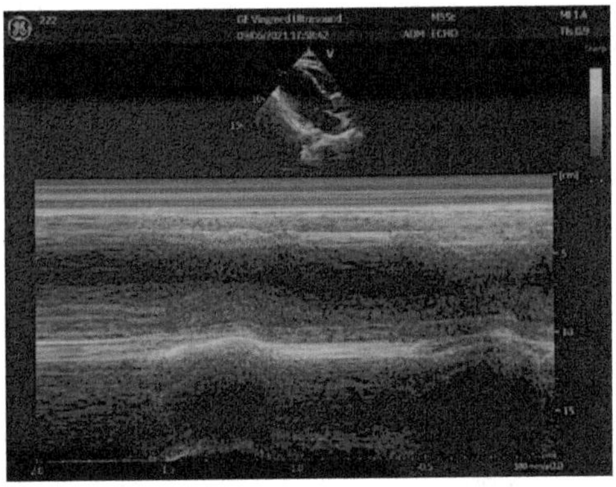

超声所见：

心房正位，心室右袢。各房室腔均不大

左心室壁及室间隔未见肥厚，室壁增厚率正常，静息状态下未见节段性运动异常

各瓣膜形态、活动尚可，CDFI 于二尖瓣及三尖瓣瓣口均检出收缩期轻度反流，房间隔、室间隔回声连续无中断，多普勒超声未见房、室水平分流

大血管连接走向正常，多普勒超声未见大血管水平分流

心包回声正常，心包腔未见液性暗区

诊断结果：

未见明显异常

图 5-7　心脏超声

CDFI. 彩色多普勒血流成像

动态心电图：窦性心动过速，偶发房性期前收缩。

甲状腺超声：甲状腺弥漫性、对称性肿大。彩色多普勒血流成像（CDFI）：甲状腺血流增多。

思维提示：根据病史、体格检查，选择相关实验室检查、影像学检查及有利于疾病诊断的其他检查，证实所提之假设；并进行验证。

第一步：对于"心悸"为主诉的患者，实验室和其他检查中心脏检查必不可少，通过心电图可以了解基本心律情况，心脏超声可以明确心脏的结构功能情况，对于自觉有"心跳漏搏感"的患者，如查体和普通心电图检查未能发现心律失常，可进一步完善动态心电图检查以便更有效地抓住导致心悸的"元凶"。但如果患者心悸症状为发作性，且发作频率不高，普通心电图和动态心电图均未能捕捉到患者发作，则需建议患者尽量在发作当时完善心电图检查；对于高度怀疑心悸症状是心律失常所致或心悸时曾发生过晕厥的患者，还可以选择用皮下植入式起搏器心电事件监测仪进行远程心电监测。

第二步：对于以"心悸"为主诉的患者，除了心脏本身的检查外，要时刻牢记很多全身性疾病也可以引发心悸症状，所以血常规（贫血）、电解质（低钾血症）、甲状腺功能（甲状腺功能亢进症）等检查也不要漏掉。

第三步：本例患者为青年女性，间断心悸，伴消瘦、大便次数增多，查体甲状腺肿大、心率增快，心电图检查提示窦性心动过速，甲状腺功能检查提示甲状腺功能亢进，甲状腺超声提示弥漫性甲状腺肿大，初步诊断甲状腺功能亢进症。

二、诊断思路

初步诊断：甲状腺功能亢进症。

鉴别诊断：对于本例患者，主要需与引起窦性心动过速的各种疾病相鉴别，如贫血、发热等，通过细致的病史询问、体格检查及实验室检查可以鉴别。

思维提示：只有全面掌握可能产生心悸症状的病因，才能做到问诊时"心中有数"，检查时"有的放矢"。

常见引起心悸的原因如下。

1. 心脏搏动增强

（1）生理性

1）健康人剧烈运动或精神过度紧张时。

2）饮酒、喝浓茶或咖啡后。

3）应用某些药物，如肾上腺素、麻黄碱、咖啡因、阿托品、甲状腺片等。

4）妊娠。

（2）病理性

1）心室肥大：高血压性心脏病、主动脉瓣关闭不全、二尖瓣关闭不全等引起的左心室肥大，心脏收缩力增强。动脉导管未闭、室间隔缺损患者回心血量增多，心脏负荷增加，导致心室肥大。此外，脚气病性心脏病患者也可出现心悸。

2）其他疾病：甲状腺功能亢进症、贫血、发热、低血糖、嗜铬细胞瘤、低钾血症、低氧血症等。

2. 心律失常

（1）心动过速：各种原因引起的窦性心动过速、阵发性室上性或室性心动过速。

（2）心动过缓：高度房室传导阻滞（二度、三度房室传导阻滞）、窦性心动过缓或病态窦房结综合征等。

（3）其他心律失常：期前收缩、心房扑动或心房颤动等。

3. 心力衰竭。

4. 心脏神经官能症：由自主神经功能紊乱引起，常见于青年女性，除心悸外，尚有心率加快、心前区或心尖部隐痛，以及疲乏、失眠、头晕、头痛、耳鸣、记忆力减退等神经衰弱表现，且在焦虑、情绪激动等情况下更易发生。

5. β受体亢进综合征：也与自主神经功能紊乱有关，易在紧张时发生，除心悸、心动过速、胸闷、头晕外，还可有心电图的一些改变，如窦性心动过速、轻度 ST 段下移及 T 波平坦或倒置，应用普萘洛尔（心得安）后，心电图改变可恢复正常。

6. 更年期综合征：在绝经期前后，出现一系列内分泌与自主神经功能紊乱症状。

7. 其他：胸腔大量积液、高原病、胆心综合征等。

在诊断过程中，要注意尽量以“一元论”解释问题，同时要注意首先考虑器质性疾病，再考虑功能性疾病。

三、治　疗

对于本例患者而言，患者反复心悸的病因考虑为甲状腺功能亢进症。甲状腺功能亢进症的治疗有 3 种方法，包括抗甲状腺药物治疗、放射性碘治疗和手术治疗。

1. 药物治疗　抗甲状腺药物治疗适用范围广，适用于甲状腺功能亢进症孕妇、儿童及甲状腺轻度肿大的患者，一般需要治疗 1～2 年，治疗中需要根据甲状腺功能情况增减药物剂量。抗甲状腺药物有两种——咪唑类和硫氧嘧啶类，代表药物分别为甲巯咪唑和丙硫氧嘧啶。药物治疗有一些副作用，包括粒细胞减少、药物过敏、肝功能受损、关节疼痛和血管炎，药物治疗初期需要严密监测药物的副作用，尤其是粒细胞缺乏，需要告诫患者一旦出现发热和（或）咽痛，需要立即检查粒细胞以便明确是否出现粒细胞缺乏，一旦出现，立即停药就诊。药物治疗另一个缺点是停药后复发率高，50%左右。

2. 放射性碘治疗　适用于甲状腺中度肿大或甲状腺功能亢进症复发的患者，医生根据患者甲状腺对放射性碘的摄取率计算每例患者需要的放射剂量。放射性碘治疗对孕妇和哺乳期妇女是绝对禁忌的。由于放射性碘有一定的延迟作用，随着时间推移，甲状腺功能减退症发生率为每年3%～5%。放射性碘治疗不适用于有甲状腺眼征的甲状腺功能亢进症患者，因为治疗后眼病可能会加剧。

3. 手术治疗　适用于甲状腺肿大显著，或高度怀疑甲状腺恶性肿瘤者，或甲状腺肿大压迫气管引起呼吸困难者。手术前需要用药物将甲状腺功能控制在正常范围，术前还需要口服复方碘溶液进行术前准备。

对于本例患者，首选药物治疗，在治疗过程中，需要密切复查甲状腺功能、血常规、肝肾功能，随时调整药物剂量。

思维提示：治疗后患者甲状腺功能恢复正常，心悸症状改善直至消失，也可以进一步验证我们的诊断。

四、点　评

心悸是临床的一个常见症状，很多病理与生理情况都可以伴发心悸。在问诊时要注意询问心悸相关的伴随症状，如是否伴有心前区疼痛、发热、晕厥或抽搐、呼吸困难、消瘦及大便次数增多等，同时要注意患者的发病年龄，是否同时存在紧张、焦虑情绪，了解饮食睡眠情况等。体格检查时要注意患者是否存在贫血貌，是否存在甲状腺肿大、皮肤潮热、手细颤、甲状腺眼征等，心脏检查时要注意心界是否扩大，心音、心率、心律情况及是否存在心脏杂音等。选择辅助检查时，除采取常规的心电图、心脏超声检查外，注意同时完善血常规、甲状腺功能、电解质等检查，积极寻找病因。治疗上，首先应明确病因，对因治疗，在对因治疗的同时，可适当辅以对症治疗，改善症状。

（周晓欢）

参 考 文 献

葛均波，徐永健，王辰，等，2018. 内科学. 9版. 北京：人民卫生出版社.

万学红，卢雪峰，2018. 诊断学. 9版. 北京：人民卫生出版社.

病例四　恶心、呕吐，伴腹痛、腹胀7日

一、病 史 资 料

患者，男性，67岁。

主诉：恶心、呕吐，伴腹痛、腹胀7日。

现病史：患者自诉 7 日前于饱餐及饮酒后出现恶心、呕吐，呕吐物为胃内容物，无隔夜食，伴腹痛、腹胀、呃逆等不适，腹痛位于上腹部，无放射痛，为胀痛，持续数小时，呕吐后腹痛稍减轻。患者就诊于当地乡镇医院，给予药物治疗（具体药名及剂量不详），上述症状未见好转，2日前患者自觉上述症状加重，进食后即出现呕吐，呕吐物为胃内容物，无胆汁，排便少，排气可，体重减轻 5kg。患者就诊于笔者所在医院门诊以“呕吐待查”收入院。

既往史：患者平素健康状况一般，否认高血压病史，否认 2 型糖尿病、冠心病等病史。否认结核、伤寒等传染病史，否认地方病，否认职业病史，预防接种史不详，否认药物、食物过敏史。否认手术、外伤、输血及中毒史。否认吸烟、饮酒史。家庭关系和睦。

思维提示：

1. 呕吐的临床表现：呕吐时间，晨起呕吐还是晚上或夜间呕吐？呕吐与进食的关系是什么？呕吐特点是什么？呕吐性质是什么？

2. 腹痛的临床表现：腹痛部位？腹痛性质和程度？诱发因素，是否有进食油腻食物史，有无酗酒、暴饮暴食史及手术史？发作时间是什么时候？与体位有无关系？

临床决策：

通过问诊可明确，患者为男性，中老年人，恶心、呕吐，伴腹痛、腹胀 7 日。引起呕吐的病因很多，呕吐按病因有反射性、中枢性、前庭障碍性。同时除了消化系统疾病，其他系统疾病包括心身疾病均可引起呕吐。询问病史，患者无头痛，无眩晕，无特殊药物服用史，既往无手术史及糖尿病等慢性疾病史。患者呕吐在餐后及饮酒后出现，呕吐物性质为胃内容物，恶心症状不严重，伴体重减轻。同时伴上腹痛，考虑消化系统疾病引起反射性呕吐可能性大，如胰腺炎、消化性溃疡、肠梗阻、十二指肠壅滞症、胃癌等。

体格检查：腹部平坦，呼吸运动正常，上腹部局限性膨隆，似可见胃型，未见肠型，未见蠕动波，无腹壁静脉曲张，未见手术瘢痕，无疝，无腹肌紧张，上腹部有压痛，无反跳痛，未触及液波震颤，可闻及振水声，未触及腹部包块。肝脏未触及，胆囊未触及，Murphy 征阴性。脾脏未触及，输尿管压痛点（–），肋脊点（–），肋腰点（–）。肝浊音界存在，肝上界位于右锁骨中线第 5 肋间，肝区无叩击痛，无移动性浊音，双侧肾区无叩击痛。肠鸣音正常，4 次/分，未闻及血管杂音。

思维提示：

对患者进行系统、全面的体格检查时，应重点注意以下内容。视诊：腹部外形，有无胃肠型、蠕动波；触诊：腹肌是否紧张，是否有压痛、反跳痛，是否有振水声，是否触及腹部包块；叩诊：肝浊音界；听诊：肠鸣音。

临床决策：

查体未见肠型，肠鸣音正常，暂不考虑肠梗阻；患者无弯腰上身前倾的急性胰腺炎体位，视诊无 Grey-Turner 征及 Cullen 征，暂不考虑胰腺炎；腹部未触及包块，暂不考虑胃癌。

有上腹部局限性膨隆，似可见胃型，上腹部有压痛，可闻及振水声等消化系统阳性体征，故考虑消化系统疾病导致反射性呕吐，幽门梗阻可能性最大。

辅助检查：

血常规+有核红细胞：红细胞计数 3.89×10^9/L↓，血细胞比容 0.399↓。

生化全项（干化）：钾 3.31mmol/L↓，钠 136.13mmol/L↓，血清碳酸氢盐（HCO_3^-）30.77mmol/L↑，尿素氮 7.49mmol/L↑，尿酸 127.93μmol/L↓，高密度脂蛋白胆固醇 0.92mmol/L↓。

血栓与纤溶检测+急诊手术前凝血功能、急诊炎症因子、急诊胰腺炎组合（干化）、肿瘤标志物等：未见明显异常。

腹盆腔 CT：未见明显异常。

胃镜（入院时）：胃潴留，幽门梗阻。

胃镜（治疗后）：幽门梗阻，幽门口溃疡（A_1期），慢性非萎缩性胃炎。

思维提示：

1. 血常规：判断患者是否贫血，有无恶性肿瘤倾向。
2. 急诊胰腺炎组合：判断是否合并胰腺炎。
3. 肿瘤标志物：为进一步排除肿瘤提供证据。
4. 生化：评判肝肾功能，除外肝功能不全、肾功能不全引起的呕吐。
5. 腹盆腔 CT：进一步除外腹盆腔占位性病变。
6. 胃镜：考虑患者有幽门梗阻，因此入院后给予胃肠减压后完善胃镜检查。

临床决策：

血常规显示无贫血，肿瘤标志物正常，基本除外消化道肿瘤；急诊胰腺炎组合正常，腹部 CT 显示胰腺未见肿胀、渗出，可除外急性胰腺炎。生化除血钾低外，余基本正常，可除外肝功能不全、肾功能不全引起的呕吐。腹盆腔 CT：进一步除外腹盆腔占位性病变。胃镜：考虑患者有幽门梗阻，但引起幽门梗阻的疾病可有消化性溃疡或胃癌，治疗及预后不同，因此入院后给予胃肠减压后完善胃镜检查。患者的病程短，也没有消化性溃疡典型的“慢性、周期性、节律性上腹痛”，考虑与患者年龄大、临床表现不典型相关。患者无贫血，肿瘤标志物正常，因此考虑良性消化性溃疡引起幽门梗阻可能性大，之后患者再次完善胃镜检查发现幽门溃疡（A_1期），并取活检，最终确定诊断为幽门口溃疡合并幽门梗阻。

二、诊 断 思 路

引起呕吐的病因很多，有反射性、中枢性、前庭障碍性。该患者突出表现为呕吐，伴腹痛，无头痛、眩晕，暂不考虑颅内压增高或迷路病变引起的呕吐。患者发病时间短，有腹痛，并有暴饮暴食情况，需除外急性胰腺炎，但胰腺炎腹痛比较剧烈，呕吐后不缓解，同时一般此类患者有典型的弯腰或上身前倾位腹痛减轻的特点，与此患者不符。同时本病需与不完全性肠梗阻鉴别，患者虽有腹痛、呕吐，但有排气及排便，故排除。患者年龄大，需除外消化系统肿瘤，但患者无贫血，肿瘤标志物正常，病程短，暂不考虑。

患者的腹痛在呕吐后减轻，并伴有电解质紊乱、消瘦表现，以及腹部可见胃型，上腹部有压痛，闻及振水声等消化系统阳性体征，是幽门梗阻的典型表现，因此入院后完善胃镜检查。但因患者幽门梗阻、胃潴留，无法看清具体病变部位及性质，因此给予胃肠减压及抑酸治疗后再次复查胃镜。

三、治 疗

禁食水，胃肠减压，奥美拉唑注射液（洛赛克）40mg 抑酸，静脉滴注，每日1次，以及补液营养支持，之后按消化性溃疡治疗方案口服药物，随访胃镜。

思维提示：

幽门梗阻多由十二指肠球部溃疡或幽门管溃疡引起，药物治疗后溃疡愈合，幽门梗阻消失；如瘢痕收缩阻塞胃流出道，则梗阻呈持续性，需手术治疗。

临床决策：

入院时禁食水，给予静脉滴注抑酸药物并营养支持。溃疡病诊断明确后给予埃索美拉唑镁肠溶片（耐信）40mg 口服每日 1 次+替普瑞酮（施维舒）50mg 口服每日 3 次，6～8 周。嘱患者停药 1 个月后查幽门螺杆菌，若合并幽门螺杆菌感染，则应用四联疗法治疗。

四、点 评

患者以腹痛、呕吐为首发症状，但临床上引起此类症状的疾病很多，根据呕吐的特点、伴随症状及腹部的阳性体征做出初步诊断。最终行胃镜检查明确诊断。

（姚 萍 王 磊）

参考文献

万学红，卢雪峰，2018. 诊断学. 9 版. 北京：人民卫生出版社.
袁耀宗，王贞贞，2016. 消化性溃疡诊断与治疗规范. 中华消化杂志，8（36）：508-513.

病例五　双下肢疼痛、无力并间断腹泻 1 年，加重伴眩晕 3 日

一、病史资料

患者，男性，47 岁，农民。

主诉：双下肢疼痛、无力并间断腹泻 1 年，加重伴眩晕 3 日。

现病史：患者于 1 年前开始无诱因出现双下肢酸痛，并无力，当地诊所考虑为"痛风"，给予口服药物秋水仙碱，约半个月后患者出现腹泻，大便为黄色糊状，每日 3～4 次，无脓血，无腹痛、腹胀及恶心呕吐等不适，自行口服泻立停，但效果不明显，后于笔者所在医院消化科门诊就诊，完善肠镜检查示回盲部病变（炎症）、直肠病变（炎症？其他？）。病理报告提示（回盲部、直肠）黏膜慢性炎症，淋巴细胞灶性浸润，考虑肠道炎症。患者停止服用秋水仙碱，口服复方谷氨酰胺胶囊（谷参肠安）对症治疗，虽规律用药，但患者仍有间断腹泻，最多时每日 7～8 次，其间患者无明显诱因出现眩晕并意识丧失十几秒，就诊于中医院给予营养神经及改善睡眠的药物治疗后好转出院。3 日前患者自觉双下肢疼痛无力及腹泻症状加重，并再次无诱因出现眩晕，测血压 66/44mmHg，休息后无好转，故入住笔者所在医院消化科。患者病程中神志清楚，精神及睡眠欠佳，食欲欠佳，小便正常。近 3 个月患者体重下降 7kg，无发热、盗汗等不适。

既往史：既往体健，否认高血压、糖尿病病史，否认外伤、手术史，患者诊断冠心病 1 年，未服用药物，否认肝炎史及结核病史，预防接种史不详，否认手术、外伤、输血史，否认食物或药物过敏史。

思维提示：

1. 腹泻相关症状：腹泻是分泌性腹泻、渗透性腹泻、渗出性腹泻、动力性腹泻还是吸收不良性腹泻？患者口服秋水仙碱后出现腹泻，药物是否为其病因？

2. 双下肢疼痛无力症状：是否与腹泻相关？有无独立引起双下肢疼痛、无力的疾病如周围神经炎、脊髓炎等？

3. 眩晕相关症状：是否与腹泻相关？还是存在独立心脑血管疾病导致的眩晕呢？

4. 低血压相关症状：是否腹泻导致低血容量引起低血压？低血压是否是造成眩晕的原因？

临床决策：

患者为慢性腹泻，已反复询问病史，腹泻为间断性，粪便呈黄色糊状，无脓血及腹痛等不适症状，每日腹泻量不超过 1L，口服秋水仙碱后出现腹泻，但是停止服用秋水仙碱后仍有腹泻。既往无甲状腺功能亢进症、糖尿病、肠道部分切除等病史，肠镜检查提示回盲部及直肠炎性病变，考虑患者腹泻为结肠炎导致的渗出性腹泻，不能完全排除药物导致腹泻，但是停药后仍有腹泻，又不能用药物导致来解释。因患者结肠炎表现与溃疡性结肠炎、克罗恩病等炎症性肠病的表现不符合，暂时诊断未分型炎症性肠病，需要进一步排查有无肠结核、感染性肠炎等病因。患者其他的症状包括双下肢疼痛无力、眩晕、低血压，目前看来与结肠炎关系不大，似乎为其他独立性疾病导致，需要安排检查红细胞沉降率、T-SPOT TB、粪便培养、腹盆腔 CT 平扫+增强、心脏超声、24 小时动态心电图、头颅 CT、肌电图、皮肤循环免疫等。

体格检查：心率 80 次/分，血压 90/60mmHg，神志清楚，精神欠佳，眼眶周围皮肤瘀青，右侧口腔内可见大片瘀斑，双肺呼吸音清，心界无扩大，心律齐，各瓣膜区未闻及病理性杂音，腹部平软，无压痛及反跳痛，肝脾肋下未触及，移动性浊音阴性。脑膜刺激征阴性，未引出病理征，四肢肌力Ⅳ级，双下肢肌肉稍萎缩。

思维提示：

应进行全面仔细的查体，尤其注意以下一些异常体征：①腹部是否有压痛，能否触及异常包块；②心脏查体是否有心律失常的表现，有无各瓣膜区杂音；③神经系统检查是否有病理征。为该患者查体后，发现患者眼眶及口腔内出现蓝紫色瘀斑，四肢肌力降低，并有双下肢萎缩。心肺腹查体未发现任何异常体征。神经系统检查并未发现任何病理征。

临床决策：

对患者进行胸腹查体并未检查到对诊断有帮助的任何阳性体征。但是不寻常的是发现患者眼眶周围及口腔蓝紫色瘀斑，追问患者，此情况既往也反复出现，可缓慢自行消退，并无外伤病史，皮肤黏膜瘀斑是凝血功能异常引起，还是与腹泻相关，需要进一步检查血常规及凝血功能。另患者神经系统检查并未发现病理征，但四肢肌力降低、双下肢萎缩，考虑与长期不活动相关，四肢肌力降低考虑有周围神经炎可能，需要检查肌电图。

辅助检查：血常规及凝血功能无明显异常，红细胞沉降率 36mm/h↑，T-SPOT TB 为阴性，炎症性肠病组合为阴性，粪便常规+生化未见红白细胞及潜血，粪便培养阴性，肿瘤标志物均为阴性，皮肤循环免疫检查均为阴性，肌钙蛋白 I 0.127μg/L↑，B 型钠尿肽（BNP）1030.51ng/L↑，血清白蛋白 23g/L↓。

腹盆腔 CT 平扫+增强提示双侧胸腔积液并双下肺肺不张，腹盆腔积液，胃及部分结肠扩张，小肠略扩张并管壁增厚，回盲部管壁增厚，管腔狭窄，直肠管壁增厚。肠镜检查提示回肠末端炎，结肠炎（药物性？）。病理显示黏膜慢性炎症，伴微脓肿形成，可见免疫球蛋白沉积。心脏B超提示左心室心肌肥厚，以室间隔为著，提示肥厚型心肌病（非梗阻性）？心肌淀粉样变性？心包少量积液。肌电图提示四肢运动及感觉神经损害。

思维提示：

1. 红细胞沉降率增快，提示患者有非特异性感染、炎症反应或肿瘤可能。
2. T-SPOT TB 阴性，基本可排除结核可能。
3. 粪便常规未见红白细胞，粪便培养均阴性，可排除感染性肠炎。
4. 炎症性肠病组合阴性，更加不支持炎症性肠病的诊断。
5. 皮肤循环免疫检查为阴性，可排除结缔组织病。
6. 患者肌钙蛋白及BNP增高，心脏超声提示左心室心肌肥厚，以室间隔为著，提示肥厚型心肌病或心肌淀粉样变性，给予医师强烈提示是否为淀粉样变性。
7. 肠镜病理提示免疫球蛋白沉积，其是否也是淀粉样变性的表现呢？
8. 肌电图提示四肢运动及感觉神经损害，考虑为继发性改变，那么继发于什么疾病呢？

临床决策：

患者目前可排除肠结核、感染性肠炎、炎症性肠病、肿瘤及结缔组织病等可引起腹泻的疾病。心脏超声给予很强烈的提示，考虑心肌淀粉样变性，结肠镜病理也可见免疫球蛋白沉积。该患者有不明原因的腹泻、不明原因的皮肤黏膜瘀斑、不明原因左心室心肌肥厚、反复低血压眩晕、双下肢无力疼痛，是否能用一种疾病解释，即原发性系统性淀粉样变性。仅凭目前的检查无法确诊为原发性系统性淀粉样变性，如何确诊？有两种方式，其一可在结肠镜病理切片基础上进一步加做刚果红染色，其二可取口腔瘀斑处黏膜进行病理检查。

二、诊断思路

该患者结肠镜活检病理切片行刚果红染色为阳性，确定诊断为原发性系统性淀粉样变性。

思维提示：

腹泻为消化科常见症状，引起慢性腹泻的原因非常多，包括消化系统疾病，如肠结核、慢性细菌性痢疾、结肠肿瘤、肝胆胰疾病、肠易激综合征，全身性疾病，如甲状腺功能亢进症、肾上腺皮质功能减退、胰血管活性肠肽（VIP）瘤、系统性红斑狼疮、尿毒症，以及药物副作用等。本例患者除了有腹泻症状，还有心脏、神经系统、皮肤黏膜多系统器官症状，故考虑某种引起多系统受累的全身性疾病可能性大。仔细询问病史，进行全面体格检查，同时完善相关的辅助检查，总能给诊断提供一定的线索。

临床决策：

原发性系统性淀粉样变性是由淀粉样蛋白沉积于细胞外基质造成沉积部位组织和器官损伤的一组疾病。其可累及肾、心脏、肝、皮肤软组织、神经、肺和胃肠道等器官或组织。其病因不明，早期可有乏力、体重下降等非特异性表现，确诊时最常见的临床表现有蛋白尿、肾病综合征、扩张型心肌病、周围神经病变和肝大，可出现收缩期血压下降，尤其是直立性低血压，部分患者累及胃肠道时可出现吞咽困难、腹泻、呕血或便血。确诊本病的金标准是组织病理学检查，可行病变部位活检，往往提示免疫球蛋白沉积，而淀粉样蛋白质为一组刚果红染色阳性的物质。

三、治　　疗

本例患者确诊后由消化科转入血液科进一步治疗，给予 VCD 方案化疗（硼替佐米 2.1mg，皮下注射，每周 1 次，环磷酰胺 500mg，静脉滴注，每周 1 次，地塞米松 40mg，口服，每周 1 次）。该患者治疗效果差，1 个月后去世。

思维提示：

对于确诊的原发性系统性淀粉样变性患者，判断其器官受累的标准如下。

1. 肾脏：测定 24 小时尿白蛋白定量是否＞0.5g。

2. 心脏：超声检查显示平均室壁厚度＞12mm，或 N 端-B 型钠尿肽前体（NT proBNP）＞332ng/ml，排除其他病因。

3. 肝脏：总长度＞15cm（无心力衰竭）或 ALP＞1.5 倍正常高限。

4. 神经系统：周围神经病变，对称性下肢感觉、运动神经病变；自主神经病变，胃排空紊乱，假性梗阻，排泄失调。

5. 胃肠道：有症状并经直接活检证实。

6. 肺：有症状并经直接活检证实；影像学检查显示典型的弥漫性肺间质病变。

7. 软组织：巨舌；关节病；跛行（由血管淀粉样变引起）；活检证实的肌病或假性肥大；腕管综合征。

临床决策：

原发性系统性淀粉样变性一经确诊即需要治疗，治疗目标是血液学缓解+器官功能改善。目前推荐 VCD 化疗方案，其可使多数患者达血液学缓解；心功能Ⅲ级患者的 2 年生存率明显提高。有条件者可行干细胞移植。但本病中位生存时间为 1～2 年，未经治疗的患者为 6～12 个月。本例患者从发病至死亡的时间为 1 年。

四、点　　评

慢性腹泻的原因很多，其由消化系统本身疾病引起或全身性疾病引起，按发病机制可分为分泌性腹泻、渗出性腹泻、渗透性腹泻、动力性腹泻及吸收不良性腹泻。有时腹泻可仅为一种疾病的临床表现的某一方面，故需系统询问病史、仔细查体寻找蛛丝马迹。

本例患者以腹泻为主诉入院，结合肠镜检查，只能诊断为未分型炎症性肠病，但是此诊断不能解释患者其他的临床表现如双下肢无力疼痛、眩晕及皮肤黏膜瘀斑等，此时需要全面分析，患者可能患有一种累及多个系统器官的疾病，结合相应的心脏超声、肌电图及结肠镜活检刚果红染色等检查，患者的诊断水落石出，为原发性系统性淀粉样变性，虽然此病目前预后很差，但是能诊断明确已经为今后的治疗打下了基础。

（姚　萍　廖如意）

参 考 文 献

刘志红，黄晓军，陈楠，2016. 系统性轻链型淀粉样变性诊断和治疗指南. 中华医学杂志，96（44）：3540-3548.
美国国家综合癌症网络，2019. NCCN 临床实践指南：系统性轻链淀粉样变性（2020. V1）. 美国国家综合癌症网络官网.

病例六　反复发作性喘息、咳嗽 5 年，频发伴呼吸困难 1 年，加重 2 周

一、病 史 资 料

患者，女性，62 岁，退休教师。

主诉：反复发作性喘息、咳嗽 5 年，频发伴呼吸困难 1 年，加重 2 周。

现病史：5 年来患者无明显诱因反复出现发作性喘息、咳嗽，多在夏季，早晚发作为主，伴胸闷、呼气性呼吸困难，每月发作 2～3 次，每次发作一般持续 10～20 分钟，咳出痰后可自行缓解，或服用氨茶碱后改善明显。4 年前经医院肺功能检查，支气管舒张试验阳性而诊断为支气管哮喘，间断进行中西医药物治疗，症状可以缓解。1 年来咳嗽、喘息伴呼吸困难发作频繁，每周发作 2～3 次，服用氨茶碱、吸入糖皮质激素联合长效 β_2 受体激动剂，症状改善不如以前，常常夜间发作，持续约 1 小时或更长时间，使用沙丁胺醇气雾剂后略缓解。2 周前患者因受凉出现咳嗽、咳痰，同时伴有胸闷、喘息、呼吸困难加重，吸气和呼气均感困难，尤其夜间明显，不能平卧，有窒息的恐惧感，在当地医院住院给予吸氧、补液、雾化吸入、静脉注射甲泼尼龙（80mg，每 12 小时 1 次，连用 3 日）治疗，

呼吸困难症状改善不明显，增加激素剂量为甲泼尼龙 120mg，每 12 小时 1 次，连用 5 日，再减量治疗，其间也加用利尿剂等综合治疗，呼吸困难仍不能完全缓解，伴胸痛不适，不能完全平卧，而转入笔者所在医院。患者自发病以来无发热，否认胸部外伤史、针灸治疗史。否认异物吸入史。无咳大量粉红色泡沫痰。无双下肢水肿。饮食尚可，睡眠差，烦躁易怒，大小便正常。

既往史：既往有过敏性鼻炎 10 年。否认高血压、冠心病及脑血管病史，否认糖尿病病史，否认肝炎史及结核病史，预防接种史不详，否认手术、外伤、输血史，否认食物或药物过敏史。

个人史：生于新疆，久居乌鲁木齐市，大学文化程度，中学退休教师，无疫区居留史、疫水接触史，否认牧区、矿山工作史，否认化学性物质、放射性物质、有毒物质接触史，否认吸毒史，无烟酒嗜好，无冶游史。

婚育史：25 岁结婚，配偶体健，育 1 女，体健。

家族史：父亲体健，母亲患有高血压，无肿瘤家族史。兄弟姐妹 4 人，均体健。

思维提示：病史采集。

第一步：定出核心症状和鉴别点。

本例患者主要表现为反复发作性喘息、咳嗽，伴呼吸困难，其中呼吸困难对患者危害最大，消耗医疗资源最多，因此呼吸困难作为主要核心症状和鉴别切入点。呼吸困难是一种常见的临床表现，其病因涉及呼吸、循环、消化、神经、血液、精神等多个系统。进行病史采集时需要多系统全面问诊，遵循“系统”原则，即呼吸困难不仅涉及呼吸系统疾病，应扩大鉴别思路，包括肺外疾病如心血管系统（心功能不全）、神经系统（神经病变）、血液系统疾病等。

首先呼吸困难的界定至关重要，呼吸困难可以是患者表述的一种症状，又可以作为医生判断病情的依据。呼吸困难是指患者感到空气不足、呼吸费力；客观表现呼吸运动用力，可表现为鼻翼扇动、张口耸肩，甚至出现发绀，辅助呼吸肌也参与活动，并伴有呼吸频率、深度与节律异常。在问诊时，要注意呼吸困难的起病缓急，是突发性，还是渐进性，发生的原因和诱因，有无药物、毒物接触史（药物/毒物的种类、名称、用量、用法及接触时间）和导致免疫力低下的各种原因。呼吸困难是吸气性，还是呼气性，还是吸气、呼气都感到困难，与活动、体位的关系，昼夜是否一样，是否伴有发热、胸痛、咳嗽、咳痰、发绀，痰的性状，有无咯血，咯血量及血的性状。有无排尿、饮食异常及高血压、肾病与代谢性疾病病史。有无头痛、意识障碍、颅脑外伤史等。还应全面了解患者年龄、性别、睡眠、职业状况、既往病史、家族史和伴随疾病等。

第二步：归纳临床特点及推断可能的疾病。

本例患者为老年女性，表现为反复发作性喘息伴咳嗽、呼吸困难，因支气管舒张试验阳性而确诊为支气管哮喘，间断进行中西医结合治疗，症状可缓解，近 1 年来发作频繁，常规用药效果较差。2 周前患者感冒后哮喘急性发作，端坐呼吸，不能平卧，吸气、呼气均困难，口唇发绀，经过给予大剂量激素、利尿等综合治疗效果不佳而转院。既往有鼻炎病史。本例阵发性急性加重的呼吸困难病因推断首先可能为支气管哮喘重度急性发作，其次可能为“输液过多”并发左心功能不全，再可能为重度哮喘发作并发气胸等，下一步要着重进行呼吸系统和心血管系统相关体格检查，同时其他可引起呼吸困难的病因，如上气道梗阻、肺栓塞也要注意排除或明确。

第三步：通过上述病史采集及分析推理过程，需带着问题继续进行进一步全面而有重点的体格检查。

体格检查：体温 36.6℃，呼吸 24 次/分，脉搏 120 次/分，血压 140/80mmHg。神志清、声音低沉，口唇发绀，端坐呼吸困难，三凹征（可疑阳性）。发育正常，营养状态良好，皮肤黏膜色泽正常。视力、视野基本正常，眼睑不苍白，各组鼻窦无按压痛，伸舌居中，颈软，无抵抗，颈动脉搏动正常，无颈静脉怒张，未闻及杂音，肝颈静脉回流征阴性，气管居中，甲状腺不大，胸廓对称，双侧胸部叩诊呈清音，双肺呼吸音增粗，双肺均可闻及响亮的哮鸣音，未闻及湿啰音，双侧语音传导对称，无减低。心率 120 次/分，律齐，未闻及额外心音，未闻及奔马律，未闻及病理性杂音。腹平软，无压痛，肝脏未触及，肝肾区无叩击痛，未闻及血管杂音。四肢活动自如，双下肢不肿。生理反射存在，病理反射未引出，脑膜刺激征阴性。

思维提示：通过体格检查，寻找此病可能出现的体征和病史中可能存在的疾病，发现新的证据，进一步验证提出的假设。

体格检查：声音低沉，口唇发绀，端坐呼吸困难，三凹征（可疑阳性）。胸廓对称，双侧胸部叩诊呈清音，双肺呼吸音增粗，双肺均可闻及响亮的哮鸣音，未闻及湿啰音。心血管系统除心率 120 次/分，无其他阳性发现。因而通过病史资料和体格检查后推测的情况可以考虑：①支气管哮喘重度急性发作存在；②左心衰竭的证据不足；③代谢性酸中毒需要血气分析等检查排除；④自发性气胸缺乏体征，基本可以排除，在行影像学检查时进一步关注以最终排除；⑤上气道梗阻（气道肿瘤、异物）是否存在不能完全排除，需要继续关注治疗反应不佳的原因；⑥肺栓塞也是容易被遗忘或忽视的情况，必要时追加针对性检查，根据检查结果确定或排除此种疾病。

辅助检查：

血常规：血白细胞计数 9.29×10^9/L，中性粒细胞百分比 70%，血红蛋白 130g/L，血小板计数 202×10^9/L。

生化：肝功能、肾功能、血糖均正常。血钾离子 3.5mmol/L，钠离子 146mmol/L，氯离子 104mmol/L，钙离子 1.12mmol/L。

降钙素原全定量：0.05ng/ml。

C 反应蛋白：16mg/L↑。红细胞沉降率：12.0mm/h。

凝血四项：正常；血浆 D-二聚体：256.0ng/ml；纤维蛋白（原）降解产物（FDP）：2.08μg/ml。

B 型钠尿肽（BNP）：156pg/ml↑。

总 IgE：85ng/ml。

动脉血气分析：pH 7.35，PaO_2 58.0mmHg↓，$PaCO_2$ 48.8mmHg↑，HCO_3^- 26.9mmol/L，碱剩余（SBE）2.0mmol/L。

心电图：窦性心动过速，未见缺血性 ST-T 改变。

胸部 X 线检查：双肺纹理清，未见明显异常。

胸部高分辨率 CT+CT 肺动脉造影（CTPA）：双肺纹理清晰，可见肺气肿改变，无支气管扩张征象。双肺血管未见栓塞征象。

心脏超声心动图：各心腔大小正常，室壁不厚，未见明显室壁运动异常，左室射血分数（LVEF）58%。

思维提示： 根据病史、体格检查，选择相关实验室检查、影像学检查及有利于疾病诊断的其他检查，证实所提之假设；并进行验证。

呼吸困难的伴随症状和体征有助于病因的鉴别，首先从常见病、已诊断的疾病考虑，该患者支气管哮喘重症急性发作可能性最大，患者本次发作病情危重，常规激素等综合治疗疗效不佳，是否存在其他并发症或补充的疾病需要跟踪查实。通过影像学检查，可以排除自发性气胸、肺栓塞、间质性肺炎、支气管扩张。血常规检查无贫血、肝肾功能正常、血糖正常，可以排除血液病、糖尿病、肾病引起的呼吸困难。

最后需要加深对左心功能不全、上气道梗阻、变态反应性支气管肺曲菌病（ABPA）、难治性哮喘（激素依赖性哮喘）的鉴别诊断思路。

二、诊 断 思 路

（一）初步诊断

初步诊断：支气管哮喘，重度急性发作期，未控制。

根据支气管哮喘的诊断标准，诊断依据如下。

1. 典型哮喘的临床症状和体征

（1）反复发作的喘息、呼吸困难、胸闷或咳嗽，多与接触变应原、冷空气、物理化学性刺激、病毒性上呼吸道感染、运动等有关。

（2）发作时在双肺可闻及哮鸣音，呼气时间延长。

（3）上述症状经治疗可缓解或可自行缓解。

2. 可变的气流受限的客观检查

（1）支气管扩张试验阳性。

（2）支气管激发试验或运动试验阳性。

（3）平均每日呼气流量峰值（PEF）昼夜变异率＞10%或PEF周变异率≥20%。

符合上述症状和体征，同时具备气流受限的客观检查中的任一条，并除外其他疾病引起的喘息、胸闷和咳嗽，可以诊断哮喘。

该患者具备上述条件，可考虑诊断支气管哮喘。哮喘可分为急性发作期、慢性持续期和临床缓解期。急性发作期可分为轻度、中度、重度和危重。哮喘临床控制又可分为良好控制、部分控制和未控制 3 个等级。该患者休息时感到气短、呼吸困难、烦躁焦虑，有三凹征，闻及响亮、弥漫的哮鸣音，呼吸频率 30 次/分，血气分析出现低氧血症，有二氧化碳潴留趋势，考虑重度急性发作，哮喘临床控制为未控制水平。

（二）鉴别诊断

在呼吸困难鉴别诊断中应遵循“有序”原则，即注意疾病的轻重缓急（急性和慢性），依照一定的顺序进行，如先注意排除对生命威胁较大的急症和重症，如心脏疾病（左心功能不全、心肌梗死及心脏压塞等）、上气道梗阻（气道内异物、肿瘤等）、自发性气胸、肺栓塞等，再进行其他慢性疾病的鉴别诊断。以最快的速度判断出急症、重症，减少临床对有危险性疾病的误诊，达到“快捷”的目标。鉴别呼吸困难的原因可依据呼吸困难的特征进行，包括起病方式、诱因、伴随症状、体征，推测可能的病因，在此基础上进行有针对性的检查，根据结果确定或除外某种疾病。

1. 左心功能不全　其引起的呼吸困难通常与重症哮喘症状相似，极易混淆，遇到老年人时，有时并存，难以鉴别时，可应用氨茶碱或雾化吸入短效 β_2 受体激动剂，忌用吗啡或肾上腺素。鉴别要点：左心功能不全患者多有高血压、冠心病、风湿性心脏病等病史和体征，突发气急、端坐呼吸、阵发性咳嗽，常咳出粉红色泡沫痰，双肺可闻及广泛的湿啰音和哮鸣音，左心界扩大，心率增快，心尖部可闻及奔马律。胸部X线检查显示心影增大、肺淤血改变等。心脏彩超、BNP有助于鉴别。

2. 上气道梗阻　可由多种疾病引起，可见于中央型肺癌、气管支气管结核、复发性多发软骨炎等气道疾病或异物吸入、急性咽喉炎、喉癌等导致的气道狭窄（不完全阻塞），可以出现喘鸣或类似哮喘样呼吸困难，肺部可闻及哮鸣音，因症状缺乏特异性，诊断关键在于临床医师要考虑上气道梗阻的可能性，再结合按支气管哮喘使用支气管扩张剂治疗无效，并需要观察吸气性呼吸困难与因体位变化而阵发性加重、三凹征等，通过相关检查如气道CT、支气管镜检查、喉镜检查常可以明确诊断。

3. 肺栓塞 急性呼吸困难是肺栓塞的主要症状，其是有高危因素者如长期卧床、手术后及肿瘤患者突然出现胸痛、呼吸困难、低氧血症或在常规治疗反应不佳时需要临床重视并明确的疾病之一。一般D-二聚体正常可以排除，超声心动图检查发现肺动脉高压、右心扩大和右心负荷加重的表现有助于诊断。CTPA 检查对较大分支肺动脉栓塞的诊断价值较大。

4. 高通气综合征 患者可有焦虑情绪，女性多见，以 20～40 岁多发，急性发作时患者有急性呼吸困难，休息时发作，与劳累无关，可伴胸痛、心悸、头晕、手足和上下肢麻木，严重时可有濒死感，发作时间多为10～30分钟，多自然缓解，往往辅助检查无明显异常发现，需要认真排查器质性疾病后方可诊断。

5. 变态反应性支气管肺曲菌病（ABPA） 是一种曲霉菌引起的肺部真菌感染性疾病，其临床特征性表现为反复发作性喘息、咯血、呼吸困难，与哮喘症状类似，部分患者最初可能按哮喘治疗。可根据影像学检查显示中心性支气管扩张改变、周围血嗜酸性粒细胞增高、血清总 IgE 和血清烟曲霉特异性抗体 IgE 和 IgG 升高诊断。激素治疗可缓解症状，抗真菌治疗有效。

6. 激素依赖性哮喘 难治性哮喘还没有完全统一的定义。我国专家共识将难治性哮喘定义为采用包括吸入性激素和长效 β_2 受体激动剂两种或更多种控制药物，规范治疗至少6个月仍不能达到良好控制的哮喘。其中激素依赖/抵抗性哮喘为一种常见类型，这类患者往往存在持续气流受限，气道受限的可逆性差，而且对激素反应差，并且表现出不同程度的激素抵抗。临床需要排查有无导致哮喘难以控制的危险因素存在如依从性差、呼吸道感染未控制、环境中的致敏因素未去除、上气道病变（鼻炎、鼻窦炎或其他）未解决等明确诊断。

思维提示：

（一）常见引起呼吸困难的原因

1. 呼吸系统疾病

（1）气道阻塞：喉与气管疾病如急性喉炎，水肿、肿瘤或异物所引起的狭窄或阻塞，支气管哮喘，慢性阻塞性肺疾病，气管肿瘤，气管受压等。

（2）肺部疾病：肺炎、肺脓肿、肺水肿、ARDS、SARS 等。

（3）胸壁、胸廓、胸膜疾病：胸廓畸形、气胸、胸膜广泛粘连等。

（4）神经肌肉疾病：重症肌无力、药物性呼吸肌麻痹等。

（5）膈疾病与运动受限：膈肌麻痹、高度鼓肠、大量腹水、腹腔巨大肿瘤等。

2. 心血管系统疾病 见于各种原因所致心力衰竭、心脏压塞、缩窄性心包炎、原发性肺动脉高压和肺栓塞等。

3. 中毒性呼吸困难

（1）各种原因引起的酸中毒如急慢性肾衰竭、糖尿病酮症酸中毒、肾小管酸中毒。

（2）急性感染与传染病。

（3）药物与化学性物质中毒如吗啡类、有机磷中毒等。

4. 神经精神因素

（1）器质性颅脑疾病如颅脑外伤、脑炎、脑脓肿、脑肿瘤、脑血管病等。

（2）精神或心理疾病如抑郁症等。

5. 血液病　见于中度贫血，红细胞携氧减少，血氧含量降低，组织供养不足所导致。大出血或休克时，呼吸加速，与缺血和血压下降刺激呼吸中枢有关。

（二）肺源性呼吸困难

临床上肺源性呼吸困难最为常见，分为 3 种类型，其特点如下。

1. 吸气性呼吸困难特点　吸气费力、显著困难，严重者由于呼吸肌极度用力，胸腔负压增大，吸气时胸骨上窝、锁骨上窝和肋间隙明显凹陷，出现“三凹征”表现，常伴有干咳及高调吸气性喉鸣。其见于各种原因引起的喉、气管、大支气管的狭窄与阻塞。喉部疾病，如急性喉炎、喉水肿、喉痉挛、喉癌、白喉、会咽炎等。气管疾病，如气管肿瘤、气管异物或气管受压（甲状腺肿大、淋巴结肿大或主动脉瘤压迫等）。

2. 呼气性呼吸困难特点　呼气费力，呼气时间明显延长而缓慢，常伴有干啰音，见于下呼吸道阻塞性疾病如支气管哮喘。

3. 混合性呼吸困难特点　吸气与呼气均感费力，呼吸频率增快、变浅，常伴有呼吸音异常（减弱或消失），可有病理性呼吸音，见于重症肺炎、大面积肺栓塞、广泛胸膜粘连等。

（三）分析本例患者的呼吸困难为肺源性呼吸困难

本例患者最初是呼气性呼吸困难，与支气管哮喘的诊断相符合。临床上通过症状、体征及相关辅助检查进一步鉴别排除贫血、代谢性酸中毒、气胸、肺栓塞、重症肺炎、支气管扩张症等引起的呼吸困难，最不好排除心源性呼吸困难，患者年龄 62 岁，呈端坐位，不能平卧，自然要考虑这一因素，但患者心功能良好，也曾进行经验性利尿治疗，效果不佳，缺乏心血管疾病的证据。

随着反复发作，患者病情变化，出现吸气性呼吸困难为主的混合性呼吸困难，有三凹征表现，尚可以用重度急性发作解释呼吸困难，但应用常规激素等哮喘综合抢救措施，呼吸困难症状不能缓解。患者不能平卧，喜欢坐位，通过医师观察呼吸困难与体位的关系，分析推理可能存在上气道梗阻问题。

在哮喘急性发作时不宜做纤维支气管镜检查（相对禁忌），准备好抢救设备和与家属充分交流后在床边行纤维支气管镜检查，喉部可见新生物，考虑为喉癌。以喉部前壁为基底生长带蒂的新生物随体位改变，平卧时新生物阻塞气道引起呼吸困难，坐起后留有缝隙，呼吸困难减轻。最终转耳鼻喉科做手术后呼吸困难改善。上气道梗阻早期一般无任何表现，往往阻塞严重时出现症状，可表现为咳嗽、气喘和呼吸困难，以吸气困难为主，活动可以引起呼吸困难明显加重，并且以体位变化而出现阵发性加重为特点。

（四）遵循原则

在诊断过程中，要注意尽量以“一元论”解释问题，同时要注意首先考虑器质性疾病，再考虑功能性疾病，不能用“一元论”解释问题时随时排查或明确“二元论”解释问题。遵循“准确”的原则，即在系统检查的基础上，力求准确判断呼吸困难的性质和程度，尽早针对呼吸困难的病因进行有效治疗。

（三）最终诊断

病因病理诊断：支气管哮喘 重度急性发作

上气道梗阻 喉部肿瘤

病理生理诊断：Ⅰ型呼吸衰竭

并发症诊断：过敏性鼻炎

三、治　　疗

1. 呼吸困难的处理通常分为一般性处理、紧急处理和对症处理、病因处理或特殊处理等。

2. 对病因暂时未明确的急性呼吸困难患者，建立静脉输液通路并吸氧，考虑肺源性呼吸困难和左心功能不全心源性呼吸困难时，选用对两种情况均有效的药物如氨茶碱或支气管扩张剂，避免有危害的药物如吗啡。

3. 支气管哮喘重症急性发作的治疗原则为吸氧、应用激素、补液、纠正酸碱失衡和电解质紊乱、控制呼吸道感染，必要时给予机械通气治疗。

4. 呼吸困难的治疗首先应明确病因，其后对因治疗是关键。

思维提示：通过治疗效果验证诊断是重要步骤。

1. 寻找呼吸困难的原因，排除精神性呼吸困难（功能性），女性哮喘患者容易出现焦虑、紧张和恐惧，一般通过心理疏导，随着疾病病情好转而改善。

2. 观察呼吸困难的演变可能提示疾病的病情变化或存在其他问题。

3. 不断确认急性呼吸困难加重的真正原因。本例患者最终转耳鼻喉科做手术后呼吸困难改善。

四、点　　评

本例以反复发作性喘息、胸闷、呼吸困难为主要症状，肺部影像学检查无异常，经支气管舒张试验阳性明确诊断为支气管哮喘，近 1 年来治疗效果欠佳，可能与间断不规范治疗和病情加重有关，本次发病 2 周来急性加重住院，给予包括应用大剂量激素、利尿在内的规范治疗，喘息、呼吸困难不能缓解，仔细观察，患者由最初呼气性呼吸困难变成吸气呼气均困难，吸气困难更明显，有三凹征，有体位因素，患者喜欢坐位，却不能用左心功能不全解释，肺部影像学无自发性气胸、肺不张改变，无肺栓塞，进行心理疏导，排除心理因素，最终诊断本次急性呼吸困难加重的根本原因是喉部肿瘤。

呼吸困难的鉴别诊断需要医生的综合判断能力，注意疾病的轻重缓急，先排除对生命威胁较大的急症和重症，区分急性、慢性和发作性呼吸困难。应全面系统了解患者病情的基础上，遵循系统、有序、快捷、准确的原则进行呼吸困难的鉴别诊断。所以不能用原发疾病解释治疗反应时，必须考虑其他因素的参与，需要进一步审视目前的诊断是否正确，及时修正完善诊断是诊疗中永恒的主题。

（加孜那·托哈依）

参考文献

白春学，蔡柏蔷，宋元林，2014. 现代呼吸病学. 上海：复旦大学出版社.

葛均波，徐永健，王辰，等，2018. 内科学. 9 版. 北京：人民卫生出版社.

呼吸困难诊断、评估与处理的专家共识组，2014. 呼吸困难诊断、评估与处理的专家共识. 中华内科杂志，53（4）：337-341.

万学红，卢雪峰，2018. 诊断学. 9 版. 北京：人民卫生出版社.

中华医学会呼吸病学分会哮喘学组，2010. 难治性哮喘诊断与处理专家共识. 中华结核和呼吸杂志，33(8)：572-577.

病例七　慢性咳嗽、咳脓痰30年，伴间断咯血2年，加重3日

一、病史资料

患者，男性，52岁，工人。

主诉：慢性咳嗽、咳脓痰30年，伴间断咯血2年，加重3日。

现病史：30年来患者每遇受凉感冒出现咳嗽、咳痰，痰多为黄脓性，每日3～5口至10～20口，经过抗炎、祛痰治疗，黄痰减少，渐渐转为白色。2年前开始间断出现血痰，呈鲜红色。每日3～5口，经过抗炎治疗消失或自行消失。3日前患者受凉后再次出现咳嗽、咳痰加重，黄脓痰增多，伴间断血痰，鲜红色，量30～80ml/d，同时伴胸闷、喘息，有恐惧感，伴发热，体温波动在37.5～38.8℃，粪便颜色变黑而就诊。无双下肢水肿。食欲欠佳，腹胀，睡眠尚可，烦躁，小便正常。

既往史：患者于6岁时患重症肺炎，否认肺结核治疗史，无病毒性肝炎病史，高血压3年，间断药物治疗（用药不固定，不详），否认心脏瓣膜疾病，预防接种史不详，否认手术、外伤、输血史，否认食物或药物过敏史，否认服用抗凝药物。

个人史：生于新疆，久居阿勒泰市，小学文化程度，病退工人，无疫区居留史、疫水接触史，否认牧区、矿山工作史，否认化学性物质、放射性物质、有毒物质接触史，否认吸毒史，吸烟20年，5～10支/日，戒烟1个月，无饮酒嗜好。无冶游史。

婚育史：25岁结婚，配偶体健，无子女。

家族史：父亲体健，其母亲56岁时患肺癌去世。兄弟姐妹3人，均体健。

思维提示：病史采集。

第一步：定出核心症状和鉴别点。

患者主要表现为咳嗽、咳痰，伴咯血，其中咯血症状对患者危害最大，可能消耗医疗资源最多，所以把咯血作为主要核心症状和鉴别切入点。咯血是一种临床上常见的症状，未能及时正确处理的咯血有时会导致患者猝死。因咯血的病因较多，涉及多个系统，进行病史采集时需要多系统全面问诊，遵循“系统”原则。咯血按照解剖部位可分为支气管、肺、心脏及全身性疾病或其他系统（器官）疾病引起的咯血；按照病因可分为支气管-肺和肺血管结构异常、感染性疾病、肿瘤性疾病、血液系统疾病、自身免疫性疾病、物理因素等引起的咯血；按照发病机制又可分为支气管性、肺源性及血管源性、血液病性咯血等。可参考以下问诊要点。

1. 首先明确是否为咯血至关重要　咯血的定义是喉及喉以下呼吸道任何部位出血，经口排出。咯血需与口腔、鼻、咽部出血或上消化道出血引起的呕血鉴别（表5-1）。

表5-1　咯血与呕血的鉴别

鉴别要点	咯血	呕血
病因	肺结核、支气管扩张症、肺癌、肺脓肿、心脏病等	消化性溃疡、肝硬化、急性胃黏膜病变、胆道出血、胃癌等
出血前症状	喉部痒感、胸闷、咳嗽等	上腹部不适、恶心、呕吐等
出血方式	咯出	呕出，可为喷射状
血色	鲜红	暗红色、棕色，有时为鲜红色
血中混有物	痰、泡沫	食物残渣、胃液
酸碱度	碱性	酸性
黑便	无，咽下血液量较多时可有	有，可为柏油样便，呕血停止后仍持续数日
出血后痰的性状	常有血痰数日	无痰

2. 询问咯血量、次数和时间　对咯血量的估计有不同定义，通常规定24小时咯血量在100ml以内为小量咯血，100～500ml为中等量咯血，500ml以上或一次咯血100～500ml为大量咯血。注意单次的量和频度。

3. 痰的颜色及性状　空洞性肺结核、支气管扩张多为鲜红色痰，肺炎链球菌性肺炎可见铁锈色痰，左心功能不全肺水肿可见浆液性粉红色泡沫痰，肺栓塞为暗红色黏稠痰等。

4. 起病急缓　起病急多见于肺炎、传染性疾病，慢性起病，病程长，多次咯血多见于支气管扩张、空洞性肺结核、心血管疾病等。

5. 伴随症状

（1）咯血伴发热：多见于肺结核、肺炎、肺脓肿、流行性出血热、支气管肺癌。

（2）咯血伴胸痛：见于肺炎球菌肺炎、肺结核、肺梗死、支气管肺癌等。

（3）咯血伴呛咳：见于支气管肺癌、支原体肺炎。

（4）咯血伴脓痰：见于支气管扩张症、肺脓肿、空洞性肺结核继发细菌感染等。

（5）咯血伴皮肤黏膜出血：可见于血液病、风湿病及流行性出血热等。

（6）咯血伴杵状指：见于支气管扩张症、肺脓肿、支气管肺癌等。

（7）咯血伴黄疸：须注意钩端螺旋体病、肺炎球菌肺炎、肺梗死等。

还应全面了解诱因及患者年龄、性别、职业状况、既往病史、家族史和伴随疾病等。

第二步：归纳临床特点及推断可能的疾病。

本例患者为中年男性，慢性起病，反复咳嗽、咳脓痰30年伴间断咯血2年加重3日。本次于3日前由慢性患病状态因感冒诱发出现咳嗽、咳脓性痰增多，咯血量较前增加，伴发热、胸闷、喘息及恐惧感、黑便。结合幼年肺炎病史、吸烟史、肿瘤病家族史推断咯血病因可能与支气管-肺和肺血管结构异常、感染性疾病、肿瘤有关。

第三步：通过上述的病史采集及分析推理过程，需带着问题继续进行进一步全面而有重点的体格检查。

体格检查：体温37.8℃、脉搏108次/分、血压120/60mmHg，神志清楚，口唇发绀，口腔、鼻腔未见出血。发育正常，营养状态良好，皮肤黏膜色泽正常，全身皮肤黏膜未见皮疹、出血点及瘀斑。全身浅表淋巴结未扪及肿大。颈动脉搏动正常，颈静脉充盈，肝颈静脉回流征阴性，气管居中，甲状腺不大，胸廓对称，呈桶状胸，双肺部叩诊呈过清音，双肺呼吸音降低，双肺可闻及干鸣音，左下肺部可闻及湿啰音，心率108次/分，律齐，$P_2 > A_2$，未闻及心脏杂音及奔马律。腹平软，无压痛，肝脏未触及，肝肾区无叩击痛，未闻及血管杂音。四肢活动自如，双下肢无水肿，双手杵状指。生理反射存在，病理反射未引出，脑膜刺激征阴性。

思维提示：通过体格检查，寻找此病可能出现的体征和病史中可能存在的疾病，发现新的证据，进一步验证提出的假设。

本例患者口唇发绀，口腔、鼻腔未见出血。颈静脉充盈，桶状胸，双肺部叩诊呈过清音，双肺呼吸音降低，双肺可闻及干鸣音，左下肺部可闻及湿啰音，心率108次/分，律齐，$P_2>A_2$，双下肢无水肿，杵状指。首先根据查看咽部、喉部及口腔黏膜无出血征象排除上呼吸道出血（可以通过喉镜进一步检查明确）；其次进行咯血与呕血的鉴别，本例患者有黑便现象，可能是将血痰误吞咽到消化道，或同时存在应激性消化性溃疡，需要关注随访，病情允许时行胃镜检查明确。最终考虑诊断可能为支气管扩张症、继发性肺结核、肺部感染、肺癌、肺栓塞、血管畸形，伴应激性消化性溃疡等疾病，完善相关检查作为辅助证据以明确诊断。

辅助检查：

血常规：白细胞计数 15.29×10^9/L↑，中性粒细胞百分比 85%↑，血红蛋白130g/L，血小板计数 302×10^9/L。

生化：肝功能、肾功能、血糖均正常，血钾 3.5mmol/L，血钠 144mmol/L，氯离子 104mmol/L，钙离子 1.12mmol/L。

降钙素原全定量：2.05ng/ml；C 反应蛋白：88mg/L↑；红细胞沉降率：32.0mm/h↑。

凝血四项：正常；血浆 D-二聚体：656.0ng/ml↑；纤维蛋白（原）降解产物（FDP）：4.08μg/ml。

B 型钠尿肽（BNP）：256ng/ml↑。

血型：B 型。

动脉血气分析：pH 7.36，PaO_2 53.7mmHg↓，$PaCO_2$ 68.8mmHg↑，HCO_3^- 32.9mmol/L↑，SBE 3.5mmol/L↑。

6 次痰涂片抗酸杆菌阴性。

结核抗体阴性，结核 T 细胞 γ-干扰素释放试验阴性。

肿瘤标志物：12 项中鳞状上皮细胞癌抗原 5.6ng/ml↑。

痰脱落细胞学检查：送痰液 6 次，1 次提示异型细胞。

心电图：窦性心动过速，右心房增大。

胸部 X 线检查：双肺纹理紊乱，左上肺可见密度增高影，双肺下纹理中有多个不规则的蜂窝状透亮阴影。

胸部高分辨率 CT+CTPA：双肺纹理紊乱，左上肺可见密度增高影，3.2cm×5.2cm，边缘欠清晰，部分强化，病变内有液化坏死空洞形成，双下肺部可见支气管管壁增厚的柱状扩张和成串成簇的囊状改变，部分呈蜂窝状。双肺血管未见栓塞征象。

心脏超声心动图：肺动脉扩张（内径约 28mm），肺动脉高压（估测收缩压为

51mmHg），各心腔大小正常，室壁不厚，未见明显室壁运动异常，三尖瓣轻度反流；LVEF 62%。

胃镜检查：慢性食管炎、浅表性胃炎。

喉镜检查：慢性咽炎，未见出血性病变。

思维提示：根据病史、体格检查，选择相关实验室检查、影像学检查及有利于疾病诊断的其他检查，证实所提之假设；并进行验证。

根据慢性咳嗽、大量脓痰、反复咯血和肺部同一部位反复感染等病史，肺部闻及固定而持久的局限性湿啰音的特征性表现，结合幼年肺炎后反复呼吸道感染病史，胸部X线表现中有蜂窝状改变，一般临床可做出初步诊断。进一步通过胸部高分辨率CT（HRCT）显示支气管扩张改变可明确做出支气管扩张症的诊断。患者有咳嗽、咳脓性痰伴发热、血象增高、炎症因子增高，考虑存在肺部感染。支气管扩张症与肺结核有时互为因果关系，任何时候都需要关注和明确，目前检查缺乏支持肺结核的证据。胸部影像学检查提示肺部空洞型阴影存在，结合吸烟病史、肿瘤家族史，需要关注肺部肿瘤问题，必要时追加支气管镜检查。

二、诊 断 思 路

（一）初步诊断

初步诊断：支气管扩张症合并咯血
　　　　　肺部感染

（二）鉴别诊断

在咯血鉴别诊断中应遵循“有序”原则，即注意疾病的轻重缓急（急性和慢性），依照一定的顺序进行，如先注意排除对生命威胁较大的急症和重症，如心脏疾病（左心功能不全、二尖瓣狭窄等）、肺源性疾病（支气管扩张症等），再进行其他慢性疾病的鉴别诊断。以最快的速度判断出急症、重症，减少临床对有危险性疾病的误诊，达到所谓“快捷”的目标。鉴别咯血的原因可依据咯血的特征进行，包括起病方式、诱因、伴随症状、体征，推测可能的病因，在此基础上进行有针对性的检查，根据结果确定或除外某种疾病。

1. 肺结核　在咯血患者中尽快确定传染性疾病极其重要，空洞性肺结核是我国发生大咯血的疾病之一。肺结核常表现为慢性咳嗽、咳痰及间断不同程度的咯血，常有午后低热、盗汗、消瘦等结核中毒症状，病变多位于肺上叶，胸部影像学检查结合痰抗酸杆菌阳性或病理学证实结核性病变可做出诊断。

2. 肺癌　多发生于40岁以上男性，有吸烟史及家族史者，可有咳嗽、咳痰、痰中带血，而空洞性肺癌可出现大咯血。痰细胞学及各种手段获得病理学证据，可做出诊断。

3. 风湿性二尖瓣狭窄 在咯血的鉴别诊断中需要排除或明确急危重症时不可忽视的疾病有风湿性二尖瓣狭窄。一般重症二尖瓣狭窄患者有“二尖瓣面容”，心尖部可闻及低调的舒张中晚期隆隆样杂音。心电图可呈现“二尖瓣型双峰 P 波”，胸部 X 线片可有双肺间质性改变，心脏呈“梨形”，心脏超声心动图可明确诊断。

思维提示：

（一）常见引起咯血的原因

1. 气道疾病 可见于支气管扩张症、原发性支气管肺癌、支气管内膜结核和慢性支气管炎等。

2. 肺源性疾病 可见于肺结核、肺炎、肺脓肿等；肺淤血、肺梗死、肺寄生虫病、肺含铁血黄素沉着症、肺泡蛋白沉着症等。

3. 心血管疾病 可见于二尖瓣狭窄、先天性心脏病、肺栓塞、肺动静脉瘘、心力衰竭等。

4. 血液病 可见于血小板减少性紫癜、再生障碍性贫血、白血病、血友病凝血障碍及弥漫性血管内出血等。

5. 结缔组织病和血管炎 可见于结节性多动脉炎、系统性红斑狼疮、白塞综合征、ANCA 相关性肺血管炎等。

6. 全身性疾病 可见于急性传染病（如流行性出血热）、气管或支气管子宫内膜异位症、特发性咯血等。

7. 药物和毒物相关性咯血 抗凝药物、抗血小板药物、非甾体抗炎药、抗甲状腺药物及灭鼠药物等。

8. 检查和治疗 经皮肺活检、支气管镜下活检、介入治疗及药物治疗。

（二）病史结合体征

本例以慢性咳嗽、咳脓痰伴间断反复咯血为症状，结合幼年肺炎病史，肺部固定的湿啰音及杵状指，行胸部高分辨率 CT（HRCT）检查非常容易明确支气管扩张症的存在。患者病程中出现发热、肺部空洞性病变，其咯血原因需要进一步明确。除需详尽地询问患者临床症状，还需进行细致的体格检查，全面完善血液学及影像学检查，对有可疑的影像学改变如肺部实性病变、空洞、肺不张等的患者可多次完善痰脱落细胞学、痰涂片找抗酸杆菌检查，必要时追加支气管镜检查及肺组织活检以进一步明确诊断，避免延误肺癌、肺结核等病情而失去最佳治疗时期。该患者 6 次痰脱落细胞检查中 1 次提示异型细胞，追加了纤维支气管镜检查，双侧支气管呈慢性炎症改变，吸出约 100ml 黄脓性痰，可见左肺上叶内出血，局部止血处理，左肺上叶后段开口狭窄，可见新生物，支气管黏膜活检送病理学检查为鳞癌。肺泡灌洗液结核杆菌 DNA 阴性。

（三）遵循原则

在诊断过程中，要注意尽量以“一元论”解释问题，同时要注意首先考虑器质性疾病，再考虑功能性疾病，不能用“一元论”解释问题时随时排查或明确“二元论”解释问题。遵循“准确”的原则，即在系统检查的基础上，力求准确判断咯血的性质和程度，尽早针对咯血的病因进行有效治疗。

（三）最终诊断

病因病理诊断：支气管扩张症
　　　　　　　咯血
　　　　　　　肺部感染
　　　　　　　原发性支气管肺鳞癌
病理生理诊断：Ⅱ型呼吸衰竭
并发症诊断：高血压

三、治　　疗

咯血主要根据患者病情严重程度和病因确定相应的治疗措施，包括止血、病因治疗、预防咯血引起的窒息及失血性休克。

1. 控制感染：根据临床经验及药敏试验结果选择有效、广谱抗生素。
2. 清除呼吸道分泌物、雾化药物祛痰、体位引流痰液等。
3. 保持呼吸道通畅，有效吸氧，必要时行气管内插管。
4. 止血：药物止血，必要时采取支气管镜下止血、支气管动脉栓塞治疗、手术治疗等。
5. 输血：确定血型，当出现大咯血血流动力学不稳定时，收缩压低于 90mmHg 者或血红蛋白明显降低者应输血。
6. 并发症防治：主要包括窒息、失血性休克、吸入性肺炎、肺不张等并发症的相应治疗。
7. 原发性支气管肺癌的个体化治疗。

思维提示：

咯血治疗过程中始终要重视窒息的危险因素评估识别。高危因素：①患者心肺功能不全，体质衰弱，咳嗽力量不足；②精神过度紧张等原因引起声门或支气管痉挛；③气管和支气管移位，使得支气管引流障碍；④咯血后误用大量镇静、止咳药物，使血不易咳出，阻塞支气管而窒息。

当临床上能明确支气管扩张症伴有咯血时，有吸烟史、年龄超过 50 岁、有肿瘤家族史或自身有其他肿瘤病史者出现肺部实性病变、空洞及肺不张等时要注意提高对肺癌的筛查力度。病理学证实肺部恶性肿瘤后还需要进一步评估淋巴结、肝、肾上腺、脑、骨是否存在转移情况。病理学检查还需要追加肺癌靶向基因检测，为进一步治疗做准备。

四、点　　评

确定咯血病因的过程涉及许多复杂问题，要遵循系统、有序、快捷、准确原则。首先确定是咯血而不是口腔、鼻腔出血，也不是上消化道出血（呕血）。确定咯血量及生命体征。随后确定咯血的病因，除外或确定以下几种情况尤为重要。首先可以考虑有发生大咯血危及生命的疾病如支气管扩张症、空洞性肺结核、肺癌性空洞、血管炎、血管畸形、全身性疾病等。其次关注有无传染性疾病如痰菌阳性的肺结核等，如有，需要及早明确隔离治疗。再次，还需要关注有无预后不良的恶性肿瘤存在，如支气管肺癌、白血病。最后考虑慢性疾病、少见或罕见疾病的排查。临床上存在因咯血做了各种检查也不能明确诊断的患者，仍要严密观察随访。该患者咯血病因往往多用单纯支气管扩张症来解释，医生和患者均可能忽视其他原因的存在。提示对咯血的诊断需要实时跟进、进行进一步分析确认的必要性。

（加孜那・托哈依）

参 考 文 献

白春学，蔡柏蔷，宋元林，2015. 现代呼吸病学. 上海：复旦大学出版社.

北京医师协会呼吸内科专科医师分会咯血诊治专家共识编写组，2020. 咯血诊治专家共识. 中国呼吸与危重症监护杂志，19（1）：1-11.

成人支气管扩张诊治专家共识编写组，2012. 成人支气管扩张诊治专家共识. 中华结核和呼吸杂志，35（7）：485-492.

葛均波，徐永健，王辰，等，2018. 内科学. 9 版. 北京：人民卫生出版社.

万学红，卢雪峰，2018. 诊断学. 9 版. 北京：人民卫生出版社.

病例八　意识模糊伴发热 4 日

一、病 史 资 料

患者，男性，75 岁。

主诉：意识模糊伴发热 4 日。

现病史：家属述 4 日前发现患者在家中地上躺着（患者独居），呼叫可简单应答，言语不清，伴发热，肢体活动差，就诊于社区医院，行血常规检查提示白细胞总数增高、中性粒细胞计数升高，胸部 X 线片提示双肺下叶炎症，血钠、血钾偏低，诊断考虑“肺部感染、电解质紊乱”，给予抗感染、纠正电解质治疗后，患者体温较前明显下降，但意识始终未恢复清醒。患者为求进一步诊治，来笔者所在医院就诊，以“意识障碍原因待查、肺部感染”急诊收住院。病前无发热、头部外伤，病程中患者昏睡，精神较差，未进食，留置导尿，体重无减轻。

既往史：平素健康一般，有高血压病史10年，最高血压180/105mmHg，间断口服尼群地平降压治疗。否认糖尿病病史，否认冠心病及脑血管病史，否认肝炎史及结核病史，预防接种史不详，否认手术、外伤、输血史，否认食物或药物过敏史。

个人史：生于江苏，久居乌鲁木齐市，小学文化程度，已退休，无疫区居留史、疫水接触史，否认牧区、矿山工作史，否认化学性物质、放射性物质、有毒物质接触史，否认吸毒史，吸烟史40年，15～20支/日，偶有饮酒史，无冶游史。

婚育史：已婚，23岁结婚，配偶因冠心病去世，有1儿1女，均体健。

家族史：父母已故，否认家族性传染病史，家族中无类似患者，兄弟姐妹4人，其中一个妹妹有高血压病史。

思维提示：根据病史提出假设。

第一步：根据患者短期内出现“意识模糊、发热”症状，可以考虑可能引起上述症状的疾病解剖部位在脑、脑膜、肺。

1. 出现发热伴意识障碍的疾病有重症肺炎、败血症、颅脑感染（脑炎、脑膜脑炎）。

2. 出现意识障碍伴发热的疾病有脑出血、蛛网膜下腔出血、脑栓塞、脑梗死、颅内占位性病变、颅脑损伤。

3. 出现意识障碍的其他疾病有恶性心律失常、高血压脑病、低血糖、低钠血症、一氧化碳中毒。

第二步：本例患者既往无心脏系统疾病、糖尿病、肺部疾病，居住楼房，本次急性发病，出现意识障碍、发热，结合院外检查，白细胞总数增高、中性粒细胞计数升高、胸部X线片提示双肺下叶炎症，血钾、血钠偏低，抗感染治疗后体温下降，电解质恢复正常，患者意识障碍未好转，故考虑心血管系统疾病、呼吸系统疾病、低血糖、低钠血症、一氧化碳中毒所致意识障碍可能性小，初步考虑与颅内感染、急性脑血管病、颅脑损伤相关。

第三步：继续推理假设和分析。本例为意识障碍伴发热患者，抗感染和纠正电解质治疗后，意识仍未恢复清醒，病前无发热、头部外伤，既往有高血压病史，未正规降压治疗，有长期吸烟史。考虑患者可能为急性脑血管病，颅内感染待排，颅脑损伤可能性最小。需进一步通过体格检查及辅助检查验证所提出的假设。

体格检查：体温37.6℃，呼吸18次/分，脉搏86次/分，血压140/88mmHg。发育正常，营养状态一般，口唇无发绀，双肺呼吸音略低，双下肺可闻及少量湿啰音。心率86次/分，律齐，未闻及病理性杂音，左下肢轻度水肿。神经系统查体：昏睡，头部未触及包块，言语不清，双侧瞳孔等大正圆，对光反射灵敏，口角向左偏斜，伸舌偏左。左侧肢体肌力0级，右侧肢体可见自主活动，左侧病理征阳性，脑膜刺激征阴性。

思维提示：通过体格检查，寻找可能出现病史中主要症状的疾病，发现新的证据。进一步验证提出的假设；选择进一步验证原有假设的实验室检查。

本例患者神经系统查体发现昏睡、伸舌偏左，左侧肢体肌力0级，左侧病理征阳性。提示患者意识障碍，左侧中枢性面瘫、舌瘫，左侧肢体中枢性偏瘫。内科查体发现患者呼吸平稳，有肺部感染，与患者胸部X线检查结果比较符合。

本例患者出现左下肢轻度水肿，无法用脑部疾病和肺部感染解释。下肢水肿常见于心源性水肿、肝源性水肿、肾源性水肿等。单侧下肢水肿，多由下肢静脉、淋巴管受阻所致，如下肢栓塞性静脉炎、淋巴管炎、丝虫病、盆腔或下肢肿瘤压迫静脉。本例患者无心、肝、肾等病史，水肿未累及双下肢，无下肢皮温升高，无疫区居留史，故需排查有无下肢深静脉血栓可能。

结合病史及查体考虑：急性脑血管病可能性最大，颅内感染、颅脑损伤有待进一步排除，需经相关辅助检查进一步明确诊断。

辅助检查：

血常规：白细胞计数（WBC）11.29×10^9/L，中性粒细胞百分比79.5%↑，血红蛋白（Hb）128g/L，血小板计数（PLT）302×10^9/L。

动脉血气：pH 7.38，PaO_2 75mmHg，血氧饱和度（SO_2）96%，$PaCO_2$ 30mmHg。

炎症因子：未见明显异常。

凝血功能：血浆纤维蛋白原4.09g/L↑，血浆D-二聚体854.0ng/L↑，纤维蛋白原降解产物7.83μg/ml↑。

心电图：心率86次/分，窦性心律，左心室肥厚。

外院胸部X线片：双下肺炎症改变。

思维提示：根据病史、体格检查、实验室检查及有助于疾病诊断的其他检查，证实所提之假设；并进行验证。

本例患者急性起病，意识障碍伴发热，有高血压病史，有长期吸烟史，查体显示昏睡，左侧中枢性面瘫、舌瘫，左侧肢体中枢性偏瘫，头部无包块，脑膜刺激征阴性。血常规显示白细胞总数增高、中性粒细胞百分比升高，胸部X线片显示双下肺炎症改变。血气分析在正常范围内；血浆D-二聚体854.0ng/L。

初步诊断：急性脑血管病，肺部感染。

疑问1：本例患者考虑急性脑血管病，血浆D-二聚体增高，是出血性脑血管病，还是缺血性脑血管病，需完善头部CT或MRI检查进一步明确。

疑问2：本例患者考虑急性脑血管病和肺部感染，但左下肢轻度水肿，与上述诊断无关。且患者D-二聚体增高，最常见的单侧下肢水肿为深静脉血栓引起，需完善下肢血管超声进行排查。

二、诊 断 思 路

1. 初步诊断　急性脑血管病，肺部感染。

2. 鉴别诊断

（1）颅内感染：患者出现意识障碍并发热，查体双下肺可闻及少量湿啰音。血常规白细胞总数增高、中性粒细胞百分比升高。胸部X线片：双下肺炎症改变。可考虑该病。疑问：经过社区医院给予抗感染治疗后，发热好转，神经系统查体发现左侧中枢性面瘫、舌瘫，左侧肢体中枢性偏瘫，脑膜刺激征阴性，与颅内感染临床表现及体征不相符，需进一步完善头部相关检查进行鉴别。

（2）颅脑损伤：家属发现患者躺倒在地，意识不清，肢体活动差，抗感染治疗后发热好转，可考虑该病。疑问：患者查体头部无包块，神经系统查体发现左侧中枢性面瘫、舌瘫，左侧肢体中枢性偏瘫。颅内损伤多损伤脑叶，体征较少局限在一侧肢体，并且瘫痪程度相对较轻，需进一步完善头部相关检查进行鉴别。

思维提示：根据病史、体征及实验室检查，依据可能性大小列出可能的诊断。

本例患者依据急性起病，意识障碍伴发热，有高血压病史，有长期吸烟史，查体昏睡，左侧中枢性面瘫、舌瘫，左侧肢体中枢性偏瘫，头部无包块，脑膜刺激征阴性；血常规显示白细胞总数增高、中性粒细胞百分比升高，胸部X线片显示双下肺炎症改变；血气分析在正常范围内；血浆D-二聚体854.0ng/L。可诊断为急性脑血管病，肺部感染。

3. 学习讨论、验证及修订诊断　本例患者初步诊断为“急性脑血管病，肺部感染”，且抗感染治疗有效，需完善头部相关检查，判断是缺血性脑血管病，还是出血性脑血管病；完善相关检查排查有无深静脉血栓。

进一步完善相关辅助检查如下。

（1）头部CT：右侧额颞顶、基底节大片低密度影，右侧侧脑室受压，考虑脑梗死可能，建议完善头颅MRI以进一步明确。

（2）心脏超声：左心室肥厚，主动脉硬化，二尖瓣轻度关闭不全。

（3）颈部血管超声：双侧颈动脉多发斑块。

（4）经颅多普勒超声：脑动脉硬化改变，右侧颈内动脉流速减慢，右侧大脑中动脉未探及血流，考虑重度狭窄或闭塞，左侧大脑中动脉、左侧椎动脉流速增快，建议行头颈部CTA进一步检查。

（5）肺部CTA：双肺局限性肺气肿，双下肺炎症。

（6）双下肢血管超声：左侧小腿肌间静脉血栓形成。

4. 急性脑梗死症状及体征分析

（1）本例患者为老年男性，急性起病，出现意识障碍、发热、肢体活动差等症状，有高血压病史，有长期吸烟史，存在多项脑血管病危险因素。查体：昏睡，左侧中枢性面瘫、舌瘫，左侧肢体中枢性偏瘫，头部无包块，脑膜刺激征阴性。辅助检查：血浆 D-二聚体增高；心脏超声提示左心室肥厚，考虑高血压导致；脑血管超声提示脑动脉硬化、右侧大脑中动脉狭窄或闭塞。因此临床上高度怀疑急性脑梗死（疑诊）。

（2）头部 CT 显示右侧额颞顶、基底节大面积梗死，可确诊急性脑梗死（确诊）。

（3）因本例患者双下肢血管超声提示左下肢深静脉血栓，考虑患者有血管病变危险因素，并左侧肢体瘫痪程度严重，深静脉血栓形成是下肢静脉血流淤滞、静脉系统内皮损伤、脑梗死后血液高凝状态引起可能（求因）。

就以上检查结果回报，可修订诊断为急性脑梗死（右侧颈内动脉系统 TOAST 分型：大动脉粥样硬化型）、肺部感染、左下肢深静脉血栓。

思维提示：修正诊断。根据所有的检查结果及治疗效果判定所提出的假设是否正确；如不正确，则选择相关实验室检查、影像学检查及有助于疾病诊断的其他检查，验证再次提出之假设；这些假设中，有一些可能要被排除，也可能增加新的诊断。

本例患者，根据初步诊断进行抗感染、纠正电解质紊乱等治疗后效果欠佳。再次完善头部 CT 显示右侧额颞顶、基底节大面积脑梗死。心脏超声提示左心室肥厚。脑血管超声提示脑动脉硬化、右侧大脑中动脉狭窄或闭塞。结合多项检查，可排除“颅内感染、颅脑损伤”诊断，得出正确结论，故修正诊断。

三、治　　疗

1. 一般处理与支持治疗　持续心电监护，监测呼吸、心率、血压及血氧饱和度变化。卧床休息为主，保持大小便通畅，避免用力，以免促进深静脉血栓脱落。监测体温，保持呼吸道通畅，定时翻身叩背，给予抗感染治疗，促进肺部感染康复。给予口服降压药，血压控制在 180/100mmHg 以下。鼻饲饮食，维持水和电解质平衡、内环境稳定。

2. 降颅压治疗　严重脑水肿和颅内压增高是急性重症脑梗死的常见并发症，常用降颅压药物为甘露醇、呋塞米和甘油果糖。本例患者脑梗死面积大合并脑水肿，酌情给予甘露醇脱水降颅压治疗。

3. 抗凝治疗　为降低缺血性脑卒中的复发率、降低肺栓塞和深静脉血栓形成发生率，给予低分子肝素治疗。

4. 抗血小板聚集药物和他汀类药物治疗　不符合溶栓适应证且无禁忌证的

缺血性脑卒中患者应在发病后尽早给予抗血小板聚集药物和他汀类药物，可改善急性缺血性脑卒中患者的预后。因此给予拜阿司匹林 100mg，每日 1 次，口服，阿托伐他汀钙 20mg，每晚 1 次，口服。

5. 康复治疗　床边康复和针刺治疗。

8 日后患者意识清醒，言语基本清楚，告诉家人发病当时突发左侧肢体无力跌倒在地，但头部未着地，因活动差，无法拿到手机与家属联系，随后意识模糊，直到 2 日后家人发现。患者饮食正常，生命体征平稳，转康复科继续康复治疗及脑血管病二级预防治疗，定期随访。

四、点　评

本例患者为老年男性，急性起病，家属发现患者意识障碍、发热、肢体活动差等症状，查体双下肺可闻及少量湿啰音。结合血常规、电解质、胸部 X 线片等检查结果，初期可能误诊为“肺部感染，电解质紊乱”导致意识障碍和发热，经过社区医院给予抗感染和纠正电解质紊乱治疗后，患者虽发热好转，但意识障碍未恢复，与上述疾病不符，结合神经系统查体左侧中枢性面瘫、舌瘫，左侧肢体中枢性偏瘫，完善相关辅助检查后，最终确诊。急性脑梗死为脑动脉闭塞所致，对多项脑血管病危险因素进行筛查，本例患者可控的危险因素为高血压、吸烟，不可控因素为年龄。对于急性脑梗死的诊断，按照疑诊、确诊及求因 3 个步骤进行，排除其他疑似诊断，最终确诊。

（马建华）

参 考 文 献

彭斌，吴波，2018. 中国缺血性脑卒中诊治指南 2018. 中华神经科杂志，51（9）：656-682.
万学红，卢雪峰，2018. 诊断学. 9 版. 北京：人民卫生出版社.
吴江、贾建平，2015. 神经病学. 3 版. 北京：人民卫生出版社.

病例九　咽痛、流涕 10 日，肢体无力 1 周

一、病 史 资 料

患者，男性，35 岁。

主诉：咽痛、流涕 10 日，肢体无力 1 周。

现病史：患者自述 10 日前受凉后出现流涕、咽痛不适，自感发热，未测体温，

1周前出现双下肢麻木无力，可缓慢行走，感胸肋部紧绷不适，就诊于社区医院，血常规提示白细胞总数正常、中性粒细胞计数升高，电解质、肌酸激酶正常，胸部X线片未见明显异常，头颅CT显示颅内未见异常，诊断考虑“上呼吸道感染”，给予抗病毒、补液等治疗后，患者双下肢无力逐渐加重，不能行走，并出现双上肢无力，不能抬举，小便困难，体温升高，伴胸闷、气短。今患者为求进一步诊治，来院就诊，以“肢体无力待查”急诊收住院，病程中患者神志清楚，精神欠佳，饮食量减少，留置导尿管，4～5日大便1次，体重无减轻。

既往史：平素健康良好，否认高血压、糖尿病病史，否认冠心病及脑血管病史，否认肝炎史及结核病史，预防接种史不详，否认手术、外伤、输血史，否认食物或药物过敏史。

个人史：生于新疆沙湾县，久居乌鲁木齐市，大专文化程度，公司职员，无疫区居留史、疫水接触史，否认牧区、矿山工作史，否认化学性物质、放射性物质、有毒物质接触史，否认吸毒史，吸烟史10年，10支/日，偶有饮酒，无冶游史。

婚育史：已婚，28岁结婚，配偶体健，育1女，体健。

家族史：父母健在，否认家族遗传病史，家族中无类似患者，兄弟姐妹2人，均体健。

思维提示：根据病史提出假设。

第一步：根据患者短期内出现“肢体无力、发热”症状，可以考虑可能引起上述症状的疾病解剖部位在脑、脊髓、周围神经、神经肌肉接头、肌肉。

1. 出现发热伴肢体无力的疾病有颅脑感染、急性脊髓炎、视神经脊髓炎、脊髓压迫症、多发性肌炎。

2. 出现肢体无力伴发热的疾病有吉兰-巴雷综合征、脑出血、脑栓塞、脑梗死、肉毒杆菌中毒。

3. 出现肢体无力的其他疾病有重症肌无力、肌营养不良、周期性瘫痪。

第二步：本例患者既往无高血压、糖尿病、心脏病，无肢体无力，无发酵豆制品食用史，本次为急性发病，头颅CT显示颅内未见异常，故考虑脑血管病、肉毒杆菌中毒、多发性肌炎、肌营养不良、周期性瘫痪所致肢体无力可能性小，初步考虑与颅内感染、脊髓疾病、吉兰-巴雷综合征、重症肌无力相关。

第三步：继续推理假设和分析。本例患者为急性起病，流涕、咽痛不适后出现肢体无力，进行性加重，由双下肢累及双上肢，小便困难，考虑患者可能为脊髓疾病，吉兰-巴雷综合征、颅内感染待排，重症肌无力可能性最小。结合院外检查中性粒细胞计数升高及胸部X线片、头颅CT未见异常，考虑急性脊髓炎可能性大。需进一步通过体格检查及辅助检查验证所提出的假设。

体格检查：体温38.8℃，呼吸26次/分，脉搏102次/分，血压120/80mmHg。发育正常，营养状态良好，呼吸较急促，口唇无发绀；双肺呼吸音略低，未闻及湿啰音。心率102次/分，律齐，未闻及病理性杂音。神经系统查体：神志清楚，言语清楚，定向力、记忆力、计算力正常，精神较差，双侧瞳孔等大正圆，对光反射灵敏，眼球活动自如，双侧鼻唇沟对称，伸舌居中。四肢肌张力略减低，双上肢肌力 1～2 级，双下肢肌力 0 级，平锁骨以下痛觉减弱，平乳头平面以下痛觉消失，腹壁反射消失，四肢腱反射消失，双侧病理征未引出。

思维提示：通过体格检查，寻找可能出现病史中主要症状的疾病，发现新的证据。进一步验证提出的假设；选择进一步验证原有假设的实验室检查。

本例患者神经系统查体发现脑神经检查未见明显异常，四肢肌张力略减低，双上肢肌力 1～2 级，双下肢肌力 0 级，平锁骨以下痛觉减弱，平乳头平面以下痛觉消失，腹壁反射消失，四肢腱反射消失，双侧病理征未引出。

本例患者四肢弛缓性瘫痪，与脑和脊髓疾病不完全相符。四肢弛缓性瘫痪常见于吉兰-巴雷综合征、急性脊髓炎脊髓休克期、肉毒杆菌中毒、重症肌无力、周期性瘫痪、多发性肌炎、肌营养不良等。本例患者无发酵豆制品食用史及发作性肌无力、波动性肌无力等病史，无肌肉酸痛，非慢性起病，查体脑功能未见明显异常，头颅 CT 颅内未见明显异常，结合病史及查体考虑急性脊髓炎可能性最大，急性硬脊膜外脓肿、吉兰-巴雷综合征不能完全除外，需经相关辅助检查进一步明确诊断。

辅助检查：

血常规：白细胞计数（WBC）8.63×10^9/L，中性粒细胞百分比 82.5%↑，血红蛋白（Hb）137g/L，血小板计数（PLT）256×10^9/L。

动脉血气：pH 7.42，PaO_2 70mmHg，SO_2 91%，$PaCO_2$ 35mmHg。

炎症因子：未见明显异常。

肝肾功能、电解质、心肌酶谱：未见异常。

心电图：心率 102 次/分，窦性心律。

胸部 X 线片：未见明显异常。

头颅 CT：颅内未见明显异常。

思维提示：根据病史、体格检查、实验室检查及有助于疾病诊断的其他检查，证实所提之假设；并进行验证。

本例患者急性起病，病前有流涕、咽痛、发热，肢体无力进行性加重，小便困难、便秘，神经系统查体发现脑功能、脑神经检查未见明显异常，四肢肌张力略减低，双上肢肌力 1～2 级，双下肢肌力 0 级，平锁骨以下痛觉减弱，平乳头平面以下痛觉消失，腹壁反射消失，四肢腱反射消失，双侧病理征未引出。血常规显示中性粒细胞百分比升高，肝肾功能、电解质、心肌酶、胸部 X 线片、头颅 CT 未见明显异常。PaO_2 70mmHg，SO_2 91%。

初步诊断：四肢无力待查，急性脊髓炎？急性硬脊膜外脓肿？吉兰–巴雷综合征？

疑问 1：本例患者考虑为脊髓疾病，但患者首先出现双下肢无力，病情进展快，几日就累及双上肢，需完善颈胸椎 MRI 以进一步明确病变性质。

疑问 2：患者胸闷、气短，查体体温 38.8℃，呼吸 26 次/分，血气分析 PaO_2 为 70mmHg，胸部 X 线片未见异常，考虑患者呼吸困难非肺部疾病所致，需进一步寻找呼吸困难的病因。

二、诊 断 思 路

1. 初步诊断 四肢无力待查，急性脊髓炎？急性硬脊膜外脓肿？吉兰–巴雷综合征？

2. 鉴别诊断

（1）急性硬脊膜外脓肿：患者急性起病，发热、无力，大小便潴留，查体四肢瘫痪、传导束型感觉障碍。疑问：该患者背痛不明显，血常规白细胞总数、炎症因子、胸部 X 线片正常，与化脓性感染不相符，需进一步完善脊柱相关检查进行鉴别。

（2）吉兰–巴雷综合征：患者急性起病，发热、无力，查体四肢瘫痪。疑问：该患者大小便潴留明显，查体传导束型感觉障碍，与吉兰–巴雷综合征的末梢型感觉障碍、尿便功能障碍轻不符合，需进一步完善脊髓相关检查进行鉴别。

思维提示：根据病史、体征及实验室检查，依据可能性大小列出可能的诊断。

本例患者依据流涕、咽痛、发热后出现肢体无力，进行性加重，伴胸闷、气短，大小便潴留，查体体温 38.8℃，呼吸 26 次/分，四肢瘫痪、传导束型感觉障碍，血气分析 PaO_2 为 70mmHg，肝肾功能、电解质、心肌酶、胸部 X 线片、头颅 CT 等检查未见异常，可诊断：

四肢无力待查：

1. 急性脊髓炎
2. 急性硬脊膜外脓肿
3. 吉兰–巴雷综合征

3. 学习讨论、验证及修订诊断 本例患者初步诊断为“四肢无力待查，急性脊髓炎？急性硬脊膜外脓肿？吉兰–巴雷综合征？”，但给予抗病毒治疗，效果不佳，随病情演变，需完善脊髓、脊柱、脑脊液等相关检查，进一步明确病变部位及性质。

进一步完善以下相关辅助检查。

（1）头颈胸椎 MRI：颅内未见明显异常，第 3 颈椎至第 6 胸椎脊髓肿胀明显，内可见片状异常信号，考虑脊髓炎可能性大。

（2）脑脊液常规+生化：脑脊液无色清亮，潘氏试验阳性，白细胞计数（WBC）116×10^6/L，蛋白含量 1.15g/L，糖、氯化物正常。

4. 急性脊髓炎症状及体征分析

（1）本例患者流涕、咽痛、发热后出现肢体无力，进行性加重，伴胸闷、气短，大小便潴留，查体体温 38.8℃，呼吸 26 次/分，四肢瘫痪、传导束型感觉障碍，血气分析 PaO_2 为 70mmHg，肝肾功能、电解质、心肌酶、胸部 X 线片、头颅 CT 等检查未见异常，临床上高度怀疑急性脊髓炎（疑诊）。

（2）头颈胸椎 MRI：颅内未见明显异常，第 3 颈椎至第 6 胸椎脊髓肿胀明显，内可见片状异常信号，考虑脊髓炎可能性大。脑脊液常规+生化：脑脊液无色清亮，潘氏试验阳性，白细胞计数 116×10^6/L，蛋白含量 1.15g/L，糖、氯化物正常。可确诊急性脊髓炎（确诊）。

（3）患者肢体无力进行性加重，并出现胸闷、气短，考虑为急性脊髓炎的特殊类型——上升性脊髓炎，累及高颈髓，影响肋间肌、膈肌致呼吸困难。查体四肢弛缓性瘫痪，考虑为早期脊髓休克的表现，脊髓休克期可持续 3～4 周，如并发肺炎或尿路感染，脊髓休克期可延长，预后差。

就以上检查结果回报，可修订诊断为急性脊髓炎（脊髓休克期），上升性脊髓炎。

思维提示：修正诊断。根据所有的检查结果及治疗效果判定所提出的假设是否正确；如不正确，则选择相关实验室检查、影像学检查及有助于疾病诊断的其他检查，验证再次提出之假设；这些假设中，有一些可能要被排除，也可能增加新的诊断。

本例患者，根据初步诊断进行抗病毒治疗后效果欠佳，病情迅速进展，四肢无力，伴胸闷、气短、大小便潴留，查体体温 38.8℃，呼吸 26 次/分，四肢瘫痪、传导束型感觉障碍，再次完善头颈胸椎 MRI 提示第 3 颈椎至第 6 胸椎脊髓肿胀明显，内可见片状异常信号，考虑脊髓炎可能性大。脑脊液常规+生化提示白细胞计数、蛋白含量增高，糖、氯化物正常。结合多项检查，可排除急性硬脊膜外脓肿、吉兰–巴雷综合征，得出正确结论，故修正诊断。

三、治　　疗

1. 一般处理与支持治疗　持续心电监护，监测呼吸、心率、血压及血氧饱和度变化。给予鼻导管 1.5L/min 吸氧治疗，监测体温，保持呼吸道通畅。使用气垫床，定时翻身叩背，避免肺部感染及压疮。留置导尿管，膀胱冲洗，给予通便药，保持大便通畅。维持水和电解质平衡、内环境稳定。

2. 类固醇皮质激素治疗　急性期采用大剂量甲泼尼龙短期冲击治疗，有可能控制病情进展，1000mg/d 静脉滴注，连用 5 日，然后改为泼尼松口服，随病情好转逐渐减量停用。

3. 免疫球蛋白　针对急性脊髓炎重症患者，与激素合用，每日 0.4g/kg 体重，连用 5 日。

4. B 族维生素　有助于神经功能恢复，维生素 B_1 100mg，每日 1 次，肌内注射，甲钴胺 500μg，每日 1 次，肌内注射。

5. 康复治疗　促进肌力恢复，预防深静脉血栓形成，防止肢体痉挛及关节挛缩。

10 日后患者生命体征平稳，胸闷、气短缓解，双上肢无力有所好转，可在床面平移，继续口服泼尼松治疗，转往康复科继续康复治疗。

四、点　　评

本例患者为青壮年男性，急性起病，病前有流涕、咽痛、发热等上呼吸道感染症状，初期表现为双下肢无力，程度较轻，结合血常规、肝肾功能、电解质、心肌酶、胸部 X 线片、头颅 CT 等检查结果，曾诊断为"上呼吸道感染"，抗病毒治疗过程中，患者病情迅速进展，与上述诊断不符。结合神经系统查体脑功能、脑神经检查未见异常，四肢瘫痪、传导束型感觉障碍，完善相关辅助检查后，最终确诊。急性脊髓炎为各种感染后变态反应引起的急性横贯性脊髓炎性病变，早期诊断与治疗，减少并发症，有利于疾病恢复，降低死亡率。对于急性脊髓炎的诊断，按照疑诊、确诊及求因 3 个步骤进行，排除其他疑似诊断，最终确诊。

（马建华）

参 考 文 献

万学红，卢雪峰，2018. 诊断学. 9 版. 北京：人民卫生出版社.
吴江、贾建平，2015. 神经病学. 3 版. 北京：人民卫生出版社.

病例十　皮肤巩膜黄染 10 年，加重伴腹痛 1 年余

一、病 史 资 料

患者，男性，50 岁，已婚。

主诉：皮肤巩膜黄染 10 年，加重伴腹痛 1 年余。

现病史：患者自诉于 10 年前开始出现皮肤巩膜黄染，伴小便黄，否认皮肤瘙痒乏力等，未正规诊治，3 年前出现乏力，睡眠欠佳，伴双下肢反复水肿，外院具体诊断不详，给予退黄、利胆等对症治疗，患者自觉未见好转。1 年前无明显诱因出现病情加重伴两侧季肋区及背部隐痛，可耐受，伴双下肢反复水肿，恶心，小便黄，未正规诊治。病程中患者神志清，精神、睡眠、食欲欠佳，大便正常，小便黄，近 3 个月体重减轻 4kg，体力明显下降。

既往史：平素健康状况良好，否认高血压、糖尿病、脑血管病史，无肝炎、结核、伤寒史，否认手术、外伤、输血史，否认食物、药物过敏史。

个人史：生于新疆，无疫区居留史、疫水接触史，否认牧区、矿山、高氟区、低碘区居住史，否认化学性物质、放射性物质、有毒物质接触史。无吸烟史，否认饮酒史，无冶游史。

婚育史：26 岁结婚，育有 1 子 1 女，配偶和子女均体健。

家族史：父亲健在，母亲已故，死因不详，否认家族性遗传病史，家中无类似患者，无兄弟姐妹。

思维提示：

黄疸相关症状：黄疸加重是阵发性的，还是持续性的？黄疸加重时有无诱因，腹痛与黄疸是否有关？黄疸的其他伴随体征有哪些？是否使用了保肝药物？效果如何？既往有何种疾病？职业特点及家族史。

临床决策：

通过问诊可明确，患者男性，50 岁，皮肤巩膜黄染 10 年，腹痛 1 年。患者为中年人，自觉皮肤巩膜黄染 10 年，否认伴随皮肤瘙痒、乏力等，黄疸并未影响其生活质量，故未正规诊治，近 3 年自觉乏力及双下肢水肿，就诊于当地医院，无法明确诊断，保肝治疗效果差，1 年前出现两侧季肋区及背部隐痛，故患者就诊于笔者所在医院，根据病史需考虑以下内科黄疸，如体质性黄疸及肝硬化、脂肪肝、乙肝、丙肝、自身免疫性肝病等引起黄疸可能，也不能完全除外梗阻性黄疸的可能。

思维提示：

对患者进行系统、全面的体格检查时，应重点注意：①皮肤和巩膜黄疸程度；②有无肝硬化相关体征，如肝掌、蜘蛛痣、面色晦暗等；③是否有发热、腹部压痛、肝大、脾大、腹水、双下肢水肿等其他体征；④有无神志不清、肠鸣音异常、扑翼样震颤及心肺等相关体征，了解精神状态、发育情况、营养状况等。

体格检查：体温 36.6℃，脉搏 84 次/分，呼吸 20 次/分，血压 125/85mmHg，身高 168cm，BMI 27kg/m^2，体表面积 1.87m^2，发育正常，神志清，营养状态良好，肝病面容，皮肤巩膜中度黄染，有肝掌，未见蜘蛛痣。伸舌居中，颈软，颈动脉搏动正常，无颈静脉怒张，未闻及杂音，肝颈静脉回流征阴性，气管居中，甲状腺未扪及肿大，胸廓对称，双肺呼吸音正常，心率 84 次/分，律齐，未闻及病理性杂音。腹部隆起，肝区无压痛，无反跳痛，未见腹壁静脉曲张，肝、脾未触及，无移动性浊音，肝肾区无叩击痛，未闻及血管杂音。四肢活动自如，双下肢轻度凹陷性水肿。生理反射存在，病理反射未引出，脑膜刺激征阴性。

临床决策：

患者黄疸呈持续性加重，腹部查体肝区无压痛、反跳痛，无发热、寒战等，可基本除外梗阻性黄疸的可能。患者否认饮酒史，不支持酒精性肝病可能，未发现贫血、脾大，不支持溶血性贫血。神志清，扑翼样震颤阴性，眼查体未见K-F环，不支持肝豆状核变性。身高体重正常，无肥胖、高血压、糖尿病等，不支持脂肪性肝病。但患者有慢性肝病面容，有肝掌、皮肤巩膜黄染及双下肢水肿，故需考虑肝硬化可能，需进一步完善相关检查。

辅助检查：

血常规：红细胞计数 3.95×10^{12}/L↓，血细胞比容 0.373↓，平均血红蛋白36.7pg↑，平均血红蛋白浓度 389g/L↑，白细胞计数 6.9×10^{9}/L。

生化：钾 3.15mmol/L↓，肌酐 54.62μmol/L，甘油三酯 3.16mmol/L↑，总胆固醇 2.98mmol/L，高密度脂蛋白 0.66mmol/L↓，低密度脂蛋白 0.88mmol/L↓，总胆红素 161.77μmol/L↑，结合胆红素 6.47μmol/L↑，非结合胆红素 132μmol/L↑，血清胆碱酯酶 5661U/L↓。

血氨：62.84（9～30）μmol/L。

凝血功能：纤维蛋白原 1.46（2～4）g/L。

补体 C3 0.56（0.7～1.4）g/L，转铁蛋白 1.59（2.02～3.36）g/L，铜蓝蛋白 183（220～580）mg/L，抗链球菌溶血素 O 155（0～116）kIU/L。炎症因子：阴性；甲状腺功能五项：阴性；乙肝五项：阴性；肿瘤标志物全套 12 项：阴性。

B 超：肝脏弥漫性改变，符合轻度脂肪肝声像图表现，脾大，脾门旁实质性回声符合副脾声像图表现。胆道系统、胰腺及双肾未见明显异常。双侧胸腔未见明显积液。盆腹腔未见明显积液。

E-成像肝纤维化结果：分期为 F2 期，肝纤维化。

胸腹盆 CT：肝脏形态失常，考虑慢性肝病，请结合既往病史；脾大，副脾；纵隔及右侧肺门区淋巴结钙化；前列腺钙化灶。

MR：肝硬化，脾大，建议随诊；胆囊腔内胆汁分层改变，考虑泥沙样结石或胆汁淤积可能。

胃镜：慢性非萎缩性胃炎。

思维提示：

1. 肝功能：证实黄疸类型。
2. 病原学检查：明确是否为乙肝、丙肝等病毒性肝炎导致黄疸。
3. 血常规、尿常规、生化：除外溶血性黄疸。
4. 循环免疫、红细胞沉降率：除外自身免疫性肝病导致黄疸。
5. 腹部 CTA、腹部超声：除外血管性肝病和门静脉海绵样变、布–加综合征等，评估是否存在梗阻性黄疸。

6. 胃镜：评估门静脉高压。

7. 腹水、胸腔积液超声：判断有无胸腔积液、腹水。

8. 评价其他器官：心、肺等情况。

9. 胸腹盆腔 CT 及肝脏 MRI：评估是否存在肝硬化。

10. 排除其他因素，进行肝活检，明确肝病原因及肝脏损害程度。

临床决策：

1. 红细胞计数 3.95×10^{12}/L，血细胞比容 0.373，平均血红蛋白 36.7pg，平均血红蛋白浓度 389g/L，血红蛋白 145g/L，白细胞计数 6.9×10^{9}/L，尿常规正常，患者三系正常，排除溶血性黄疸。

2. 血钾 3.15mmol/L，肾功能正常（肌酐 54.62μmol/L），总胆红素 161.77μmol/L，结合胆红素 6.47μmol/L，非结合胆红素 132μmol/L，血清胆碱酯酶 5661U/L，提示非结合胆红素黄疸，不排除体质性黄疸可能。

3. 免疫球蛋白正常，抗肝炎抗体谱九项阴性，凝血功能正常，甲状腺功能五项阴性，乙肝五项阴性；丙肝阴性，肿瘤标志物全套 12 项阴性；患者病原学、免疫学均正常，排除病毒性肝炎、甲状腺功能亢进症、自身免疫性肝病等继发肝损害。

4. 患者总胆红素 161.77μmol/L，结合胆红素 6.47μmol/L，非结合胆红素 132μmol/L，氨基转移酶均在正常范围，提示胆红素以非结合胆红素升高为主，考虑是否存在溶血，但尿常规及血红蛋白在正常范围，且 CT 及 MRI 提示肝脏形态改变，目前可以肯定的是存在肝硬化，要明确肝硬化病因及相关并发症，肝功能氨基转移酶正常，未见梗阻，病原学、免疫学阴性，排除病毒性肝炎、自身免疫性肝病可能，血管未见异常，否认饮酒史及用药史，胃镜未见门静脉高压。

初步诊断：肝硬化。

鉴别诊断如下。

（1）自身免疫性肝硬化：多为女性发病，患者可出现乏力、食欲缺乏、黄疸等症状，原发性胆汁性肝硬化的肝功能以瘀胆指标升高为主，肝抗原抗体谱 AMA 常为阳性，肝脏病理可明确诊断。自身免疫性肝炎引起的肝硬化患者的肝功能以肝实质酶升高为主，球蛋白升高，红细胞沉降率增快，IgA、IgG 升高，补体下降，肝抗原抗体谱有阳性表现。肝穿刺可明确诊断。本例患者为中年男性，IgA、IgG 在正常范围，ANA 阴性，肝功能 ALT、AST 检查不符合自身免疫性肝炎诊断，故排除此诊断。

（2）酒精性肝硬化：此类患者有长期饮酒史，可有慢性肝损伤的表现，肝功能以谷氨酰转肽酶和 AST 升高为主，病原学均为阴性，肝脏病理学检查可明确诊断，此患者为中年男性，虽否认饮酒史，但不能排除隐瞒病史可能，故完善肝脏病理学检查，排除此诊断。

（3）肝炎肝硬化：此类患者多有明确“慢性肝炎”病史多年，临床上有黄疸、消化道症状，查体可见慢性肝病面容，肝炎病原学阳性，肝功能异常，该患者肝炎病原学阴性，可除外。

目前无法明确肝硬化原因，且无法明确胆红素升高是否与肝硬化有关，故为进一步明确诊断，建议行肝脏病理学检查及遗传病基因检测。

病理：（肝脏，穿刺活检）条索状物 1 条，长 1.4cm。镜检：明确汇管区 6 处，肝细胞胞质疏松化，肝细胞胞质内见色素性颗粒沉积，见点灶状坏死，汇管区轻度扩大，少量淋巴细胞，小胆管增生，纤维组织轻度增生，结合特殊染色铁阳性，符合铁代谢障碍性疾病，请结合临床相关检查排除继发性后考虑为原发性（彩图 1）。

特殊染色结果：Masson（–），网状纤维（示肝板结构正常），铁（+），弹力纤维（–）。

免疫组化结果：乙肝核心抗原（HBcAg）（–），乙肝表面抗原（HBsAg）（–），CK18（肝细胞+），CK19（胆管+）。

遗传病基因检测结果提示患者为脱水遗传性口形红细胞增多症 1 型，为显性遗传（图 5-8）。

检测结果详细解读

二代测序								
位点	基因	转录本 Exon	核苷酸变化 氨基酸变化 染色体位置	HGMD 报道	MAF	ACMG 分级	基因相关疾病	先证者
1	*PIEZO1*	NM_001142864 exon38	c.5389C>T p.R1797C chr16:88787960	无收录	0.0001	意义不明	脱水遗传性口形红细胞增多症 1 型（194380，AD）； 遗传性淋巴水肿 3 型（616843，AR）	纯合

注：最小等位基因频率（MAF）取自 ExAC_ALL/esp6500/1000g 频率的最大值。

一代验证			
位点	基因	突变位点	先证者
1	*PIEZO1*	c.5389C>T	纯合

变异解读–表型相关性

脱水遗传性口形红细胞增多症 1 型（194380，AD）：常染色体显性遗传，黄疸，苍白圈，胆石症，脾大，网状细胞过多，肝大，血清铁蛋白增高，血红蛋白尿，运动诱发性溶血，与剪切应力增加相关的红细胞溶血，肝炎

遗传性淋巴水肿 3 型（616843，AR）：常染色体隐性遗传，睾丸鞘膜积液，面部水肿，内眦赘皮，小下颌畸形，听力障碍，杯状耳，颈蹼，漏斗胸，甲状腺功能减退症，淋巴水肿，全面发育迟缓，腹水，羊水过多，房间隔缺损，脾大，非免疫性胎儿水肿，胃食管反流，肠淋巴管扩张，静脉曲张，深静脉血栓形成，脊柱侧弯，表型多样性，身材矮小，干梅腹，广泛水肿，乳糜胸，眶周水肿，蜂窝织炎

先证者表型为皮肤巩膜黄染，腹痛，双下肢水肿，表型不完全相符

备注：以上疾病相关内容仅供参考，不作为治疗依据

变异解读-遗传方式符合情况
***PIEZO1* 基因引发的相关疾病存在显性或隐性遗传两种形式** （1）按照显性遗传分析，对应疾病为脱水遗传性口形红细胞增多症 1 型（194380，AD），先证者在该基因发现一处纯合突变，符合疾病显性遗传规律 （2）按照隐性遗传分析，对应疾病为遗传性淋巴水肿 3 型（616843，AR），先证者在该基因发现一处纯合突变，符合疾病隐性遗传规律
变异解读-*ACMG* 致病性分级
位点 1　突变评定为意义不明（uncertain significance）：PM1+PP2+PP3 该变异的染色体位置为 chr16：88787960（基因组版本：hg19），转录本 NM_001142864，位于第 38 个外显子。其在 HGMD 专业版数据库中无收录，Clinvar 数据库中无收录。该位点的人群频率为 0.0001（ESP6500、1000g 和 EXAC_ALL 的最大值）。在 gnomAD 数据库中东亚人群频率为 0.0001。SIFT 预测为 D（评分：0.0），Polyphen2 预测为 D（评分：1.0），MutationTaster 预测为 D（评分：1.0）。参考 *ACMG* 基因突变解读指南，该位点符合 3 条证据（PM1、PP2、PP3），分级评定为意义不明 **参考文献**：无 **备注**：保守性预测软件 SIFT：T（TOLERATED）-可能良性；D（DELETERIOUS）-可能有害。蛋白结构预测软件 Polyphen2：D（probably Damaging）；P（Possibly damaging）；B（Benign）。蛋白结构预测软件 MutationTaster：A（disease causing automatic）-dbSNP / TGP / ClinVar / HGMD 数据库明确致病位点；D（disease causing）-可能致病位点；N（polymorphism）-可能多态位点；P（polymorphism automatic）-dbSNP / TGP / ClinVar / HGMD 数据库明确多态位点

图 5-8　遗传病基因检测结果

思维提示：

肝脏病理学检查为明确肝病病因的金标准，临床上只要患者无绝对穿刺禁忌，为避免误诊，尽量建议患者行肝脏病理学检查，准确诊断关系到患者能否获得最佳治疗方案及评估患者预后，基因检测则为辅助检测手段，为明确诊断提供依据。

在征得患者同意后，联系超声科，在超声引导下进行肝穿刺，在穿刺过程中，尽量让患者配合呼吸，穿刺枪应用要熟练，选取的标本要有临床价值，穿刺之后立即用盐袋加压，嘱患者去枕平卧，安返病房，医师及时书写穿刺记录，查房时特别留意患者状况。积极联系可进行基因检测的机构，做好患者的思想工作，进行基因学检测。

临床决策：

目前患者 CT 及 MRI 提示肝脏形态失常，初步诊断考虑为肝硬化。但需进一步明确肝硬化病因，经完善相关检查，抗肝炎抗体谱阴性，免疫球蛋白正常，排除自身免疫性肝病导致的肝硬化；病原学阴性，排除病毒性肝炎所致肝硬化；腹部 CTA 显示血管未见异常，排除血管性肝病所致肝硬化。肝脏病理学进一步明确了肝硬化的病因，考虑为铁代谢障碍性疾病，遗传病基因检测显示脱水遗传性口形红细胞增多症 1 型，为显性遗传。经完善胃镜、血常规、腹水超声等检查，评估患者肝硬化是否合并门静脉高压、自发性腹膜炎、脾功能亢进等并发症，结果显示均无以上肝硬化失代偿期表现，考虑为肝硬化代偿期。

确定诊断：遗传性球形红细胞增多症，肝硬化代偿期（铁代谢障碍相关）。

二、治　疗

确定诊断后，治疗给予熊去氧胆酸胶囊 0.5g 每日 2 次口服，地拉罗司 1000mg，每日 1 次口服。

思维提示：

本例患者以“黄疸待查”收住院，通过实验室及影像学辅助检查，初步诊断为肝硬化代偿期、体质性黄疸、脂肪肝，但肝穿刺的结果符合铁代谢障碍性疾病，诊断思路趋向血液系统疾病，经遗传基因学检测，检测结果提示球形红细胞增多症。

临床决策：

病因明确之后，治疗方向便明了了，针对铁代谢进行对症治疗，针对代偿性肝硬化，进行保肝治疗，针对脂肪肝，继续降脂治疗，并进行健康宣讲，从生活方式入手，做到保肝护肝。并嘱对其子女进行基因学检测，从小预防。

三、点　评

本病通过肝穿刺判断最后的病因趋向血液系统疾病，这为进一步行基因学检测提供了方向。铁是人体内含量最多的微量元素，它是血红蛋白及许多酶的重要成分，在组织呼吸、生物氧化过程中起着重要作用。成人体内铁的总量为 4～5g，其中 75%以血红蛋白、肌红蛋白及其他化合物形式存在；其余则为储备铁，以铁蛋白的形式储存于肝、脾和骨髓的网状内皮系统中，约占铁总量的 25%。

遗传性球形红细胞增多症（hereditary spherocytosis，HS）是较为常见的一类溶血性疾病。诊断标准：①不同程度贫血；②轻重不等的黄疸（可呈间歇性）；③轻中度脾大，多伴肝大，常有胆囊结石；④半数以上有阳性家族史，多呈常染色体显性遗传。实验室检查特点：①具备溶血性贫血共有的实验室特征，即具有红细胞破坏过多和红细胞代偿性增生的证据；②可见胞体小、染色深、中心淡染区消失的小球形红细胞（大多数在 10%以上）；③如做红细胞膜蛋白分析，部分病例可发现收缩蛋白等膜骨架蛋白缺少。

随着科学技术的发展，诊断遗传性球形红细胞增多症的技术手段不断丰富，但很多尚未普及，临床工作中如遇到贫血、黄疸、脾大表现的患者，均应进一步行溶血相关检查。遗传性球形红细胞增多症有时容易误诊，但只要掌握诊断标准，详细询问病史，并采取正确的诊断检查手段，一般可明确诊断。

（哈丽达 · 夏尔甫哈孜）

参考文献

葛均波，徐永健，王辰，等，2018. 内科学. 9 版. 北京：人民卫生出版社.
万学红，卢雪峰，2018. 诊断学. 9 版. 北京：人民卫生出版社.

病例十一　发现血压高 8 年，双下肢水肿 3 个月

一、病史资料

患者，女性，37 岁，农民。

主诉：发现血压高 8 年，双下肢水肿 3 个月。

现病史：患者自诉 8 年前体检时测血压 155/100mmHg，当时无头痛、心悸、出汗，无多饮、乏力、夜尿增多，无视物模糊、小便泡沫增多，无头晕、恶心、走路偏斜等，无胸闷、心悸、气短症状，患者未进行诊治。此后多次体检时测血压高于正常，最高达 210/145mmHg，患者自行就诊于当地医院，给予厄贝沙坦（安博维）150mg，每日 1 次，硝苯地平控释片（拜新同）30mg，每日 1 次降压治疗，血压控制在 130/75mmHg 左右。出院后患者间断口服降压药物，未规律监测血压，半年前患者因经济原因自行调整降压药物为苯磺酸氨氯地平（安内真）5mg，每日 2 次，仍未规律监测血压。3 个月前患者无明显诱因出现双下肢水肿，伴有小便泡沫增多，劳动量大时有胸闷、气短症状，病程中患者神志清楚，精神好，睡眠欠佳，偶有睡眠打鼾，食欲可，大便未见异常，小便量减少，约 800ml/d，近 3 个月体重增加 3kg。

既往史：平素体健，否认糖尿病病史，否认肝炎史及结核病史，预防接种史不详，否认手术、外伤、输血史，否认食物或药物过敏史。

个人史：生于甘肃，久居塔城，初中文化程度，农民，无疫区居留史、疫水接触史，否认牧区、矿山工作史，否认化学性物质、放射性物质、有毒物质接触史，否认吸毒史，否认吸烟饮酒史，无冶游史。

婚育史：已婚，18 岁结婚，配偶体健，育有 1 子，体健。

月经史：15 岁初潮，（5～7）天/28 天，末次月经 2019 年 4 月 15 日，月经规律，近期无月经量增多或减少。

家族史：父亲患有高血压，母亲患有糖尿病，兄弟姐妹 3 人，哥哥患有高血压，否认其他家族性遗传病史。

思维提示：根据病史提出假设。

第一步：根据患者现病史，患者有高血压，本次因双下肢水肿就诊，分析水肿原因。

1. 心源性水肿　心力衰竭时可出现水肿，衰竭程度不同，水肿程度也不同，可

从踝部发展至全身。严重的水肿除下肢外，上肢、胸部、面部均可发生，甚至胸腔、腹腔、心包内也可见积液。临床上有心脏病病史，有心力衰竭的症状和体征，下肢水肿在活动后明显，随心力衰竭纠正水肿消失。

2. 肾源性水肿　肾脏病变引起的水肿可骤起，布及全身，有时仅限于眼睑。患者有血尿、蛋白尿、管型尿、肾功能减退、高血压等。肾病综合征常为全身性水肿，而眼睑、面部更显著。慢性肾炎的水肿一般为全身性，根据病情的变化可以时轻时重，有时仅限于眼睑。

3. 肝源性水肿　起病较缓慢，有时水肿可布及全身，但以腹水及下肢水肿明显。严重时面部黄瘦，而腹部膨隆及下肢水肿，形成明显对照。临床上可有肝功能损害、血浆白蛋白减少、球蛋白增加，可能有黄疸、脾大，钡餐检查可发现食管静脉曲张。

4. 营养不良性水肿　一般为全身性水肿，发生较缓慢，如不纠正，可呈渐进性。患者有长期营养不良特别是蛋白质缺乏病史，营养改善后水肿可消退。

5. 妊娠性水肿　有妊娠史，水肿以下腹部为主，其程度可随腹部膨隆增大而明显，合并妊娠期毒血症时可全身水肿，临床可有血浆白蛋白降低及高血压等症状。

6. 变态反应性水肿　此型水肿多有过敏史，水肿多突然发生，一般给予抗过敏对症治疗后水肿迅速消退。

7. 内分泌性水肿　如抗利尿激素分泌异常综合征、垂体前叶功能减退症、肾上腺皮质功能亢进、甲状腺功能异常、经前期水肿等。

8. 药源性水肿　此类水肿特点为水肿在用药后发生，如应用肾上腺皮质激素、睾酮、雌激素、胰岛素、甘草、钙通道阻滞剂等，停药后水肿可消退。

9. 特发性水肿　为原因尚不明确的全身性水肿，几乎只见于女性，且以中年妇女多见。水肿受体位影响，且呈昼夜周期性波动。

第二步：本例患者既往无营养不良病史，近期月经规律，暂可排除营养不良性水肿及妊娠性水肿。

第三步：病程中患者否认肾上腺皮质激素、雌激素、避孕药等服用史，但患者近半年口服钙通道阻滞剂（安内真），此类药物有水肿副作用，需进一步鉴别。

第四步：继续推理假设和分析。本例患者既往有高血压，近期出现双下肢水肿，需首先考虑心源性水肿。患者近期双下肢水肿过程中自诉有小便泡沫增多，尿量减少，亦需明确患者是否为肾源性水肿。目前其他所致水肿原因尚不能完全除外，需进一步通过体格检查及辅助检查验证所提出的假设。

体格检查：体温 36.2℃，呼吸 20 次/分，脉搏 87 次/分，血压 186/114mmHg。发育正常，营养状态尚可，轻度贫血貌，睑结膜略苍白，口唇略苍白；伸舌居中，颈软，颈动脉搏动正常，颈静脉充盈，肝颈静脉回流征阳性，气管居中，甲状腺未扪及肿大，胸廓对称，右下肺呼吸音增粗，可闻及少量湿啰音。心尖搏动位置在第 6 肋间锁骨中线上，心界向左下扩大，心率 87 次/分，律齐，未闻及额外心音，未闻及奔马律，心尖部可闻及 2/6 级收缩期吹风样杂音。肝肋下可触及，有压痛，肝肋下 2cm，四肢活动自如，双下肢中度凹陷性水肿。生理反射存在，病理反射未引出。

思维提示：通过体格检查，寻找可能出现病史中主要症状的疾病，发现新的证据。进一步验证提出的假设；选择进一步验证原有假设的实验室检查。

患者体格检查主要表现为轻度贫血貌，颈静脉充盈，肝颈静脉回流征阳性，心界向左下扩大，心尖部可闻及 2/6 级收缩期吹风样杂音，肝大，有压痛，双下肢中度凹陷性水肿。

根据体格检查，本例患者考虑原发性高血压，高血压 3 级（极高危），水肿原因待查，心源性水肿？肝源性水肿？肾源性水肿？进一步根据患者病史及辅助检查提出假设。

1. 心源性水肿　患者既往有高血压病史，虽 5 年前明确诊断为原发性高血压，并给予药物降压治疗，但患者出院后未规律服药及监测血压，入院后患者血压高，且病程中有双下肢水肿、胸闷症状，查体发现心界扩大，二尖瓣有 2/6 级收缩期杂音，需高度怀疑高血压性心脏病所致心力衰竭而引起双下肢水肿，可完善心脏超声检查、动态血压监测等。

2. 肾源性水肿　患者查体有贫血貌，病程中有小便泡沫增多、小便量减少，需进一步完善血常规、肾功能、双肾发射型计算机断层成像（ECT）、肾脏循环免疫、24 小时尿生化等检查以进一步鉴别。

3. 肝源性水肿　虽然患者否认既往肝脏疾病病史，但患者既往未行肝脏检查，本次入院患者有肝大，肝区有压痛症状，患者肝大需与心力衰竭所致淤血肝鉴别，行腹部 B 超、肝脏免疫、肝功能等检查以进一步鉴别。

4. 变态反应性水肿　患者否认既往有过敏史，且否认近期接触变应原，患者水肿为持续性，暂可排除变态反应性水肿。

5. 内分泌性水肿　患者否认经前期水肿明显，暂可排除经前期水肿；患者无向心性肥胖，病程中无大便次数减少、便秘，查体无皮肤粗糙、干燥等，无表情淡漠，可行甲状腺功能检查以进一步排除甲状腺功能减退所致水肿。

辅助检查：

血常规：白细胞计数（WBC）5.76×10^9/L，中性粒细胞百分比 62.9%，血红蛋白（Hb）102g/L↓，血小板计数（PLT）312×10^9/L。

尿常规：尿蛋白 3+↑，尿潜血弱阳性↑，余未见异常。

生化：血钾 3.72mmol/L，肌酐 169μmol/L↑，空腹血糖 5.62mmol/L，总蛋白 63.1g/L，白蛋白 38.2g/L↓，球蛋白 24.9g/L，天冬氨酸转氨酶 72.5U/L↑，丙氨酸转氨酶 84.7U/L↑。

B 型利钠肽前体：5096ng/L↑。

甲状腺功能七项：游离三碘甲状腺原氨酸 5.21pmol/L，三碘甲状腺原氨酸

1.56nmol/L，甲状腺素 98.37nmol/L，游离甲状腺素 21.33pmol/L，抗甲状腺球蛋白抗体＜10IU/ml，抗甲状腺微粒体抗体 7.36IU/ml。

皮质醇节律：9：00 皮质醇 399.4nmol/L，17：00 皮质醇 253.35nmol/L，次日 1：00 皮质醇 181.3nmol/L，次日 9：00 皮质醇 73.1nmol/L（隔夜地塞米松抑制试验）。

乙肝五项：均阴性。

血管紧张素Ⅰ 5.99ng/dl↑，血管紧张素Ⅱ 72.67ng/ml↑，醛固酮 0.28ng/ml↑。

尿本-周蛋白：阴性。

尿生化：尿钾 15.8mmol/24h，尿微量白蛋白 898.92mg/24h↑，尿蛋白定量 0.866g/24h↑。

心电图：窦性心律。

24 小时动态心电图：窦性心律，全天房性期前收缩 69 次，全天室性期前收缩 11 次，全天总心搏 125 283 次，最快心率 149 次/分，最慢心率 68 次/分，平均心率 87 次/分。

动态血压：全天平均血压 160/112mmHg，白天平均血压 161/114mmHg，夜间平均血压 156/107mmHg。

颈部血管超声：双侧颈动脉内膜增厚。

腹部超声：符合肝淤血表现，慢性胆囊炎，双肾弥漫性改变。

双肾 CTA：双肾动脉主干及其分支走行正常，管腔未见明显狭窄。

心脏超声（图 5-9）：左心房 44mm，左心室舒张末期内径 57mm，左心室收缩末期内径 44mm，室间隔 14mm，左心室后壁 13mm，右心房 40mm，右心室 19mm，左室射血分数（LVEF）45%，左心室缩短分数（LVFS）23%。

符合高血压性心脏病改变并左心功能不全。

四肢多普勒超声：左上肢血压 181/103mmHg，右上肢血压 179/107mmHg，左下肢血压 232/113mmHg，右下肢血压 235/116mmHg。

眼底照相：高血压性视网膜病变Ⅱ级。

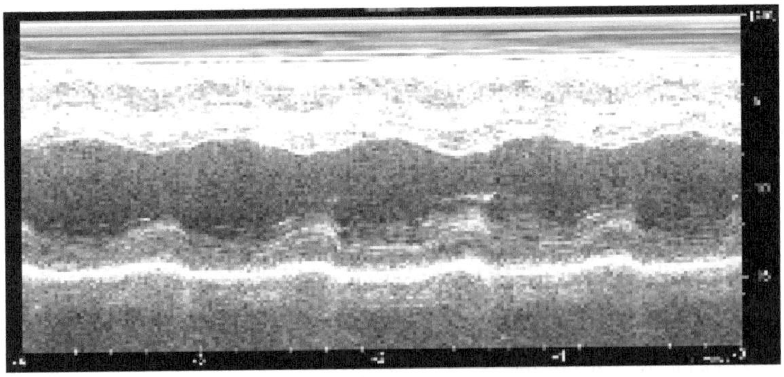

图 5-9 心脏超声

思维提示：根据病史、体格检查、实验室检查及有助于疾病诊断的其他检查，证实所提之假设；并进行验证。

患者查体有轻度贫血貌，肌酐水平升高，尿生化及尿常规均提示尿蛋白阳性，生化提示白蛋白降低。上述实验室检查异常可考虑：①原发肾脏疾病所致；②患者有高血压，长期血压控制欠佳，肾脏靶器官损伤所致，给患者行肾脏穿刺活检进一步鉴别是否为肾性高血压及肾源性水肿。

查体显示患者心脏扩大，心脏超声提示左心室心肌肥厚、左心室扩大，射血分数降低，腹部超声提示淤血肝，故考虑高血压性心脏病、心力衰竭所致双下肢水肿可能性大。

思维提示：根据病史、体征及实验室检查，依据可能性大小列出可能的诊断。

初步诊断：心力衰竭，心功能Ⅲ级，高血压3级（极高危），高血压性心脏病，慢性肾功能不全-氮质血症期。

二、诊断思路

1. 初步诊断 心力衰竭，心功能Ⅲ级，高血压3级（极高危），高血压性心脏病，慢性肾功能不全-氮质血症期。

2. 学习讨论、验证及修订诊断 本例患者初步诊断为“心力衰竭，心功能Ⅲ级，高血压3级（极高危），高血压性心脏病，慢性肾功能不全-氮质血症期”。治疗上给予氯沙坦钾氢氯噻嗪（海捷亚），晨起1片；苯磺酸氨氯地平（络活喜）5mg，每日2次；美托洛尔缓释片（倍他乐克缓释片）47.5mg，每日1次；单硝酸异山梨酯缓释片（欣康缓释片）40mg，每日1次。患者服药后血压控制在130～145/80～90mmHg。

目前需进一步明确患者水肿原因：肾脏原发疾病引起血压升高及慢性肾功能不全，最终导致水肿；患者长期高血压，出现肾脏靶器官损伤导致慢性肾功能不全，而水肿是长期高血压导致心功能不全引起的。

肾实质性高血压在继发性高血压中居首位，肾实质性高血压常表现为顽固性或难治性高血压，占高血压的5%～10%，常见于青少年。病因多为原发性、继发性肾小球疾病，慢性间质性肾炎，成人多囊肾等。

本例患者腹部超声未见多囊肾表现，未见肾脏形态缩小，未见双肾皮质变薄等表现。尿常规未见管型尿。目前暂可排除多囊肾所致血压升高、肾功能不全。但患者目前出现轻度贫血、肌酐水平升高、尿蛋白阳性，腹部超声提示双肾弥漫性改变，且患者年轻，现已出现心脏扩大、水肿表现，需行双肾ECT、肾脏穿刺活检以进一步鉴别。

双肾ECT：肾小球滤过率（GFR）（ml/min）左侧为37.6ml/min，右侧为33.8ml/min，双肾血流灌注轻度降低，双肾功能基本正常，双肾引流时相延迟（彩

图2）。

肾脏穿刺活检：条索样物1条，长0.4cm，镜下肾小球10枚，其中1枚完全性硬化，6枚肾小球细胞数基本正常，仅个别局灶节段性系膜细胞轻度增生，血管袢开放，2枚肾小球基质最多，呈节段性硬化，余1枚肾小球节段性硬化伴纤维性新月体形成，血管袢呈皱缩表现，肾小管颗粒样及空泡样变性，片状及条带状萎缩占30%左右，微小动脉节段性轻中度增厚。形态学符合高血压性肾损伤（彩图3）。

荧光免疫：IgG–，IgA–，IgM–，C3c–，C4c–，C1q–，κ–，λ–。

思维提示：修正诊断。根据所有的检查结果及治疗效果判定所提出的假设是否正确；如不正确，选择相关实验室检查、影像学检查及有助于疾病诊断的其他检查，验证再次提出之假设；这些假设中，有一些可能要被排除，也可能增加新的诊断。

对于本例患者，根据肾脏穿刺病理检查，可排除慢性肾脏疾病引起血压升高导致慢性肾衰竭及水肿；获得确定诊断“心力衰竭，心功能Ⅲ级，原发性高血压，高血压3级（极高危），高血压性心脏病，高血压性肾损害（慢性肾功能不全–氮质血症期）”。

就以上检查结果进一步确定诊断：心力衰竭，心功能Ⅲ级，原发性高血压，高血压3级（极高危），高血压性心脏病，高血压性肾损害（慢性肾功能不全–氮质血症期）。

三、治　　疗

1. 一般处理　注意休息，适度运动，改善睡眠。

2. 药物治疗

（1）降压：沙库巴曲缬沙坦钠（诺欣妥）50mg，每日2次；络活喜5mg，下午1次；倍他乐克缓释片47.5mg，每日1次；欣康缓释片40mg，每日1次。

（2）保护肾功能：复方α-酮酸片（开同）4粒，每日3次；尿毒清1袋，每日3次；金水宝胶囊4粒，每日3次。

患者出院后规律服药，监测血压控制在135/80mmHg左右，患者出院后未再出现双下肢水肿。半年后复查尿生化、肾功能、心脏超声。尿生化：尿微量白蛋白214.17mg/24h，尿蛋白定量0.247g/24h；电解质、肾功能：血钾3.59mmol/L，肌酐104μmol/L；心脏超声：左心房44mm，左心室舒张末期内径54mm，左心室收缩末期内径40mm，室间隔9mm，左心室后壁9mm，右心房40mm，右心室20mm，LVEF 52.3%，LVFS 28.27%。左心房腔、左心室腔扩大。

根据患者出院后未再出现双下肢水肿、随访复查结果进一步验证诊断为心力衰竭、心功能Ⅲ级、原发性高血压、高血压3级（极高危）、高血压性心脏病、高血压性肾损害（慢性肾功能不全–氮质血症期）。

四、点　　评

水肿是指人体组织间隙有过多的液体积聚使组织肿胀，分为全身性与局部性。全身性水肿主要包括心源性水肿、肾源性水肿、肝源性水肿、内分泌代谢疾病（包括甲状腺功能减退症、甲状腺功能亢进症、原发性醛固酮增多症、库欣综合征、腺垂体功能减退症、糖尿病）所致水肿、营养不良性水肿、妊娠性水肿、结缔组织病所致水肿、变态反应性水肿、药物性水肿、经前期紧张综合征、特发性水肿、功能性水肿等。

本例患者为37岁女性，既往有高血压病史，长期服用钙通道阻滞剂（CCB）降压，出现双下肢水肿，以双下肢踝部为主。主要考虑以下原因：①药源性水肿；②心源性水肿；③特发性水肿；④肾源性水肿；⑤肝源性水肿。入院后通过完善相关检查并行肾脏穿刺活检，明确患者双下肢水肿为高血压性心脏病所致。心源性水肿特点为首先水肿出现于身体低垂部位（低垂部流体静水压较高）。能起床活动者，水肿最早出现于踝内侧，行走活动后明显，休息后减轻或消失；经常卧床者以腰骶部较为明显。颜面一般不出现水肿。水肿为对称性、凹陷性；此外通常有颈静脉怒张、肝大、静脉压升高，严重时还出现胸腔积液、腹水等右心衰竭的其他表现。本例患者除心源性水肿外，同时合并贫血、蛋白尿、白蛋白稍降低，考虑高血压所致肾损害同时加重心源性水肿。治疗上同时给予保护肾功能、减少尿蛋白等治疗措施。

（张俊仕）

参考文献

葛均波，徐永健，王辰，等，2018. 内科学. 9版. 北京：人民卫生出版社.
万学红，卢雪峰，2018. 诊断学. 9版. 北京：人民卫生出版社.

病例十二　头晕、乏力、面色苍白6个月余，加重2周

一、病史资料

患者，男性，58岁。

主诉：头晕、乏力、面色苍白6个月余，加重2周。

现病史：患者自诉近6个月无明显诱因出现头晕、乏力，活动后心慌气短，无黑矇、恶心、呕吐，无心前区疼痛不适，无肢体活动障碍，无意识丧失，无咳

嗽、咳痰，无发热，休息后可缓解，有体力下降，体重无明显减轻，家人发现其面色苍白，无腹痛，无黑便及血便，尿色正常，近 2 周感上述症状加重，就诊当地医院，化验检查发现血象三系低，外周血涂片观察可见红细胞体积增大明显，并可见体积偏大的多分叶核中性粒细胞增多，网织红细胞计数偏高，总胆红素偏高，以间接胆红素升高为主，今患者为求进一步诊治，来笔者所在医院就诊，以“全血细胞减少待查”急诊收入院，病程中患者神志清楚，精神好，睡眠可，患者近 2 年牙齿脱落明显，进食偏少，且有食物过度加工情况，大小便未见异常，体重无减轻。

既往史：平素体健，否认高血压、冠心病及脑血管病史，否认糖尿病病史，否认肝炎史及结核病史，预防接种史不详，否认手术、外伤、输血史，否认食物或药物过敏史。

个人史：生于新疆，久居乌鲁木齐市，大专文化程度，个体经营者，无疫区居留史、疫水接触史，否认牧区、矿山工作史，否认化学性物质、放射性物质、有毒物质接触史，否认吸毒史，否认吸烟饮酒史，无冶游史。

婚育史：已婚，23 岁结婚，配偶体健，育有 2 女，均体健。

家族史：父母健在，否认家族性遗传病史，家族中无类似患者，兄弟姐妹 3 人，均体健。

思维提示：根据病史提出假设。

第一步：根据患者缓慢出现“头晕、乏力，面色苍白，活动后心慌气短”症状，考虑引起上述症状的疾病可能发生在血液系统、神经系统、呼吸系统、循环系统。

1. 出现头晕的疾病有梅尼埃综合征、脑缺血病变、小脑病变、脑部病变、脑外伤。

2. 活动后心慌气短、乏力的疾病有高血压、低血压、冠心病、心力衰竭及慢性阻塞性肺疾病。

3. 乏力、面色苍白的疾病有各种贫血、白血病、再生障碍性贫血。

第二步：本例患者既往无心肺、神经系统疾病史，本次缓慢发病，有进食欠佳病史，表现为头晕、乏力，面色苍白，活动后心慌气短，无心前区疼痛不适，无肢体活动障碍，无意识丧失，无外伤，无恶心、呕吐不适，无咳嗽、咳痰，血压正常，双下肢无水肿，故与心肺、神经系统疾病相关可能性小，且患者血象三系低，初步考虑与血液系统疾病相关。

第三步：继续推理假设和分析。本例患者因牙齿缺失明显近期进食欠佳，结合院外检查提示血象三系低，外周血涂片观察可见红细胞体积增大明显，并可见体积偏大的多分叶核中性粒细胞增多，网织红细胞计数偏高，总胆红素偏高，以间接胆红素升高为主，考虑巨幼细胞贫血可能性大。需进一步通过体格检查及辅助检查验证所提出的假设。

体格检查：体温36.6℃，呼吸18次/分，脉搏75次/分，血压120/70mmHg。发育正常，营养状态一般，中度贫血貌，皮肤黏膜轻度黄染，无瘀点、瘀斑，舌乳头萎缩，牙齿缺失明显，伸舌居中，颈软，颈动脉搏动正常，无颈静脉怒张，未闻及杂音，肝颈静脉回流征阴性，气管居中，甲状腺未扪及肿大，胸廓对称，胸骨无压痛，浅表淋巴结未扪及肿大，双肺呼吸音清，未闻及明显干湿啰音。心率75次/分，律齐，未闻及额外心音，未闻及奔马律，未闻及病理性杂音。腹平软，无压痛，肝脏未触及，肝肾区无叩击痛，未闻及血管杂音。四肢活动自如，双下肢无水肿，生理反射存在，病理反射未引出。

思维提示：通过体格检查，寻找可能出现病史中主要症状的疾病，发现新的证据。进一步验证提出的假设；选择进一步验证原有假设的实验室检查。

本例患者中度贫血貌，皮肤黏膜轻度黄染，无瘀点、瘀斑，舌乳头萎缩，牙齿缺失明显，胸骨无压痛，浅表淋巴结无肿大，肝脾未触及肿大，双下肢无水肿。结合病史及查体考虑巨幼细胞贫血可能性大，需经相关辅助检查进一步明确诊断。

辅助检查：

血常规：白细胞计数（WBC）2.23×10^9/L↓，血红蛋白（Hb）56g/L↓，血小板计数（PLT）31×10^9/L↓，平均红细胞体积113.1fl↑，平均红细胞血红蛋白38.6pg↑，平均红细胞血红蛋白浓度341g/L，网织红细胞百分比2.98%↑。

抗人球蛋白试验：阴性。

生化：血钾3.45mmol/L↓，血肌酐（Cr）41.19μmol/L↓，尿素氮4.91mmol/L，总胆红素54.91μmol/L↑，血清间接胆红素51.83μmol/L↑，乳酸脱氢酶2944.54U/L↑。

贫血四项：红细胞生成素91.39mIU/ml↑，维生素B_{12}<61.24pmol/L↓，叶酸6.31nmol/L↓，血清铁蛋白460.99ng/ml↑。

心电图、胸部CT正常；心脏B超未见异常。

思维提示：根据病史、体格检查、实验室检查及有助于疾病诊断的其他检查，证实所提之假设；并进行验证。

本例患者慢性起病，出现头晕、心悸、乏力，面色苍白，活动后心慌气短，查体中度贫血貌，皮肤黏膜轻度黄染，无瘀点、瘀斑，舌乳头萎缩，牙齿缺失明显，胸骨无压痛，浅表淋巴结无肿大，肝脾未触及肿大，双下肢无水肿。血常规提示三系低，大细胞性贫血，叶酸、维生素B_{12}低。

初步诊断：巨幼细胞贫血。

疑问：本例患者考虑营养性贫血，但查胆红素高，以间接胆红素升高为主，需完善肝炎免疫及腹部超声检查以排查肝胆疾病。

二、诊 断 思 路

1. 初步诊断 巨幼细胞贫血。

2. 鉴别诊断

（1）骨髓增生异常综合征：是源于造血干细胞的一组异质性髓系克隆性疾病，特点是髓系细胞分化及发育异常，可表现为一系或多系细胞降低，红细胞体积可偏大，但维生素 B_{12} 及叶酸含量一般不会降低，有时呈升高趋势；此患者维生素 B_{12} 及叶酸水平偏低，可行骨髓穿刺活检以进一步鉴别。

（2）再生障碍性贫血：是化学因素、物理因素、生物因素及不明原因使骨髓造血组织减少导致骨髓造血功能衰竭，引起外周血全血细胞减少的一组造血干细胞疾病。临床表现为进行性贫血、出血和感染（伴发热），其与全血细胞减少的巨幼细胞贫血可通过骨髓穿刺进行鉴别。

（3）缺铁性贫血：由于机体铁的需要量增加和（或）铁吸收减少，体内储存铁耗尽而缺乏，又不能得到足够补充，致使用于合成血红蛋白的铁不足所引起的贫血（小细胞低色素性贫血）。本例患者铁蛋白不缺乏，表现为大细胞性贫血，故可鉴别。

思维提示：根据病史、体征及实验室检查，依据可能性大小列出可能的诊断。

本例患者慢性起病，出现头晕、心悸、乏力，面色苍白，活动后心慌气短，查体中度贫血貌，皮肤黏膜轻度黄染，无瘀点、瘀斑，舌乳头萎缩，牙齿缺失明显。血常规：白细胞计数（WBC）2.23×10^9/L，血红蛋白（Hb）56g/L，血小板计数（PLT）31×10^9/L；平均红细胞体积 113.1fl（正常值 82～100fl），平均红细胞血红蛋白 38.6pg（正常值 27～34pg），平均红细胞血红蛋白浓度 341g/L（正常值 316～354g/L），网织红细胞百分比 2.98%（正常值 0.5%～1.5%），抗人球蛋白试验阴性，维生素 $B_{12}<$ 61.24pmol/L（正常值 138～652pmol/L），叶酸 6.31nmol/L（正常值 7.0～46.4nmol/L），血清铁蛋白 460.99ng/ml（正常值 218～274.66ng/ml），可诊断为巨幼细胞贫血。

3. 学习讨论、验证及修订诊断 本例患者初步诊断为巨幼细胞贫血，给予补充叶酸及维生素 B_{12} 治疗后，血象三系有所恢复，已完善骨髓穿刺检查及乙肝免疫和腹部 B 超检查，等待结果明确诊断。

骨髓穿刺结果：可见细胞巨幼样改变，符合巨幼细胞贫血（图 5-10）。

腹部 B 超未见明显异常，肝炎免疫未见明显异常。

巨幼细胞贫血时胆红素升高原因：骨髓内出现巨幼红细胞系列，并且细胞形态的巨型改变也见于粒细胞、巨核细胞系列，甚至某些增殖性体细胞。该巨幼红细胞易在骨髓内破坏，出现无效性红细胞生成，即原位溶血，造成胆红素轻度升高，以间接胆红素升高为主。

思维提示：修正诊断。根据所有的检查结果及治疗效果判定所提出的假设是否正确；如不正确，则选择相关实验室检查、影像学检查及有助于疾病诊断的其他检查，验证再次提出之假设；这些假设中，有一些可能要被排除，也可能增加新的诊断。

本例患者给予补充叶酸及维生素 B_{12} 治疗后血象逐渐回升，胆红素有下降趋势，骨髓穿刺结果提示巨幼细胞贫血，腹部B超及肝炎免疫检测未见明显异常，根据初步诊断进行治疗后有效，故可确诊巨幼细胞贫血。

三、治　　疗

1. 治疗贫血　一旦诊断为巨幼细胞贫血，即给予补充叶酸及维生素 B_{12} 治疗。

2. 病因治疗　寻找、分析、判定维生素 B_{12} 及叶酸缺乏致巨幼细胞贫血的原因，再根据具体情况进行治疗。

本例患者叶酸及维生素 B_{12} 缺乏的原因为摄入不足。摄入不足的原因：食物过度加工导致患者饮食中叶酸及维生素 B_{12} 破坏过多，因牙齿脱落明显，患者进食蔬菜及水果等减少。因此指导患者前往口腔科治疗，修复牙齿或配戴义齿，避免食物过度加工等。

治疗1周后患者血象三系逐渐回升，网织红细胞计数缓慢下降，胆红素逐渐恢复正常。

细胞名称		骨髓片		血片
		正常值	%	%
粒细胞系统	原始粒细胞	0～0.018	0.5	
	早幼粒细胞	0.004～0.039	1.5	
	中性中幼粒细胞	0.022～0.122	15.0	
	中性晚幼粒细胞	0.035～0.132	11.5	
	中性杆状核粒细胞	0.164～0.321	2.5	
	中性分叶核粒细胞	0.042～0.212	8.0	27.0
	嗜酸性中幼粒细胞	0～0.014		
	嗜酸性晚幼粒细胞	0～0.018		
	嗜酸性杆状核粒细胞	0.002～0.039		
	嗜酸性分叶核粒细胞	0～0.042	1.5	
	嗜碱性中幼粒细胞	0～0.002		
	嗜碱性晚幼粒细胞	0～0.003		
	嗜碱性杆状核粒细胞	0～0.004		
	嗜碱性分叶核粒细胞	0～0.002		
红细胞系统	原始红细胞	0～0.019	1.0	
	早幼红细胞	0.002～0.026	2.0	
	中幼红细胞	0.026～0.107	22.5	
	晚幼红细胞	0.052～0.175	7.0	
	巨早幼红细胞	0	5.00	
	巨中幼红细胞	0	10.50	
	巨晚幼红细胞	0	4.50	

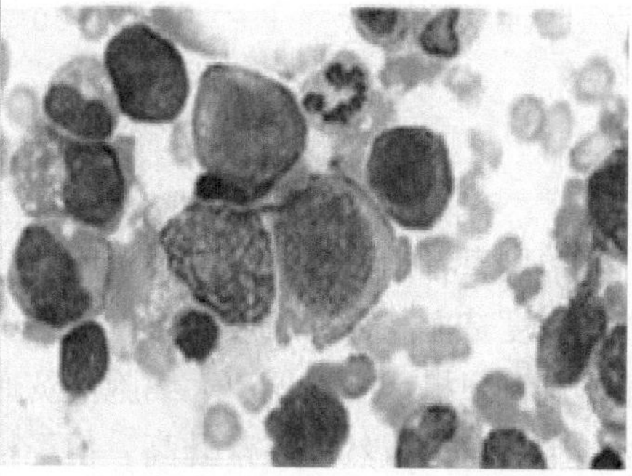

分析及特征：

1. 取材好，染色佳
2. 骨髓有核细胞增生明显活跃
3. 粒系：增生活跃，中性中幼粒细胞比值偏高，可见巨幼样及巨幼改变的中晚幼粒细胞及杆状核粒细胞
4. 红系：增生极度活跃，巨幼改变的红细胞占20%，可见核出芽及巨幼样改变的红细胞
5. 淋巴细胞：成熟淋巴细胞比值偏低，形态大致正常
6. 巨核系：数目多，功能差，血小板单个少见
7. 其他：未见其他异常细胞

淋巴细胞系统	原始淋巴细胞	0～0.004		
	幼稚淋巴细胞	0～0.001		
	成熟淋巴细胞	0.107～0.431	6.5	71.0
	异形淋巴细胞			
单核细胞系统	原始单核细胞	0～0.003		
	幼稚单核细胞	0～0.006		
	成熟单核细胞	0.01～0.062	0.5	2.0
浆细胞系统	原始浆细胞	0～0.002		
	幼稚浆细胞	0～0.0016		
	成熟浆细胞	0～0.021		
其他	网状细胞	0～0.01		
	组织嗜碱细胞	0～0.005		
	分类不明	0～0.001		
巨核细胞系统	原始巨核细胞			
	幼稚巨核细胞			
	颗粒型巨核细胞		48	
	产血小板型巨核细胞		2	
	成熟巨核细胞裸核			
	巨核细胞计数		58	
骨髓片共数有核细胞总数：			200	
血片共数白细胞数：			100	
M：E	0.77：1			

8. 血片：见表，成熟淋巴细胞比值偏高，中性分叶核粒细胞可见核分叶过多，分 5 叶者占 2%，分 6 叶者占 2%，成熟红细胞大小不等，可见椭圆形及大形红细胞，血小板单个少见

意见：符合巨幼细胞贫血骨髓象特点，建议治疗后随访

图 5-10　骨髓穿刺结果

四、点　　评

本例患者慢性起病，出现头晕、心悸、乏力，面色苍白，活动后心慌气短，查体中度贫血貌，皮肤黏膜轻度黄染，无瘀点、瘀斑，舌乳头萎缩，牙齿缺失明显，血常规提示三系低，大细胞性贫血，叶酸、维生素 B_{12} 低，骨髓穿刺提示巨幼细胞贫血，虽然胆红素升高，但经检查排除肝胆疾病，最终确诊为巨幼细胞贫血，其与患者牙齿脱落明显，且食物过度加工，导致患者从饮食中摄入叶酸及维生素 B_{12} 不足有关。

（徐建丽）

参 考 文 献

钱小鸿，吴佳洛，2019. 骨髓增生异常综合征与巨幼细胞性贫血、再生障碍性贫血的细胞形态学对比分析. 中国卫生检验杂志，6（29）：740-743.

周栋，慕俐君，张旗，等，2019. 133 例老年大细胞性贫血的病因分析及实验室指标的诊断价值. 中国实验血液学杂志，1（27）：202-207.

病例十三　发现血压高 1 年，血钾低 1 个月

一、病 史 资 料

患者，男性，34 岁，汉族，个体经营者，已婚。

主诉：发现血压高 1 年，血钾低 1 个月。

现病史：患者自诉 1 年前体检时测血压高（具体不详），此后多次监测血压，140～160/90～100mmHg，最高 180/110mmHg，无头痛、头晕，无阵发性心悸、大汗、双下肢乏力，未正规诊治。患者 1 个月前无明显诱因出现鼻出血 1 次，在当地医院住院。查血压 200/120mmHg，血钾低（具体不详），给予口服降压药（具体不详），监测血压 120～180/85～110mmHg。2019 年 10 月 17 日患者于笔者所在医院门诊就诊。测血压 170/110mmHg。完善检查：血清皮质醇（早上 10：00）461.40nmol/L，促肾上腺皮质激素（早上 10：00）27.5pg/mL；电解质，钾 3.35mmol/L↓；血管紧张素Ⅰ（立位）3.79ng/ml，血管紧张素Ⅱ（立位）104.94ng/ml，醛固酮（立位）0.40ng/ml↑；去甲变肾上腺素 148.64pg/ml，间甲肾上腺素 36.19pg/ml。停原服用降压药，给予特拉唑嗪（高特灵）2mg，每日 1 次，盐酸维拉帕米缓释片 0.24g，每日 1 次，氯化钾缓释片 1g，每日 3 次，口服，嘱 1 个月后复查。患者规律服药，未监测血压。2019 年 11 月 14 日患者劳累后感头晕，测血压 180/110mmHg，再次于笔者所在医院门诊就诊。完善检查：电解质，钾 3.61mmol/L，HCO_3^- 31.39mmol/L↑；血管紧张素Ⅰ（立位）0.10ng/ml↓，血管紧张素Ⅱ（立位）70.65ng/mL，醛固酮（立位）0.32ng/ml↑。门诊以“高血压待查”收入院。病程中患者精神、睡眠、饮食正常。夜间打鼾明显，无夜间憋醒。大小便无异常，近 1 个月体重减少 3kg，体力下降。家族史：母亲有高血压病史。

思维提示：

1. 高血压相关症状　血压升高是阵发性的，还是持续性的？血压增高时有无诱因、发病伴随症状？是否使用了降压药物？效果如何？既往有何种疾病？职业特点及家族史。

2. 低血钾相关症状　是否有发作性软瘫，或者乏力、夜尿增多？是否存在导致低血钾的诱因？是否存在导致低血钾的相应疾病？是否服用过导致低血钾的药物，如甘草制剂、利尿剂？

临床决策：

通过问诊可明确，患者为男性，34 岁，高血压 1 年，血钾低 1 个月。患者年龄较轻，血压升高明显，一般降压药物疗效不佳，应首先考虑继发性高血压的可能。患者既往无钾摄入不足、胃肠道排出过多及使用导致低血钾药物的病史。高血压合

并低血钾，重点考虑肾素–血管紧张素–醛固酮系统异常。需进一步检查排除其他继发性高血压，如原发性醛固酮增多症、肾动脉狭窄、皮质醇增多症、Liddle 综合征、甲状腺功能亢进症、肾素瘤等的可能，也不能完全除外原发性高血压的可能。

体格检查：体温 36.6℃，脉搏 94 次/分，呼吸 21 次/分，左上肢血压 145/93mmHg，右上肢血压 150/90mmHg，体重 71kg，BMI 25kg/m²。发育正常，神志清楚，自主体位，查体合作。无满月脸、水牛背、向心性肥胖。全身皮肤黏膜无色素沉着、无紫纹、无皮肤菲薄。毛发分布正常。全身淋巴结未触及肿大。眼睑无水肿。甲状腺无肿大。胸廓对称，双侧呼吸音正常。心界不大，心律齐，未闻及奔马律，各瓣膜区无杂音。腹软，肝脾肋下未触及，双上腹未闻及血管杂音，肠鸣音正常。双下肢无水肿。神经系统检查未见异常。

思维提示：

对患者进行系统、全面的体格检查时，应重点注意：①准确测量血压，四肢血压是否对称，卧立位血压变化，监测血压是持续性升高还是波动性升高；②对心脏、肾、眼底等高血压靶器官进行评价；③是否有大血管杂音、皮肤紫纹、向心性肥胖、眼突出、甲状腺肿大、双手细颤等其他导致高血压疾病的体征；④四肢肌力、腱反射、肠鸣音、牙齿、骨骼、发育情况，排查低血钾相关的体征。

临床决策：

患者血压呈持续性升高，四肢血压正常，无直立性低血压，可基本除外大动脉炎的可能。未发现贫血、眼睑及双下肢水肿，不支持肾实质性高血压。腹部没有闻及血管杂音，不支持肾动脉狭窄引起高血压。无突眼、无甲状腺肿大、无双手细颤，不支持甲状腺功能亢进症。无满月脸、水牛背、向心性肥胖，无皮肤紫纹、皮肤菲薄，不支持皮质醇增多症。身高和体重正常、第二性征发育正常、骨骼及牙齿正常，不支持肾小管酸中毒。

二、诊 断 思 路

1. 初步检查

（1）一般检查：血、尿、大便常规检查正常，肝肾功能正常，凝血功能正常，红细胞沉降率正常，循环免疫检查正常。血电解质：钾 3.23mmol/L↓，钠 139.60mmol/L，碳酸氢根 32.39mmol/L↑。24 小时尿生化：尿量 1.20L/24h，尿钾 78.7mmol/24h↑，微量白蛋白 17.04mg/24h。血气分析：pH 7.38，$PaCO_2$ 37.70mmHg，PaO_2 96.2mmHg，实际碱剩余（ABE）2.40mmol/L，标准碱剩余（SBE）2.60mmol/L。

（2）特殊检查：甲状腺功能正常，口服葡萄糖耐量试验（OGTT）正常，男性激素测定正常，甲状旁腺激素正常，甲状腺球蛋白正常，降钙素正常，皮质醇节律正常，24 小时尿游离皮质醇正常，促肾上腺皮质激素（ACTH）水平正常，血儿茶酚胺正常，立位筛查试验见表 5-2。

表 5-2 立位筛查试验

时间	血钾（3.5～5.1mmol/L）	血管紧张素Ⅰ（0.93～6.56ng/ml）	血管紧张素Ⅱ（55.3～115.3ng/ml）	醛固酮（ALD）（0.065～0.296ng/ml）	判断指标	试验结果
10 月 17 日	3.35mmol/L	3.97ng/ml	104.94ng/ml	0.40ng/ml	ARR＞30，并且 ALD＞15ng/ml	ARR=10，ALD=40ng/ml，阴性
11 月 14 日	3.61mmol/L	0.10ng/ml	70.65ng/ml	0.32ng/ml	ARR＞30，并且 ALD＞15ng/ml	ARR=320，ALD=32ng/ml，阳性

注：ARR.醛固酮与肾素比值。

辅助检查：心脏超声正常。泌尿系超声正常。双侧肾动脉超声正常。双肾 ECT 正常。眼底照相：高血压眼底改变。动态血压：血压均值 139/89mmHg；最高血压值 179/115mmHg；白天收缩压（SBP）、舒张压（DBP）及夜间 SBP、DBP 负荷值超过正常范围，全天血压变化曲线呈非杓型改变。

思维提示：

1. 血电解质：证实是否存在低钾血症及其他电解质紊乱。

2. 24 小时尿电解质：明确有无肾脏排钾和其他电解质异常增加。

3. 血气分析：评价有无酸碱代谢紊乱。

4. 查血常规、尿常规、肾功能、内生肌酐清除率、24 小时尿蛋白，必要时行肾活检，除外肾性高血压。

5. 循环免疫检查、红细胞沉降率：除外多发大动脉炎等自身免疫性疾病导致高血压。

6. 进行腹主动脉及双肾血管超声、双肾 ECT 检查，必要时行双肾 CTA，除外肾血管性高血压和腹主动脉狭窄。

7.肾上腺功能、甲状腺功能、性腺功能、甲状旁腺功能、降钙素：除外皮质醇增多症及甲状腺功能亢进症导致高血压，了解垂体及甲状旁腺功能，除外多发性内分泌肿瘤综合征。

8. 评价高血压靶器官：评价心、脑、肾及眼底情况。

9. 去除混杂因素，进行随机肾素-血管紧张素-醛固酮测定，计算 ARR，明确是否存在 ALD 增多。

临床决策：

患者血钾 3.23mmol/L，尿钾 78.7mmol/24h，提示患者有不适当尿钾排泄增加（判断标准：血钾＜3.5mmol/L，尿钾＞30mmol/24h，或血钾＜3.0mmol/L，尿钾＞25mmol/24h，提示肾脏排泄钾不适当增加）。血气分析无酸碱代谢紊乱、无其他电解质代谢紊乱，自身免疫性疾病指标正常，可除外肾小管疾病及自身免疫性疾病导致低钾血症。血常规、尿常规、肾功能、内生肌酐清除率、24 小时尿蛋白正常，可除外肾实质性高血压。腹主动脉及肾血管超声、双肾 ECT 正常，可除外肾血管性高血压。甲状腺功能正常、皮质醇分泌正常、血儿茶酚胺正常，可除外甲状腺功能异常、皮质醇增多症及嗜铬细胞瘤导致高血压。患者存在高血压合并低血钾，初步检查提示尿钾排泄增加，需考虑原发性醛固酮增多症的可能性。ARR是原发性醛固酮增多症首选筛查指标；但患者第一次在门诊进行ARR测定时，ARR=10，筛查试验阴性，不支持原发性醛固酮增多症。分析可能原因：临床常用的血管紧张素转化酶抑制剂（ACEI）、血管紧张素Ⅱ受体阻滞剂（ARB）和钙通道阻滞剂（CCB）等药物可增加肾素活性，降低ALD，同时低血钾也会抑制ALD分泌，导致ARR假阴性。因此停用上述药物，给予非二氢吡啶类CCB药物联合α受体阻滞剂，同时纠正低血钾后3周复查。复查结果：ARR=320，ALD=32ng/ml，原发性醛固酮筛查试验阳性；需进一步完善确诊试验和分型诊断。

2. 原发性醛固酮增多症相关检查

（1）卡托普利试验和生理盐水输注试验（表5-3，表5-4）。

表 5-3 卡托普利试验（卡托普利 50mg）

	血钾（3.5～5.1mmol/L）	血管紧张素Ⅰ（0.93～6.56ng/ml）	血管紧张素Ⅱ（55.3～115.3ng/ml）	醛固酮（ALD）（0.065～0.296ng/ml）	判断指标	试验结果
用药前	3.84mmol/L	0.03ng/ml	78.78ng/ml	0.36ng/ml		
用药后	3.80mmol/L	0.68ng/ml	130.92ng/ml	0.33ng/ml	ALD下降＜30%	8.33%，阳性

表 5-4 生理盐水输注试验

	血钾（3.5～5.1mmol/L）	血管紧张素Ⅰ（0.93～6.56ng/ml）	血管紧张素Ⅱ（55.3～115.3ng/ml）	醛固酮（ALD）（0.06～0.296ng/ml）	判断指标	试验结果
用药前	4.01mmol/L	0.03ng/ml	23.63ng/ml	0.31ng/ml		
用药后	3.87mmol/L	0.47ng/ml	48.75ng/ml	0.39ng/ml	ALD＞10ng/ml	39ng/ml，阳性

（2）影像学检查：肾上腺CT平扫+增强（图5-11）提示双侧肾上腺显影良好；右侧肾上腺结合部有一类圆形稍低密度结节影，边缘光滑，内密度均匀，增强后均匀强化，大小约15.5mm×13.4mm；左侧肾上腺大小、形态、密度未见明显异常。影像学诊断：右侧肾上腺结合部占位，考虑皮脂腺瘤；胆囊混合型结石。

思维提示：

ARR作为原发性醛固酮增多症筛查试验有一定假阳性，必须进行一种或几种确诊试验以避免原发性醛固酮增多症过度诊断。原发性醛固酮增多症主要分为5型，即特发性醛固酮增多症（60%）、醛固酮瘤（35%）、原发性肾上腺皮质增生（又称单侧肾上腺增生）、家族性醛固酮增多症及分泌醛固酮的肾上腺皮质癌。准确分型关系到患者能否获得最佳治疗方案。可以选择的影像学检查包括肾上腺MRI、CT及双侧肾上腺静脉采血（AVS）。

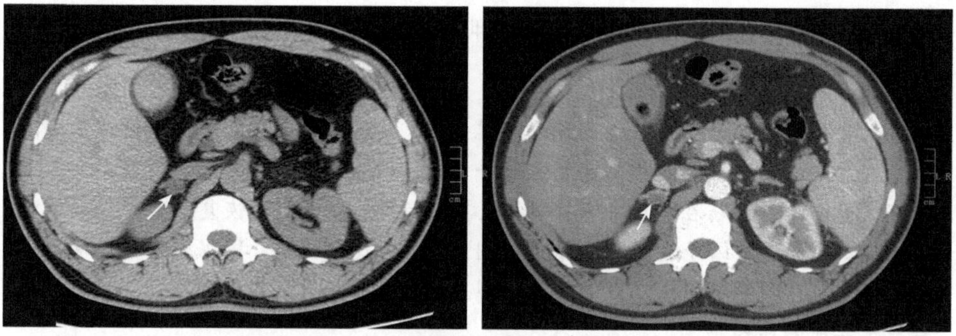

图 5-11 肾上腺增强 CT：右侧肾上腺结合部类圆形低密度影（箭头所示）

临床决策：

目前主要有 4 种确诊试验，包括高钠饮食负荷试验、氟氢可的松抑制试验及生理盐水输注试验和卡托普利试验。这 4 项试验各有其优缺点，可根据患者实际情况和当地开展的检测项目进行选择。高钠饮食负荷试验及氟氢可的松抑制试验由于操作烦琐、准备时间较长、国内无药等原因，目前临床很少开展。生理盐水输注试验的敏感度和特异度分别达 95.4%及93.9%；但由于血容量急剧增加，可能诱发高血压危象及心力衰竭，对于血压难以控制、心功能不全及严重低钾血症的患者不合适。卡托普利试验是一项操作简单、安全性较高的确诊试验，但此试验存在一定的假阴性，部分特发性醛固酮增多症患者血 ALD 水平可被抑制。患者为年轻男性，有自发性低血钾，ALD 为 32ng/ml，高度提示原发性醛固酮增多症。目前心功能正常，低血钾已经纠正，故首选生理盐水输注试验，其次进行卡托普利试验。患者生理盐水输注试验和卡托普利试验均阳性，原发性醛固酮增多症诊断明确。定位诊断中，所有确诊原发性醛固酮增多症的患者都需进行肾上腺影像学检查：肾上腺 CT 优于 MRI；可进行肾上腺 CT 平扫+增强+三维重建。本例患者肾上腺平扫+增强 CT 提示右侧肾上腺皮质腺瘤。

三、治　　疗

确定诊断后，患者加用螺内酯（安体舒通）20mg 每日 3 次口服。2019 年 11 月 28 日患者在全身麻醉下行“腹腔镜肾上腺肿瘤切除术”。病理报告：肉眼所见，不整组织 1 块，体积 2.5cm×2cm×1.3cm，表面灰黄，切面见一结节，大小 1.4cm×1.3cm×0.8cm，质中；免疫组化，结果为 a-Inhibin（+），MelanA（+），AE1/AE3（–），Syn（灶+），CgA（–），Ki-67（1%+）。病理诊断：（右肾上腺肿瘤）结合 HE 染色形态及免疫组化，符合肾上腺皮质腺瘤。术后停用螺内酯，第 2 天复查电解质：钾 3.86mmol/L，钠 139.50mmol/L。3 个月后，患者门诊随访，未服用降压药及补钾治疗，血压 130/85mmHg，血钾 4.01mmol/L。

思维提示：

对于已经确诊的原发性醛固酮增多症患者，判断是单侧病变还是双侧病变是决定治疗方式的关键因素。单侧病变首选手术治疗。术后正常钠饮食，停止补钾，血钾可恢复正常；血压在术后 1～6 个月改善，但血压能否完全恢复正常受很多因素影响。双侧病变可给予醛固酮受体拮抗剂治疗，首选螺内酯。根据血钾情况调整螺内酯剂量，达到能够纠正低血钾的最小螺内酯剂量；如血钾正常但血压仍高，可联合应用其他降压药物。

临床决策：

肾上腺 CT 在定位诊断中存在一定局限性：小部分 CT 表现为双侧结节的醛固酮瘤可被误诊为特发性醛固酮增多症；而 CT 表现为肾上腺微腺瘤的特发性醛固酮增多症也可被误认为醛固酮瘤而行单侧肾上腺切除。此外，在 40 岁以上患者中单侧肾上腺无功能腺瘤并不少见。因此，对有手术意愿患者需进一步行 AVS 以明确有无优势侧分泌。但对于年龄＜35 岁，有自发性低血钾，ALD 明显升高，同时肾上腺 CT 支持皮质腺瘤者，如患者愿意手术治疗，且手术可行，可直接推荐进行手术治疗。本例患者符合上述条件；故经过螺内酯术前准备后，进行了“腹腔镜肾上腺肿瘤切除术”，术后患者血钾恢复正常，3 个月后血压正常。

四、点　　评

低钾血症是临床常见的电解质紊乱，病因复杂多样，有时低钾血症可能只是浮出水面的冰山一角。导致低钾血症的原因有 3 个，即摄入不足、细胞内转移、排泄过多，其中排泄过多最为复杂。在诊疗低钾血症的临床思维中，需明确低钾血症是持续存在还是间歇性发作，同时应注意是否伴有其他电解质紊乱、是否合并酸碱代谢紊乱、是否合并血压异常。如经过反复测定，确实存在低钾血症，可按照低钾血症诊断流程进行（图 5-12）。

本例患者血钾低、尿钾排泄增加，同时合并高血压，提示原发性醛固酮增多症可能性大，故需要完善肾素–血管紧张素–醛固酮测定。进行醛固酮测定的高血压患者，在治疗中应避免使用影响醛固酮测定的药物，如利尿剂、ACEI、ARB 和 CCB 等药物；对合并低钾血症的患者，需纠正低血钾后进行测定。目前认为，原发性醛固酮增多症最常见继发高血压；在诊断中，需与其他引起高血压的疾病，特别是合并低血钾的疾病鉴别，如继发性醛固酮增多症、肾素瘤、内分泌性疾病（甲状腺功能亢进症、皮质醇增多症、嗜铬细胞瘤）等。原发性醛固酮增多症的诊断分为两步：第一，筛查原发性醛固酮增多症；第二，确诊并定位（图 5-13）。

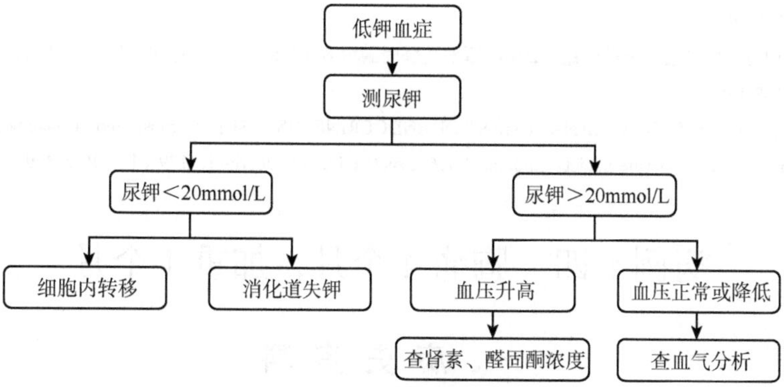

图 5-12 低钾血症诊断流程

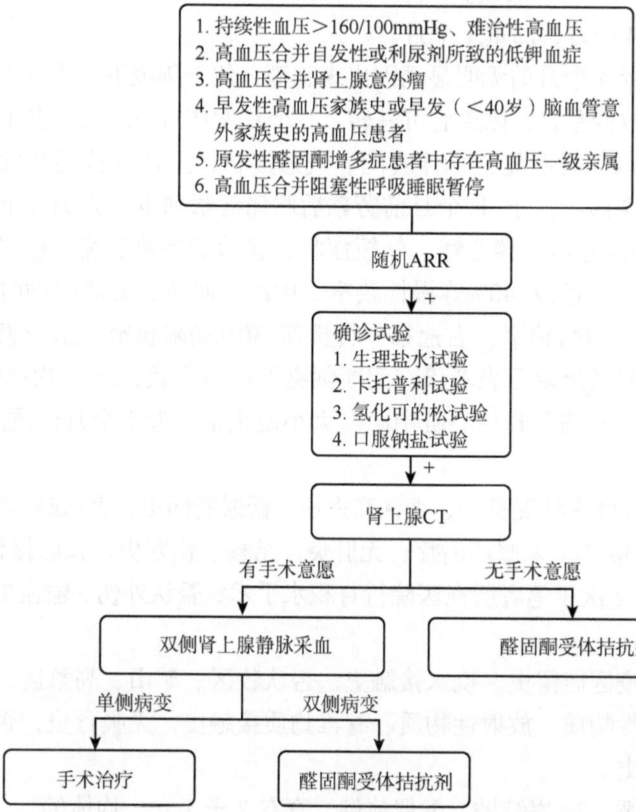

图 5-13 原发性醛固酮增多症诊疗流程

（张明琛）

参 考 文 献

宋颖，杨淑敏，何文雯，等，2018. 原发性醛固酮增多症确诊试验诊断价值的比较. 中华内科杂志，57（4）：294.

魏强，朱育春，2020. 原发性醛固酮增多症的功能分型诊断：肾上腺静脉采血专家共识. 现代泌尿外科杂志，25（3）：205-208.
中华医学会内分泌学分会肾上腺学组，2016. 原发性醛固酮增多症诊断治疗的专家共识. 中华内分泌代谢杂志，32（3）：188-195.
Williams TA，Reincke M，2018. MANAGEMENT OF ENDOCRINE DISEASE：Diagnosis and management of primary aldosteronism：the Endocrine Society guideline 2016 revisited. Eur J Endocrinol，179（1）：R19-R29.

病例十四　胸痛 4 个月，加重 1 个月

一、病 史 资 料

患者，男性，64 岁，汉族。

主诉：胸痛 4 个月，加重 1 个月。

现病史：患者 4 个月前无明显诱因出现胸痛，位于剑突下，手掌大小范围，呈针刺样，持续数秒左右，休息后可好转，1 个月发作 1～2 次，多于快走、爬楼、劳累、情绪激动时明显，不伴胸闷、气短症状，上述症状间断发作，未予以重视，未行特殊诊治。于 1 个月前劳累后胸痛症状加重，为剑突下发闷样疼痛，持续约 1 小时左右，伴心悸、气短症状，就诊于当地医院，行“冠状动脉造影检查”示前降支近段 40%弥漫性狭窄，中段心肌桥，心肌收缩时血管压缩 40%，回旋支近段 30%狭窄，右冠第一转折前 30%局限狭窄。给予患者冠心病二级预防治疗，好转出院后患者仍有间断剑突下疼痛症状，2～3 次/周，笔者所在医院门诊以“冠心病”收住心脏中心。大小便正常。近 1 个月体重减少 2kg，体力无明显变化。

既往史：平素健康状况良好，否认高血压、糖尿病病史，否认脑血管疾病史，有慢性胃炎病史 30 年，未服药治疗；无肝炎、结核、伤寒史，预防接种史不详，2011 年、2014 年 2 次于笔者所在医院行肾积水手术，否认外伤、输血史，否认食物或药物过敏史。

个人史：无疫区居留史、疫水接触史，否认牧区、矿山、高氟区、低碘区居住史，否认化学性物质、放射性物质、有毒物质接触史，无吸毒史，否认吸烟、饮酒史，无冶游史。

婚育史：已婚，24 岁结婚，配偶体健，育有 2 子 1 女，均体健。

家族史：父母已故，父亲死于胰腺炎，母亲死于胃癌，否认家族性遗传病史，家族中无类似患者，兄弟姐妹 4 人。

思维提示：根据病史提出假设。

第一步：根据患者短期内出现“胸痛”症状，可以考虑可能引起上述症状的疾

病解剖部位在肺、胸膜、肺血管及心脏。

（1）胸壁疾病疼痛特点：疼痛部位固定于病变部位，如胸壁脓肿、带状疱疹等；病变部位有明显压痛；胸廓活动增强时疼痛加重，如举臂、咳嗽、深吸气等可使胸痛加重。

（2）呼吸系统疾病胸痛特点：胸痛多伴有咳嗽、咳痰；胸壁局部无压痛；胸壁活动不会引起疼痛，而咳嗽、深吸气可使胸痛加重。

（3）心血管疾病胸痛特点：胸痛由体力活动诱发或由于体力活动加重，休息后好转；胸痛多位于胸骨后或心前区，少数位于剑突下；胸痛可放射至左肩、左臂。

（4）纵隔疾病或食管疾病胸痛特点：胸痛常位于胸骨后；常为持续性疼痛，可有放射痛；吞咽时胸痛加重，常伴吞咽困难。

（5）横膈病变胸痛特点：胸痛常位于下胸部或胸骨下部；右膈肌中心受累可有右肩部放射痛；深呼吸可使胸痛加重。

第二步：本例患者既往无心血管疾病史，本次无明显诱因发病，出现剑突下针刺样疼痛，多在快走、爬楼、劳累、情绪激动时明显，故考虑与心血管疾病相关可能性大。

第三步：继续推理假设和分析。本例患者 64 岁，胸痛位于剑突下，手掌大小范围，疼痛呈针刺样，持续数秒左右，休息后可好转，1 个月发作 1～2 次，快走、爬楼、劳累、情绪激动时明显。结合院外检查，“冠状动脉造影检查”示前降支近段 40%弥漫性狭窄，中段心肌桥，心肌收缩时血管压缩 40%，回旋支近段 30%狭窄，右冠第一转折前 30%局限狭窄，考虑冠状动脉粥样硬化。需进一步通过体格检查及辅助检查验证所提出的假设。

体格检查：体温 36.3℃，脉搏 90 次/分，呼吸 20 次/分，血压 110/68mmHg，体重 77kg。神志清楚，精神可，双肺呼吸音清，未闻及干湿啰音。心率 90 次/分，心律齐，心音正常，腹平软，无压痛，肝脏未触及，肝肾区无叩击痛，未闻及血管杂音。四肢活动自如，双下肢无水肿。生理反射存在，病理反射未引出。

实验室检查：

三大常规：血常规及大便常规未见明显异常。尿十项、尿镜检：潜血阳性（2+）↑，尿蛋白阳性（3+）↑。

手术前凝血功能监测：部分凝血活酶时间 38.5 秒↑，凝血酶时间 28.7 秒↑，纤维蛋白原降解产物（FDP）5.60μg/ml↑。

生化全项：血钾 4.0mmol/L，二氧化碳结合力 22mmol/L，尿素氮 6.8mmol/L，肌酐 60μmol/L，甘油三酯 4.26mmol/L↑，总蛋白 44.90g/L↓，白蛋白 24.90g/L↓。

N 端-B 型钠尿肽前体：1330.00ng/L↑。

甲状腺功能、免疫四项、肿瘤标志物：未见明显异常。

思维提示：通过体格检查，寻找可能出现病史中主要症状的疾病，发现新的证据。进一步验证提出的假设；选择进一步验证原有假设的实验室检查。

本例患者查体未见明显阳性体征。

结合病史及查体考虑冠状动脉粥样硬化可能性大，其他心肌病不能完全除外，需经相关辅助检查进一步明确诊断。

同时发现患者蛋白尿、低蛋白血症，详细追问病史，患者诉半年前发现尿中泡沫增多，否认尿频、尿急等尿路刺激症状，未予以特殊处理，联系肾病科会诊，建议待心脏问题明确后进一步明确肾脏问题。

辅助检查：

1. 入院心电图提示窦性心律，ST-T 异常。24 小时动态心电图提示窦性心律，ST-T 异常。24 小时动态血压提示夜间 DBP 负荷超过正常范围。全天血压变化曲线呈非杓型改变。

2. 心脏 B 超：EF 58%，左心房增大，左心室心肌肥厚，主动脉硬化，窦部增宽。左心腔造影检查：肥厚型心肌病（非梗阻性），肥厚部位的心肌灌注减少。静息门控心肌灌注显像：左心室收缩，舒张功能减退，右心室显影，心腔增大。结合患者病史及相关检查诊断“肥厚型心肌病（非梗阻性），心功能Ⅱ级”。

3. 患者曾在笔者所在医院行 2 次肾积水手术，此次入院发现蛋白尿、低蛋白血症，考虑肾病综合征。进一步完善腹部及泌尿系 B 超：慢性胆囊炎；脾大，脾门旁实质回声符合副脾声像；胰头区囊性灶，考虑倾向于良性；右肾积水，肝脏及左肾未见明显异常；双侧输尿管及膀胱未见明显异常；前列腺增大。腹部 CTA：肝门区胰头部上方结节，考虑肿大淋巴结可能。胆囊炎并胆囊小结石，副脾。右侧肾盂及输尿管轻度扩张积水，左侧肾上腺略增粗，脾脏可疑低密度，请结合临床并随访，腹主动脉硬化。

为进一步明确蛋白尿原因，转入肾病科后进一步完善检查。

患者目前诊断考虑“蛋白尿待查：肾病综合征，肾炎；肥厚型心肌病（非梗阻性）；心功能Ⅱ级，双侧肾积水术后”。

本例患者可与以下疾病进行鉴别。

（1）过敏性紫癜肾炎：①好发于青少年；②皮肤紫癜、关节痛、腹痛、黑便；③皮疹出现后 1～4 周出现血尿和（或）蛋白尿。

（2）系统性红斑狼疮：①好发于青中年女性；②发热、皮疹、口腔溃疡、关节痛、多发性浆膜炎；③多系统器官损害，如心、肾、神经系统、血液系统；④IgG 升高，C3 降低，自身抗体阳性；⑤肾病综合征。

（3）乙型肝炎病毒相关性肾炎：①多发于儿童及青少年；②常见的病理类型为膜性肾病，其次为系膜毛细血管性肾小球肾炎；③肾病综合征；④患肾小球肾炎，并可除外狼疮性肾炎等继发性肾小球肾炎；⑤血清乙型肝炎病毒抗原阳性、肾活检切片中找到乙型肝炎病毒抗原。

（4）糖尿病肾病：①好发于中老年；②糖尿病 10 年后出现尿改变，表现为肾病综合征；③特征性眼底改变；④糖尿病病史。

（5）骨髓瘤性肾病：①男性多于女性；②多有骨痛；③尿本–周蛋白阳性；④血清单株球蛋白升高，蛋白电泳出现 M 带；⑤扁骨 X 线检查显示穿凿样空洞。

诊断思路：①明确肾病综合征的诊断；②需除外继发性肾病综合征，才能诊断原发性肾病综合征；③判断有无并发症。

转科后完善相关检查：

（1）尿畸形红细胞：尿液颜色淡黄、透明，红细胞计数 2 万/ml，均一型。

（2）尿生化 8 项组合：尿酸 948.00μmol/L↓，24 小时尿氯 140.40mmol/24h↓，24 小时尿钙 12.1mmol/24h↑，24 小时尿肌酐 13698.0μmol/24h↑，24 小时尿蛋白定量 12.16g/24h↑，尿量 3.00L/24h。

（3）肾小管三项检查组合：β_2 微球蛋白 1.60mg/L↑，α_1 微球蛋白 17.70mg/L↑。

（4）风湿性疾病组合 6 项+体液免疫检测组合 9 项：补体 C3 0.51g/L↓，免疫球蛋白 G 7.12g/L↓，α_1 酸性糖蛋白 0.404g/L↓，κ 轻链 6.240g/L↓。

（5）肾脏循环免疫及抗磷脂酶 A_2 受体：ANA、dsDNA、ANCA、抗磷脂酶 A_2 受体（anti-PLA2R）抗体均阴性。

（6）红细胞沉降率：30.00mm/h↑。

（7）尿本-周蛋白检测：阴性。

思维提示：根据病史、体征及实验室检查，依据可能性大小列出可能的诊断。

患者目前可明确诊断为"肾病综合征，肥厚型心肌病（非梗阻性），心功能Ⅱ级，双侧肾积水术后"。患者可能的诊断：①原发性肾病综合征，由原发性肾小球疾病所致。②继发性肾病综合征：代谢性疾病引起的肾病、糖尿病肾病、肾淀粉样变性等；与肿瘤有关的肾病综合征，如多发性骨髓瘤等引起的肾病综合征。

本例患者需行肾穿刺活检以进一步明确肾脏病变原因及病理类型。

（8）肾穿刺活检，肾脏病理（光镜）：1 条组织，可见 15 个肾小球，2 个球性硬化，肾小球系膜细胞和基质轻度节段性增生，毛细血管袢开放可，基底膜未见明确增厚。肾小管上皮空泡及颗粒样变性，灶性萎缩，肾间质灶性淋巴单核样细胞浸润伴纤维化，小动脉管壁略增厚，刚果红染色局灶系膜区，血管壁见砖红色物沉积，考虑为肾淀粉样变性。免疫荧光：IgG–，IgA–，IgM+/–，C3c–，C4c–，C1q–，κ–，λ–，蛋白–。

电镜：肾小球系膜区见小片状杂乱分布的细纤维结构，纤维直径 8～10nm（电镜，×10000）。

思维提示: 修正诊断。根据所有的检查结果及治疗效果判定所提出的假设是否正确；如不正确，则选择相关实验室检查、影像学检查及有助于疾病诊断的其他检查，验证再次提出之假设；这些假设中，有一些可能要被排除，也可能增加新的诊断。

诊断：继发性肾病综合征
肾淀粉样变性（renal amyloidosis）
肥厚型心肌病（非梗阻性）
心功能Ⅱ级
双侧肾积水术后

二、学 习 讨 论

淀粉样变性（amyloidosis）是一组蛋白质以异样的纤维结构沉积于细胞之间，造成组织器官结构和功能改变引起相应临床表现的特异质疾病。病因不明，可以是原发性的，也可以是获得性的。其可累及多个系统及器官，也可以累及单个器官。病程可呈良性经过，也可以呈恶性经过。累及肾脏者称为肾淀粉样变性。

肾淀粉样变性是系统性淀粉样变性病的一个组成部分。其临床特点如下：中老年起病，多表现为肾病综合征，血尿不突出，治疗反应差，易发展为肾功能不全及多系统器官受累（如巨舌、皮疹、肝脾大、胃肠道功能异常、心肌肥厚、低血压等）。在肾病中，它相对少见，一般占全部肾活检患者的 0.5%～1.0%，占继发性肾脏疾病的 4%～5%。

原发性肾淀粉样变性（AL 型）病因：异常的轻链蛋白和少数重链蛋白沉积。部分病例可出现多发性骨髓瘤等单克隆免疫球蛋白病，多数无因可查。原发性淀粉样变性近年来发病率增高，目前我们所见到的肾淀粉样变性多属此类。

继发性肾淀粉样变性（AA 型）病因：常有慢性破坏性炎症性前驱病灶，如慢性空洞性肺结核、慢性化脓性骨髓炎、类风湿关节炎、慢性支气管扩张症、肺脓肿、Ⅲ期梅毒等，明确原发病变是治疗继发性淀粉样变性的关键。

AL 型淀粉样变性的治疗以化疗为主：①初诊治疗方案，美法仑+地塞米松（M-Dex）作为经济有效的一线药物治疗方案，对于 M-Dex 治疗反应差或无法耐受药物不良反应的患者，可采用环磷酰胺+沙利度胺+地塞米松（CTD）方案；②复发/难治治疗方案，首选以第一代蛋白酶体抑制剂硼替佐米为基础的治疗方案，具体方案包括硼替佐米+地塞米松（BD）和环磷酰胺+硼替佐米+地塞米松（CyBorD）治疗方案；③自体外周血造血干细胞移植方案（ASCT）；④新靶点治疗抗 CD38 单克隆抗体（Daratumumab）可以直接抑制患者 CD38 阳性的异常浆细胞生成，其血清 AL 淀粉样蛋白量显著降低。

三、治　疗

1. 一般治疗

（1）休息：严重水肿及体腔积液时卧床休息。

（2）饮食：适量即 1.0g/（kg·d）优质蛋白饮食，热量不少于 30～35kcal/（kg·d），水肿时低盐饮食（3～5g/d）。

2. 利尿消肿

（1）渗透性利尿：甘露醇、低分子右旋糖酐、高糖液等。

（2）利尿剂：常采用排钾利尿剂和潴钾利尿剂合用方案，间歇用药。

（3）白蛋白：静脉输注白蛋白在 1～2 日可随尿液丢失，并延迟病情缓解，增加复发率。应严格把握适应证：①利尿剂效果差的高度水肿；②有血浆容量不足表现者；③间质水肿导致急性肾衰竭者。

3. 减少蛋白尿　对于肾小球内高压引起大量蛋白尿患者，应用血管紧张素转化酶抑制剂，有可能通过降低肾小球内高压而减少蛋白尿。

4. 原发性肾病综合征　免疫抑制治疗。

5. 继发性肾病综合征　原发病的治疗。

6. 并发症的防治

（1）调脂治疗：羟甲基戊二酸单酰辅酶-A（HMG-CoA），纤维酸类药物。

（2）抗凝治疗：血浆白蛋白低于 20g/L 常规使用抗凝剂，如肝素钠、低分子肝素；抗血小板药：双嘧达莫、阿司匹林。

（3）抗感染：选用对致病菌敏感、强效且无肾毒性的抗生素。

7. 其他　中医治疗。

四、预　后

肾病综合征病理类型不同，预后不同，继发性肾病综合征预后与原发病预后相关；有显著的高脂血症、肾小球高滤过状态和肾小球内高压者预后差；并发症（如反复感染、肾静脉血栓等）也影响预后。

五、点　评

患者为老年男性，因反复胸痛就诊于心内科，住院期间发现大量蛋白尿，提示肾病综合征，全面评估心脏问题同时联系肾病科会诊，病情平稳后转入肾病科行肾穿刺活检，肾脏病理提示肾淀粉样变性。该病例提示我们对于大量蛋白尿的患者，应进行全面的实验室检查及辅助检查以进一步除外其他系统疾病导致的继发性肾病，在条件允许的情况下应由专科医师行肾穿刺活检以明确肾脏病变原因，肾脏病理仍是肾脏病变诊断金标准。

对该病例提出疑问，此患者心肌病变是否与淀粉样变性相关，进行相关文献复习，淀粉样变性患者心脏受累而发生淀粉样物沉积，称为淀粉样变性心肌病。淀粉样物质浸润心肌早期影响心肌舒张功能，逐渐导致限制型心肌病而出现右心衰竭表现，如颈静脉压增高、肝大、右心奔马律、周围性水肿等。心电图特征性改变为低电压（肢体导联 QRS 高度＜5mm，胸前导联 QRS 高度＜10mm），可出现类似心肌梗死图形，心律失常以心房颤动最为常见，若出现复杂性室性心律失常，可能为猝死的先兆。淀粉样物质沉积累及心脏传导系统时则可出现房室传导阻滞、病态窦房结综合征等。超声心动图常见心室壁肥厚、心肌组织呈闪耀的颗粒状强回声，诊断淀粉样变性心肌病的敏感度为 87%，特异度达 81%。超声心动图显示心室壁肥厚而心电图提示肢体导联低电压，这一矛盾现象是淀粉样变性心肌病的特征及诊断标准之一。心内膜活检是诊断淀粉样变性心肌病的金标准，阳性率超过 90%，但取材困难、创伤大，患者不易接受。该病预后差，一旦患者出现临床症状，病情进展迅速，且预后很差，出现心力衰竭的患者中位生存期＜6 个月。结合本例患者的病史特点及相关检查未见淀粉样变性心肌病的典型表现，故心肌病变与淀粉样变性是否相关暂无法定论，仍需后期随访观察。

（李素华）

参考文献

包曹歆，张学武，2005. 肾淀粉样变的治疗及进展. 北京医学，5（1）：53-55.

冀晋，方理刚，方全，等，2015. 联合应用心电图和超声心动图在心肌淀粉样变诊断中的价值. 中国心血管杂志，20（1）：46-51.

徐东杰，周芳，张海峰，等，2014. 关注心肌淀粉样变的诊断线索. 临床心血管病杂志，30（2）：93-94.

Dittrich T，Kimmich C，Hegenbart U，et al，2020，Prognosis and Staging of AL Amyloidosis. Acta haematologica，143（4）：388-400.

Koh Y，2020. AL amyloidosis：advances in diagnosis and management. Blood research，55（Suppl）：S54.

病例十五　间断胸痛 1 个月，晕厥 1 次

一、病 史 资 料

患者，女性，68 岁。

主诉：间断胸痛 1 个月，晕厥 1 次。

现病史：患者自诉 1 个月前活动时出现胸痛，伴气短，疼痛位于心前区，呈

闷痛，持续 20 分钟左右，休息后可逐渐缓解，无肩背部放射痛，无撕裂样疼痛。晨起患者于活动时出现晕厥症状，持续约 30 秒，清醒后不能回忆发作时情形，无口吐白沫、牙关紧闭，无肢体抽搐、大小便失禁，无咯血，无心悸、气促，无视物模糊，就诊于笔者所在医院急诊科，急诊科检查结果显示 N 端-B 型钠尿肽前体 1820.00ng/L↑；肌钙蛋白 I 0.102μg/L↑；肌酸激酶、肌酸激酶同工酶、肌红蛋白未见异常，C 反应蛋白 10.90mg/L↑，白细胞介素 67.280pg/ml↑；葡萄糖 7.60mmol/L↑，甘油三酯 2.37mmol/L；心电图：窦性心律，ST-T 改变。以“晕厥待查”急诊收入院。

既往史：既往平素健康状况一般，有高血压病史，规律服用氯沙坦钾片 50mg 每日 1 次治疗，血压控制可。有高脂血症病史，未正规服药治疗。否认脑血管病史，否认糖尿病病史，否认肝炎及结核病史，预防接种史不详，否认手术、外伤、输血史，否认食物或药物过敏史。

个人史：无疫区居留史、疫水接触史，否认牧区、矿山工作史，否认化学性物质、放射性物质、有毒物质接触史，否认吸烟饮酒史，无冶游史。

家族史：否认家族性遗传病史，否认家族中猝死病史。

思维提示：

晕厥是指一过性全脑血液低灌注导致的短暂意识丧失，特点为发生迅速、一过性、自限性并能够完全恢复。发作时因肌张力降低、不能维持正常体位而跌到。依据病理生理特征，晕厥分为神经介导性晕厥（反射性晕厥）、直立性低血压晕厥和心源性晕厥。心源性晕厥又分为心律失常性晕厥和器质性心血管病性晕厥。心律失常性晕厥是最常见的心源性晕厥类型，心律失常发作时伴血流动力学障碍，心排血量和脑血流量明显下降引起晕厥。器质性心脏病所致晕厥多见于老年患者，大脑需要的供血量超过心脏的供血能力时，如果相应的心排血量增加不足，则可引起晕厥。对于晕厥患者首先应进行初步评估：①明确是否是晕厥；②是否能确定晕厥的病因；③是否是高危患者。因而针对本例患者，在病史采集中，应注意以下方面。

（1）胸痛症状及伴随症状：胸痛诱因、部位、性质、程度、持续时间、缓解方式及有无放射痛，胸痛伴随症状，双上肢血压是否一致，是否伴有呼吸困难及咯血，既往存在何种疾病，有无心血管病家族史。

（2）晕厥相关症状：晕厥前是否伴有头痛、心悸、乏力、出汗等前驱症状。晕厥发生的诱因及环境（疼痛、害怕、拥挤环境等）、患者的体位、活动情况（休息、改变体位、运动时或后、排尿时或后、打喷嚏、咳嗽、吞咽等），既往药物使用情况。询问有无晕厥及猝死的家族史。

临床决策：

通过问诊可明确，本例患者为 68 岁老年女性，间断胸痛病史 1 个月，有 1 次晕厥病史。患者既往有高血压病史，规律服用降压药治疗，血压控制可，有高脂血症病史，既往无脑血管病史，应首先考虑心源性晕厥的可能，进一步可重点完善心脏超声、心电图、动态心电图、心肌酶学、冠状动脉造影检查评估心血管疾病，可进一步完善检查排除其他疾病，如短暂性脑缺血发作、直立性低血压、癫痫等。从本例患者临床资料中，我们应注意心源性晕厥和非心源性晕厥的鉴别。心源性晕厥多发生于年龄超过 60 岁的患者，男性多见，大多有心脏疾病史，晕厥与体力或精神压力有关，前驱症状（如心悸）短暂，常于运动中发生，通常与体位无关，可在卧位时发生，发作频率一般较少（1 次或 2 次），无情境因素，有遗传性疾病或早发心源性猝死家族史，心脏查体常有异常体征；而非心源性晕厥多发生于年轻人，女性多见，无心脏疾病史，一般有特定的诱因诱发晕厥，如脱水、疼痛、痛苦刺激等，常有前驱症状，如恶心、呕吐、发热等，常于运动后发生，与体位有关，仅发生于站立位，且发作频繁，有长期晕厥发作病史且临床特征相似，有特定的情境因素，如咳嗽、大笑、排尿、排便、吞咽时，无心血管病家族史，心脏查体正常。

体格检查：神志清楚，精神欠佳，体温 36.5℃，呼吸 17 次/分，脉搏 74 次/分，血压 117/71mmHg；心前区无隆起，其他部位无异常搏动，心尖搏动位于左侧第 6 肋间锁骨中线；未触及震颤，未触及心包摩擦感，相对浊音界扩大，心率 74 次/分，心律不齐，可闻及期前收缩，每分钟 1～2 个，在主动脉瓣第一听诊区可闻及 3/6 级收缩期粗糙喷射样杂音，向颈部传导，二尖瓣区可闻及 3/6 级收缩期吹风样杂音，未闻及额外心音，未闻及奔马律，未闻及心包摩擦音。双肺呼吸音略粗，未闻及干湿啰音。神经系统查体未见阳性体征，四肢肌力正常，病理征阴性。

思维提示：

对患者进行系统、全面的体格检查时，应重点注意：①心脏的查体，注意心率和节律，心脏杂音、奔马律、心包摩擦音等器质性心脏病的证据；②本例患者为老年女性，针对老年晕厥患者，应排除直立性低血压所致的晕厥，若患者情况允许，可完善卧立位试验以进一步诊断；③神经系统查体是否有阳性体征。

临床决策：

结合本例患者心脏查体，叩诊心界扩大，听诊心律不齐，可闻及期前收缩，每分钟 1～2 个，在主动脉瓣第一听诊区可闻及 3/6 级收缩期粗糙喷射样杂音，向颈部传导，二尖瓣区可闻及 3/6 级收缩期吹风样杂音，考虑为心脏瓣膜病、主动脉瓣狭窄、二尖瓣关闭不全；需进一步完善心脏超声检查以明确诊断，进一步完善动态心电图，必要时完善电生理检查，排除心律失常所致的晕厥。卧立位试验阴性，排除直立性低血压所致的晕厥，神经系统查体无阳性体征，暂不考虑脑血管病引起的晕厥，进一步完善颅脑 CT、脑电图、颅脑血管 CTA 等检查明确。

辅助检查：

急诊生化全项（干化）：钾 3.52mmol/L，葡萄糖 7.60mmol/L↑，甘油三酯 2.37mmol/L↑，白细胞介素 67.280pg/ml，C 反应蛋白 10.90mg/L↑，肌钙蛋白 I 0.102μg/L↑，N 端-B 型钠尿肽前体测定 1820.00ng/L↑，糖化血红蛋白 6.0%↑。

心电图：窦性心律，ST-T 改变。

动态心电图：窦性心律，偶发房性期前收缩；短阵房性心动过速；偶发室性期前收缩，ST-T 改变。心脏超声：二叶式开放主动脉瓣、主动脉硬化、主动脉瓣钙化和粘连、升主动脉增宽并主动脉瓣狭窄（重度），主动脉瓣关闭不全（轻度）；左心房腔、左心室腔偏大，左心室心肌肥厚，左心室壁节段性运动减弱；二尖瓣后叶钙化并二尖瓣关闭不全（中度）；肺动脉增宽，中度肺动脉压增高；主动脉瓣面积 0.37cm^2。

冠状动脉造影：各冠状动脉血管未见狭窄。

头颈部 CT：①腔隙性脑梗死；②双侧下鼻甲肥大。

头颈部 CTA：右侧胚胎型大脑后动脉，右侧椎动脉全程较对侧纤细，局部软斑，基底动脉粗细不均，局部狭窄，双侧颈总动脉分叉处及左侧颈内动脉床突段钙斑。

脑电图：正常脑电图（清醒/合作）。

思维提示：

1. 血常规、肝功能、肾功能、电解质、血糖、血脂：排除贫血、感染、肝肾功不全等。
2. 心肌酶学、心电图、经皮冠状动脉造影术：除外心肌缺血相关的晕厥。
3. 心电图、动态心电图：除外心律失常性晕厥及疑似心律失常性晕厥。
4. 头颈部 CTA：除外脑血管病相关的晕厥。
5. 脑电图：除外癫痫。
6. 心脏超声：除外心肌病所致晕厥。

临床决策：

1. 肌酸激酶、肌酸激酶同工酶、肌红蛋白未见异常，肌钙蛋白阳性，心电图未见动态演变，冠状动脉造影未见明显的血管狭窄，目前可排除冠心病。
2. 动态心电图：提示窦性心律，偶发房性期前收缩；短阵房性心动过速；偶发室性期前收缩，ST-T 改变。基本可排除心律失常性晕厥。
3. 头颈部 CTA 未见明显的血管狭窄，可排除脑血管病引起的晕厥。
4. 脑电图为正常脑电图，可排除癫痫。
5. 心脏超声：主动脉瓣狭窄（重度），主动脉瓣面积 0.37cm^2；考虑主动脉狭窄所致的胸痛及晕厥，符合三联征，即劳力性心绞痛、劳力性呼吸困难、劳力性晕厥。

二、诊断思路

1. 临床诊断思维分析　本例患者为老年女性，活动时出现胸痛，伴有气短，晕厥 1 次，休息后可缓解，既往有高血压、高血脂病史，查体在主动脉瓣第一听诊区可闻及 3/6 级收缩期粗糙喷射样杂音，向颈部传导，二尖瓣区可闻及 3/6 级收缩期吹风样杂音，心电图示窦性心律，ST-T 改变，结合心脏超声主动脉瓣狭窄（重度），主动脉瓣面积 0.37cm^2，推测引起胸痛、晕厥、气短的原因为心脏瓣膜病、主动脉瓣重度狭窄。

2. 鉴别诊断　心脏瓣膜病、主动脉瓣重度狭窄需与以下疾病鉴别。

（1）梗阻性肥厚型心肌病：可出现劳力性呼吸困难与乏力，部分患者可出现晕厥，与运动有关，可于胸骨左缘第 3～4 肋间闻及较粗糙的喷射性收缩期杂音。超声心动图显示左心室壁不对称肥厚，室间隔明显增厚，完善超声心电图进一步鉴别诊断。

（2）冠心病：可出现活动时胸闷、胸痛，本例患者为老年女性，有活动时胸闷、胸痛，既往有高血压、高血脂病史，但患者冠状动脉造影提示冠状动脉正常，可排除冠心病。

3. 得出诊断　心脏瓣膜病、重度主动脉瓣狭窄（可解释胸痛、气短、晕厥）、轻度主动脉瓣关闭不全、二尖瓣后叶钙化并二尖瓣关闭不全（中度）、中度肺动脉压增高、心功能Ⅱ级、心律失常、偶发房性期前收缩、短阵房性心动过速、偶发室性期前收缩。

4. 主动脉瓣狭窄治疗

（1）内科治疗：主要是预防感染性心内膜炎。无症状者无需治疗，应定期随访。轻度狭窄者每两年复查 1 次，体力活动不受限制；中度至重度狭窄者应避免剧烈体力活动，每 6～12 个月复查 1 次。一旦出现症状，需手术治疗。心力衰竭患者等待手术过程中，可慎用利尿剂以缓解肺充血。如出现心房颤动，则应尽早电复律，否则可能导致急性左心衰竭。ACEI 及 β 受体阻滞剂不适用于主动脉瓣狭窄患者。

（2）手术治疗：凡出现临床症状者，均应考虑手术治疗。若不做主动脉瓣置换，3 年死亡率高达 75%。主动脉瓣置换后，生存率接近正常。手术治疗方法包括人工瓣膜置换术、直视下主动脉瓣分离术、经皮主动脉瓣球囊成形术、经皮主动脉瓣置换术（TAVI）。

三、学习讨论

本例患者为老年女性，以“间断胸痛 1 个月，晕厥 1 次”为主诉入院，急诊科以“晕厥待查”收入院，结合患者发作时的症状、体征及辅助检查，考虑心源性晕厥可能性大，心源性晕厥又分为心律失常性晕厥和器质性心血管病性晕厥，进一步完善动态心电图、心脏超声及冠状动脉造影检查，明确诊断为主动脉瓣重度狭窄，且用一元论可解释本例患者所有的临床表现。主动脉瓣狭窄患者，无症状期长，直至瓣口面积≤$1.0cm^2$时才出现临床症状，呼吸困难、心绞痛和晕厥是典型主动脉瓣狭窄的常见三联征。

1. 呼吸困难 劳力性呼吸困难为晚期患者常见的首发症状，见于95%有症状的患者。随病情发展，可出现阵发性夜间呼吸困难、端坐呼吸乃至急性肺水肿。

2. 心绞痛 对于重度主动脉瓣狭窄患者来说，心绞痛是最早出现，也是最常见的症状。其常由运动诱发，休息及含服硝酸甘油可缓解，反映了心肌需氧与供氧之间的不平衡。产生心绞痛的原因有4点：①左心室壁增厚、心肌收缩压升高和射血时间延长，增加心肌耗氧量；②左心室肥厚，导致心肌毛细血管密度相对降低；③舒张期心腔内压力增高，压迫心内膜下冠状动脉，导致心肌灌注不足；④左心室舒张末压增高至舒张期主动脉–左心室压降低，减少冠状动脉灌注压。本例患者病史短，初始症状为胸痛，符合主动脉瓣重度狭窄的临床特点。

3. 晕厥 见于15%～30%有症状的患者，部分仅表现为黑矇，可为首发症状。晕厥多与劳累有关，发生于劳累当时，少数在休息时出现。机制可能如下：①劳累时，外周血管扩张而心排血量不能相应增加，同时心肌缺血加重，心肌收缩压减弱引起心排血量进一步减少；②劳累停止后回心血量减少，左心室充盈量及心排血量下降，休息时晕厥多由心律失常（如心房颤动、房室传导阻滞或心室颤动等）导致心排血量骤减所致。

四、点　评

本例患者为老年女性，以胸痛为首发症状，并出现晕厥1次，通过病史采集、心脏查体及心脏超声、头颈部CTA（排除脑血管疾病引起的晕厥）、脑电图（排除癫痫）、心电图及动态心电图（排除心律失常性晕厥）、冠状动脉造影等，明确患者晕厥的原因，确定了主动脉瓣重度狭窄的诊断。通过此病例的学习，得知对于晕厥的患者，应详细询问病史，明确晕厥发生的前驱症状，晕厥发生的诱因、环境，患者的体位、活动情况，既往药物使用情况及家族史等，通过病史的询问、详细的体格检查及心电图检测可初步对晕厥进行评估，并进行晕厥相关疾病的鉴别诊断（表5-5），完成初步评估后可按照晕厥的评估及诊断流程（图5-14）合理完善相关辅助检查，最终得出确定的诊断。

表 5-5　晕厥的鉴别诊断

相关疾病	不符合晕厥的临床特征
癫痫	很少有诱因，有癫痫先兆症状，舌咬伤多见，意识丧失持续数分钟，有记忆缺失
PPS 或假性昏迷	每次发作持续数分钟至数小时，发作频率高，每日数次
不伴 TLOC 的跌倒发作	无意识丧失或记忆丧失
猝倒症	跌倒发作伴弛缓性瘫痪，对刺激无反应，但无记忆丧失
颅内或蛛网膜下腔出血	意识不是立即丧失，而是逐渐丧失，伴严重头痛和其他症状
后循环 TIA	局灶性症状和体征；多无意识丧失，如有，则持续时间长
前循环 TIA	明显的局灶性神经系统症状和体征，无意识丧失
锁骨下动脉盗血综合征	局灶性神经系统症状和体征
代谢性疾病包括低血糖、缺氧、伴有低碳酸血症的过度通气，中毒	意识受影响持续时间长，但多数不丧失
心搏骤停	意识丧失不能自行恢复
昏迷	意识丧失持续时间长

注：PPS.心因性假性晕厥；TLOC.短暂性意识丧失；TIA.短暂性脑缺血发作。

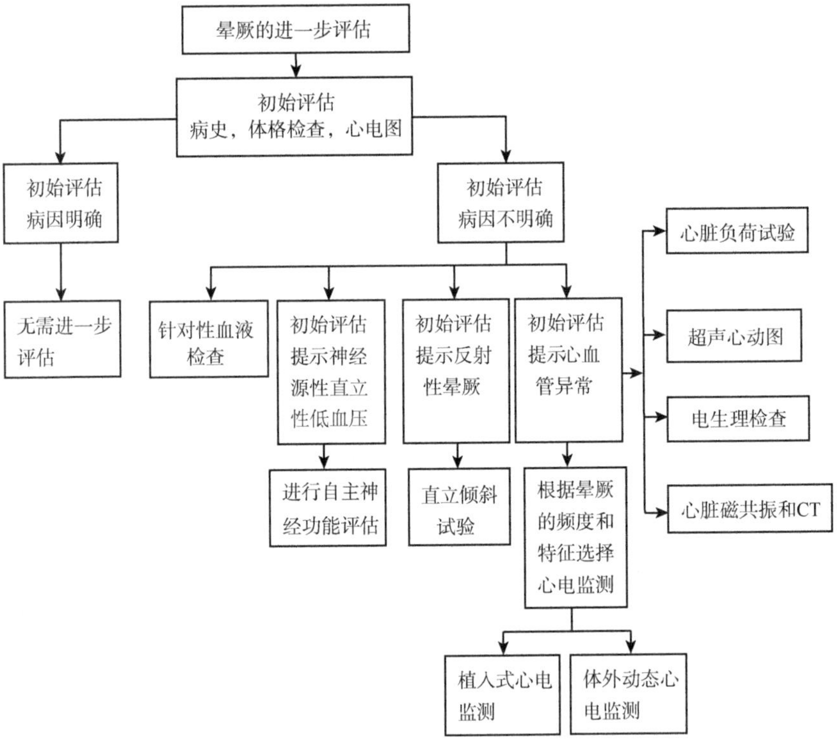

图 5-14　晕厥的评估及诊断流程

（梁晓慧）

参考文献

袁艺，黄兰珍，林小勇，2019. 超声心动图诊断主动脉狭窄的应用价值分析.现代医用影像学，28（11）：2501-2502.
中华心血管病杂志编辑委员会，中国生物医学工程学会心律分会，中国老年学和老年医学学会心血管病专业委员会，等，2019. 晕厥诊断与治疗中国专家共识（2018），中华心血管病杂志，47（2）：96-107.

病例十六 间断胸闷、气短 2 年，活动后加重 3 日

一、病史资料

患者，男性，36 岁，职员。

主诉：间断胸闷、气短 2 年，活动后加重 3 日。

现病史：患者自诉 2 年前活动后出现胸闷、气短，无胸痛、放射痛，无发热、咳嗽、咳痰，无明显乏力、疲倦、头晕、心悸、大汗、腹胀，无双下肢水肿，小便量少，夜间可平卧入睡，无端坐呼吸等。就诊于外院行心脏超声提示左心房 31mm，左心室舒张末期内径 60mm，左心室收缩末期内径 43mm，右心室 22mm，右心房 35mm，室壁运动弥漫性减弱，左室射血分数 53.14%，患者未进行诊治。此后患者劳累时间断出现上述症状，胸闷、气短持续约数小时，休息后症状逐渐缓解。3 日前患者剧烈运动（打篮球）后出现胸闷、气短症状，伴乏力、疲倦、心悸，夜间呼吸困难，无咳嗽、咳粉红色泡沫样痰，无发热、四肢酸痛。患者为求进一步诊治，来笔者所在医院就诊，以“心脏扩大”收住院。病程中患者神志清楚，精神可，睡眠欠佳，食欲减退，大便未见异常，近期小便量略减少，约 1000ml/d，近 2 周体重增加 2kg。

既往史：平素体健，3 岁时曾因感冒患心肌炎，治愈后未规律随访。否认高血压、冠心病及脑血管病史，否认糖尿病病史，否认肝炎史及结核病史，预防接种史不详，否认手术、外伤、输血史，否认食物或药物过敏史。

个人史：生于新疆，久居乌鲁木齐市，本科文化程度，企业员工，无疫区居留史、疫水接触史，否认牧区、矿山工作史，否认化学性物质、放射性物质、有毒物质接触史，否认吸毒史，有 10 年饮酒史，约 1 次/月，每次 100ml 左右，有吸烟史 10 年，2～3 支/日，无冶游史。

婚育史：未婚。

家族史：父亲健在，母亲已故（死于产后心肌病），独子。

思维提示：根据病史提出假设。

第一步：患者主要临床表现为活动后胸闷、气短，3 日前剧烈运动后胸闷、气短加重。病程中患者有心脏扩大病史。考虑引起心脏扩大的原因有获得性扩张型心

肌病、继发性扩张型心肌病、原发性扩张型心肌病。

（1）获得性扩张型心肌病：酒精性心肌病、围生期心肌病、心动过速性心肌病等。

（2）继发性扩张型心肌病：自身免疫性心肌病（如系统性红斑狼疮、胶原血管病、白塞综合征等）；代谢内分泌性和营养性疾病继发的心肌病（如嗜铬细胞瘤、甲状腺疾病、肉毒碱代谢紊乱、微量元素缺乏等）；其他器官疾病并发心肌病（如尿毒症性心肌病、贫血性心肌病、淋巴瘤浸润性心肌病等）。

（3）原发性扩张型心肌病（如家族性扩张型心肌病）。

第二步：根据病史目前考虑“心脏扩大原因待查”，本例患者为男性，患者有长期饮酒史，但患者饮酒频率不高及饮酒量不大，诊断酒精性心肌病证据不足，但需嘱患者戒酒，注意休息。

第三步：继续推理假设和分析。本例患者心脏扩大，近期劳累后出现心功能不全表现，需进一步通过体格检查及辅助检查明确心脏扩大原因。

体格检查：体温36.6℃，呼吸20次/分，脉搏79次/分，血压114/65mmHg。发育正常，营养状态良好，眼睑无充血、苍白，口唇无发绀、苍白；伸舌居中，颈软，颈动脉搏动正常，颈静脉充盈，肝颈静脉回流征阴性，气管居中，甲状腺未扪及肿大，胸廓对称，双肺呼吸音粗，未闻及干湿啰音。心尖搏动弥散，向左下移位，在第6肋间锁骨中线外0.5cm，叩诊心界向左下扩大，心率79次/分，律齐，心尖部可闻及2/6级收缩期吹风样杂音，未闻及奔马律。腹平软，无压痛，肝脏未触及，肝肾区无叩击痛，未闻及血管杂音。四肢活动自如，双下肢轻度水肿。生理反射存在，病理反射未引出。

思维提示：通过体格检查，寻找可能出现病史中主要症状的疾病，发现新的证据。进一步验证提出的假设；选择进一步验证原有假设的实验室检查。

患者体格检查主要表现为颈静脉充盈，心界向左下扩大，心尖部可闻及2/6级收缩期吹风样杂音，双下肢轻度水肿。

根据体格检查，考虑心脏扩大原因待查，心功能不全，进一步根据患者病史及辅助检查提出假设。

（1）冠心病：患者有吸烟史，但无早发冠心病家族史，病程中无反复活动时胸痛症状发作，根据冠心病危险分层，10年心血管风险小于5%，诊断缺血性心肌病证据不足。

（2）心肌病变：排查可能导致心脏扩大的心肌病变，如心动过速性心肌病、贫血性心肌病、尿毒症性心肌病、结缔组织疾病引起的心肌病等。

（3）瓣膜病：患者查体二尖瓣听诊区可闻及2/6级收缩期吹风样杂音，考虑二尖瓣关闭不全，但杂音性质柔和，病程中无反复发热病史，暂不考虑风湿热所致二尖瓣疾病，进一步完善风湿性疾病六项、血常规及心脏超声检查鉴别。

（4）其他疾病所致心脏扩大。

实验室检查：

（1）血常规：白细胞计数（WBC）6.29×10^9/L，中性粒细胞百分比 65.5%，血红蛋白（Hb）138g/L，血小板计数（PLT）237×10^9/L。

（2）尿常规：未见明显异常，尿蛋白阴性。

（3）生化：血钾 3.6mmol/L，肌酐 71μmol/L，空腹血糖 4.56mmol/L，甘油三酯 3.65mmol/L↑，总胆固醇 6.54mmol/L↑，低密度脂蛋白 4.27mmol/L↑，总蛋白 64.6g/L，白蛋白 22.2g/L，球蛋白 42.4g/L，天冬氨酸转氨酶 33.1U/L，丙氨酸转氨酶 47.2U/L，肌酸激酶 72.3U/L，肌酸激酶同工酶 9.16U/L。

（4）B 型利钠肽前体：3713ng/L↑。

（5）餐后 2 小时血糖：7.21mmol/L。

（6）微量元素：铅 6.54μg/L，镉 0.01μg/L，钙 1.45mmol/L，镁 1.69mmol/L，锌 92.2μg/dl，铜 20.5μmol/L。

（7）动脉血气：pH 7.36，PaO_2 72mmHg，SO_2 96%，$PaCO_2$ 30mmHg。

（8）风湿性疾病六项+体液免疫组合：类风湿因子＜20kU/L，C 反应蛋白 5.64mg/L。

（9）抗链球菌溶血素 O 109kIU/L，补体 C3 0.55g/L，补体 C4 0.203g/L，免疫球蛋白 G 9.33g/L，免疫球蛋白 A 0.89g/L，免疫球蛋白 M 0.586g/L，总免疫球蛋白 E 40kIU/L，铜蓝蛋白 242pg/L，κ 轻链 7.17g/L，λ 轻链 3.14g/L。

（10）红细胞沉降率：8mm/h。

（11）凝血功能：血浆纤维蛋白原 3.09g/L，血浆 D-二聚体 325.0ng/L。

（12）甲状腺功能：游离三碘甲状腺原氨酸 4.88pmol/L，三碘甲状腺原氨酸 1.42nmol/L，甲状腺素 81.26nmol/L，游离甲状腺素 20.22pmol/L，抗甲状腺球蛋白抗体 1.32IU/ml，抗甲状腺微粒体抗体 5.02IU/ml。

（13）儿茶酚胺相关测定：去甲肾上腺素 154.69pg/ml↑，间甲肾上腺素 66.3pg/ml↑。

辅助检查：

心电图：窦性心律（图 5-15）。

24 小时动态心电图：窦性心律，全天房性期前收缩 32 次，全天室性期前收缩 0 次，全天总心搏 10 653 次，最快心率 129 次/分，最慢心率 51 次/分，平均心率 74 次/分。

颈部血管超声：左侧颈内动脉可见粥样硬化斑块形成。

全身浅表淋巴结 B 超：双侧颈部、腋窝、腹股沟区未见肿大淋巴结。

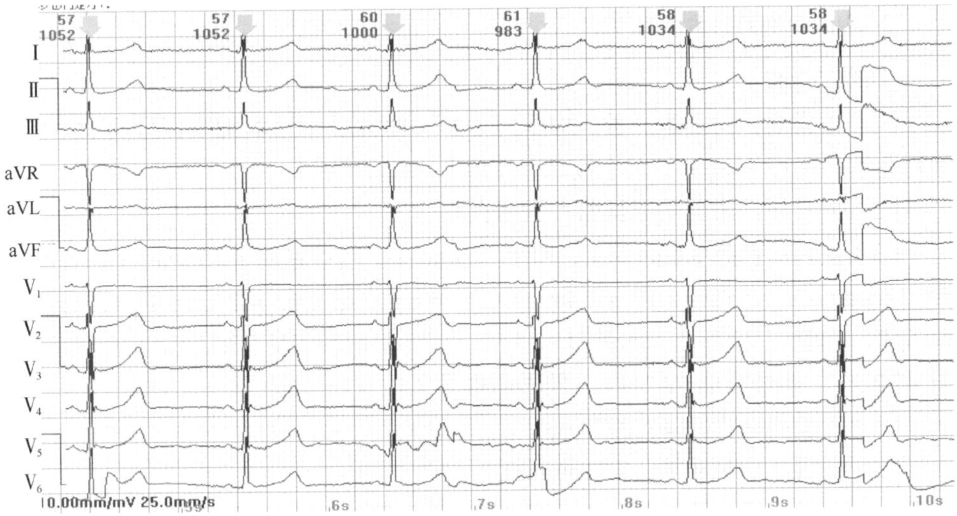

图 5-15　心电图

入院心脏超声：左心房 43mm，左心室舒张末期内径 70mm，左心室收缩末期内径 56mm，右心室 25mm，右心房 46mm，室壁运动弥漫性减弱，左室射血分数 40%。全心腔扩大，室壁运动普遍性减弱，并左心功能不全，轻度肺动脉高压（图 5-16）。

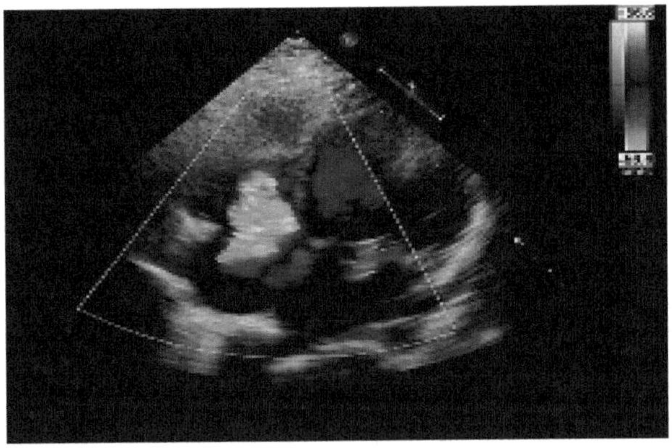

图 5-16　心脏超声

ANA+ANA 谱见图 5-17。

1. ANA 检查结果—间接免疫荧光法

项目	结果
ANA	阴性
荧光分型	阴性

2. ANA 谱检查结果—免疫印迹法

项目	结果
抗 nRNP/Sm 抗体（nRNP/Sm）	阴性
抗 SSA 抗体（SSA）	阴性
抗 Ro-52 抗体（Ro-52）	阴性
抗 SSB 抗体（SSB）	阴性
抗 PM-Scl 抗体（PM-Scl）	阴性
抗线粒体亚型 2 型抗体（AMA-M2）	阴性
抗 Jo-1 抗体（Jo-1）	阴性
抗着丝点抗体（CENP-B）	阴性
抗细胞周期蛋白抗体（PCNA）	阴性
抗双链 DNA 抗体（ds-DNA）	阴性
抗核小体抗体（Nukleosomen）	阴性
抗组蛋白抗体（Histone）	阴性
抗核糖体 P 蛋白抗体（Rib. P-Prot）	阴性
抗 Scl-70 抗体（Scl-70）	阴性
抗 Sm 抗体（Sm）	阴性

图 5-17　ANA+ANA 谱

抗中性粒细胞胞质抗体（ANCA）+抗磷脂抗体见图 5-18。

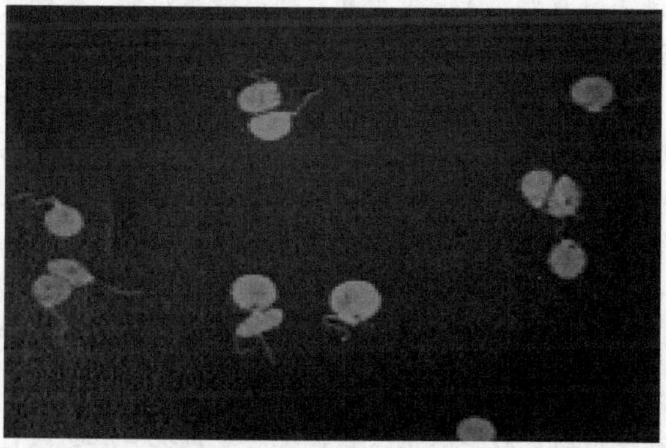

1. ANCA 检查结果—间接免疫荧光法

项目	结果	参考值
ANCA	阴性	
荧光分型	阴性	

2. ANCA 靶抗原检查结果

项目	结果	参考值
抗髓过氧化物酶抗体（MPO-IgG）	阴性	阴性（半定量）; <20RU/ml（定量）
抗蛋白酶-3 抗体（PR3-IgG）	阴性	阴性（半定量）; <20RU/ml（定量）

3. 抗磷脂抗体结果

项目	结果	参考值
抗心磷脂抗体（Ac1-IgG/A/M）	阴性	阴性（半定量）; <12RU/ml（定量）

图 5-18　抗中性粒细胞胞质抗体+抗磷脂抗体

思维提示：根据病史、体格检查、实验室检查及有助于疾病诊断的其他检查，证实所提之假设；并进行验证。

患者否认有毒物质接触史，实验室检查微量元素正常，可排除中毒及微量元素缺乏所致心脏扩大。

患者 24 小时动态心电图提示窦性心律，结合患者既往病史，否认心律失常病史，可排除心动过速性心肌病所致心脏扩大。

患者查体无贫血貌，血常规未见血红蛋白降低，可排除贫血性心肌病所致心脏扩大。

患者查体无贫血貌，无面色晦暗，且肌酐水平正常，可排除尿毒症性心肌病所致心脏扩大。

患者查体无淋巴结肿大，全身浅表淋巴结 B 超正常，血常规未见三系异常，可排除淋巴瘤浸润心肌所致心脏扩大。

患者无关节游走性疼痛，无反复发热、咽部肿痛病史，实验室检查抗链球菌溶血素 O、类风湿因子、肾脏循环免疫未见明显异常，可排除结缔组织病所致心脏扩大。

患者无高血压病史，无阵发性血压升高或持续高血压阵发性加重病史，入院查体血压正常，四肢多普勒超声显示双侧血压对称，可排除高血压性心脏病所致心脏扩大。

疑问 1：患者为青年男性，既往有吸烟、饮酒史，体型偏胖，入院完善相关检查，低密度脂蛋白高，颈部血管超声提示颈动脉粥样硬化斑块形成，存在冠心病危险因素，尽管患者病程中否认有胸痛症状，且心电图未见缺血改变。但仍需进一步排除是否为冠心病、缺血性心肌病所致心脏扩大。

疑问 2：患者母亲因产后心肌病去世，现患者出现心脏扩大，是否有家族性扩张型心肌病的可能，需进一步详细询问患者家族史，并建议母方直系亲属行心脏超声检查以进一步明确患者是否为家族性扩张型心肌病。

根据病史、体征及实验室检查，依据可能性大小列出可能的诊断。

初步诊断：

心脏扩大原因待查

原发性扩张型心肌病
缺血性心肌病
心力衰竭
心功能Ⅲ级

二、诊断思路

1. 初步诊断 心脏扩大原因待查，原发性扩张型心肌病，缺血性心肌病，心力衰竭，心功能Ⅲ级。

2. 鉴别诊断

（1）原发性扩张型心肌病：本病诊断标准如下。①左心室舒张末期内径（LVEDd）＞5.0cm（女性）和LVEDd＞5.5cm（男性）（或大于年龄和体表面积预测值的117%，即预测值的2倍SD+ 5 %）；②左室射血分数（LVEF）＜45%，左心室缩短率（LVFS）＜25%；③发病时除外高血压、心脏瓣膜病、先天性心脏病或缺血性心脏病。本例患者心脏扩大，左心室舒张末期内径70mm，射血分数40%，均符合本病诊断，但需进一步完善检查排除其他原因引起心脏扩大后方可诊断本病。

（2）缺血性心肌病：冠心病、缺血性心肌病可引起心脏扩大。患者为青年男性，既往有吸烟、饮酒史，体型偏胖，入院完善检查，低密度脂蛋白高，颈部血管超声提示颈动脉粥样硬化斑块形成，有冠心病危险因素，尽管患者病程中否认有胸痛症状，且心电图未见缺血改变，但仍需进一步完善冠状动脉造影进行鉴别。

3. 学习讨论、验证及修订诊断 本例患者初步诊断为“心脏扩大原因待查，原发性扩张型心肌病？缺血性心肌病？心力衰竭，心功能Ⅲ级”，入院后给予螺内酯20mg，每日1次；氯沙坦钾（科素亚）25mg，每日1次；富马酸比索洛尔（康忻）2.5mg，每日1次；并间断给予利尿治疗后，患者胸闷、气短症状逐渐改善。

进一步完善相关辅助检查：

冠状动脉造影：均衡性冠状动脉，左右冠状动脉及其分支未见明显狭窄（图5-19）。

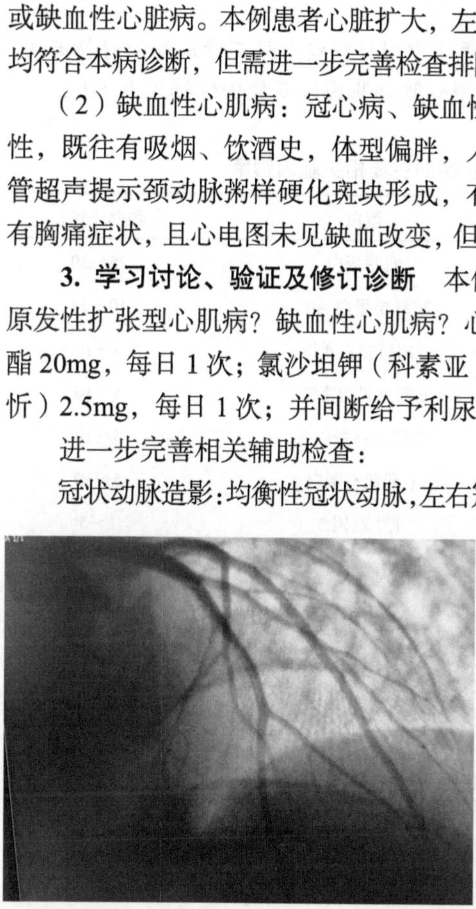

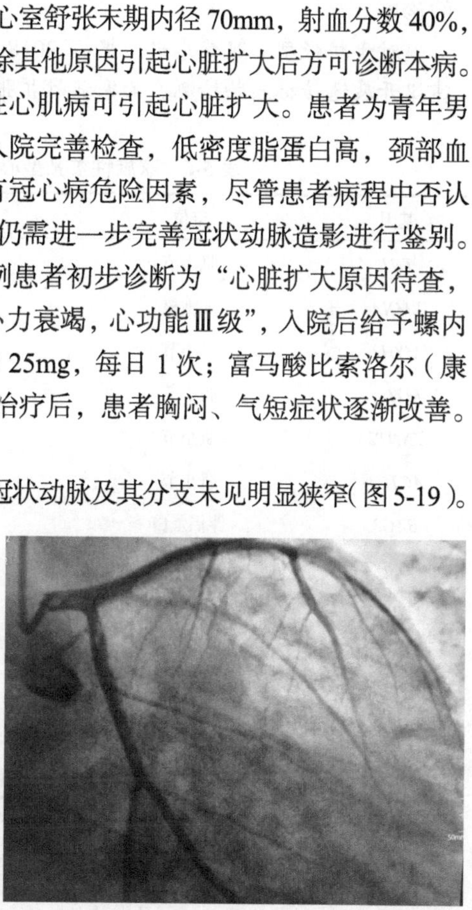

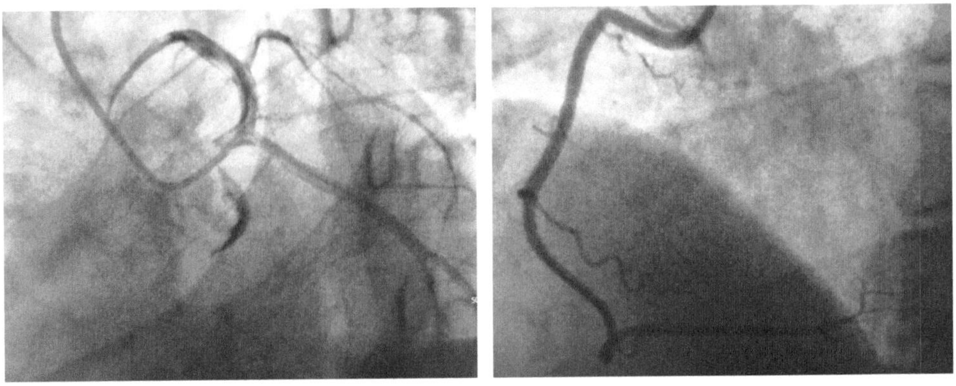

图 5-19 冠状动脉造影图像

思维提示：修正诊断。根据所有的检查结果及治疗效果判定所提出的假设是否正确；如不正确选择相关实验室检查、影像学检查及有助于疾病诊断的其他检查，验证再次提出之假设；这些假设中，有一些可能要被排除，也可能增加新的诊断。

对于扩张型心肌病患者，根据 2018 年《中国扩张型心肌病诊断和治疗指南》建议开展遗传标志物检测，为家族性扩张型心肌病基因诊断提供证据（表 5-6）。

表 5-6 家族性扩张型心肌病的主要相关基因频率

基因	定位	蛋白	频率（%）
TNT	肌小节	肌联蛋白	25～30
LMNA	细胞核	核纤层蛋白 A/C	10～15
MYH7	肌小节	β 肌球蛋白重链	5～10
MYH6	肌小节	α 肌球蛋白重链	5～10
TNNT2	肌小节	心肌肌钙蛋白 T	5～10
ACTC1	肌小节	心肌肌动蛋白	5～10
BAG3	伴侣蛋白	永生基因 3	1～5
DSP	细胞桥粒	桥粒蛋白	1～5
MYBPC3	肌小节	肌球蛋白结合酶 C	1～5
RBM20	mRNA 剪接的调节因子	RNA 结合蛋白 20	1～5
SCN5A	离子通道	钠离子通道	1～5
TPM1	肌小节	α-原肌球蛋白	1～5

进一步详细询问病史，患者母方直系亲属行心脏超声，发现母亲的直系亲

属中有多人既往体检或查体中有心脏扩大的情况。本例患者为先证者，家系图见图 5-20。

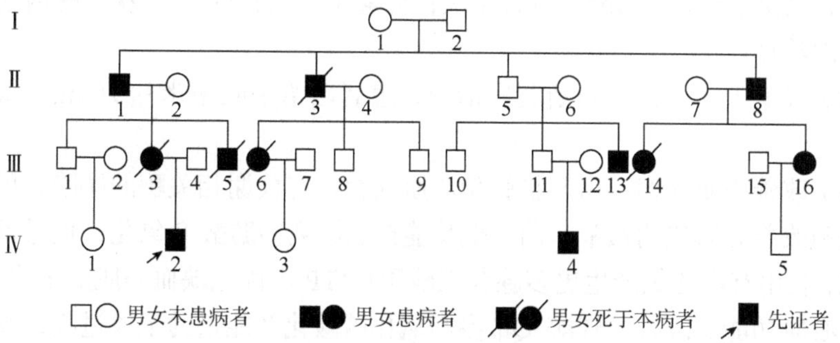

图 5-20 患者家系图谱

Ⅲ16：心脏超声显示左心房 33mm，左心室舒张末期内径 59mm，左心室收缩末期内径 46mm，右心室 26mm，右心房 37mm，室壁运动弥漫性减弱，左室射血分数 41.2%。

Ⅱ1：心脏超声显示左心房 36mm，左心室舒张末期内径 66mm，左心室收缩末期内径 54mm，右心室 27mm，右心房 43mm，室壁运动弥漫性减弱，左心室射血分数 40.23%。

就以上检查结果回报，可修订诊断为原发性扩张型心肌病（家族性），心力衰竭，心功能Ⅲ级。

我们将Ⅱ2、Ⅲ16、Ⅳ2 进行基因测序如下。

Ⅱ2 检测到两个杂合变异，其中 RNA 结合基元蛋白 20（RNA-binding motif protein 20，RBM20）基因 c.2741T＞C 变异，钠通道 α 亚单位 Nav1.5（sodium channel alpha subunit Nav1.5，SCN5A）基因 c.5689G＞T 变异。

Ⅲ16 检测到了 RBM20 c.2741T＞C 变异，未检测到 SCN5A c.5689G＞T 变异。

Ⅳ2 检测到两个杂合变异，其中 RBM20 c.2741T＞C、SCN5A c.5689G＞T 变异。

通过基因测序，进一步验证诊断为原发性扩张型心肌病（家族性），心力衰竭，心功能Ⅲ级。

三、治　疗

1. 一般治疗 注意休息，间断吸氧，嘱患者戒烟、戒酒，避免劳累、熬夜。

2. 药物治疗

（1）针对心力衰竭病理生理机制的三大系统（交感神经系统、肾素-血管紧张素-醛固酮系统、利钠肽系统）异常激活，采用三大类神经激素拮抗剂［β 受体阻滞剂、ACEI / ARB / 血管紧张素受体–脑啡肽酶抑制剂（ARNI）、醛固酮受体拮抗剂（MRA）] 治疗被证实能够降低心力衰竭患者的患病率和病死率。在本病例中，患者已给予康忻 2.5mg，每日 1 次；科素亚 25mg，每日 1 次，螺内酯 20mg，每日 1 次治疗。

（2）减少水钠潴留：间断利尿治疗，患者已给予呋塞米片 20mg，隔日 1 次口服。

（3）改善心肌代谢：由于扩张型心肌病存在与代谢相关酶的缺陷，可应用能量代谢药改善心肌代谢紊乱。曲美他嗪能抑制游离脂肪酸 β 氧化，促进葡萄糖有氧氧化，利用有限的氧产生更多腺苷三磷酸（ATP），优化缺血心肌能量代谢作用，有助于心肌功能的改善。辅酶 Q_{10} 参与氧化磷酸化及能量的生成过程，并有抗氧自由基及膜稳定作用。

（4）中医治疗：如芪苈强心胶囊 2 粒，每日 3 次。

四、点　　评

扩张型心肌病（dilated cardiomyopathy，DCM）是以左心室或双心室扩大、心室收缩功能障碍、心室壁变薄为主要特点的一种原发性心肌病，是导致心源性猝死和心力衰竭的主要原因，也是心脏移植的第一位原因。根据 2018 年《中国扩张型心肌病诊断和治疗指南》，将扩张型心肌病分为原发性扩张型心肌病及继发性扩张型心肌病，原发性扩张型心肌病的预后较差，5 年生存率约 50%，国内一项报道显示，767 例原发性扩张型心肌病随访 52 个月病死率为 42.24%，给社会和家庭带来沉重负担。大多数扩张型心肌病患者最终发展为失代偿期充血性心力衰竭，并死于心力衰竭、血栓栓塞及心律失常等并发症。本病例为青年男性，有心肌病家族史，完善相关检查及遗传学检测后，明确诊断为原发性扩张型心肌病（家族性），通过本病例的学习，我们明白对于原发性扩张型心肌病患者，若有条件，建议开展遗传标志物检测，为该病的基因诊断提供证据。

（张俊仕）

参 考 文 献

葛均波，徐永健，王辰，等，2018. 内科学. 9 版. 北京：人民卫生出版社.

万学红，卢雪峰，2018. 诊断学. 9 版. 北京：人民卫生出版社.

中华医学会心血管病学分会，中国心肌炎心肌病协作组，2018. 中国扩张型心肌病诊断和治疗指南. 临床心血管病杂志，34（5）：421-434.

病例十七 间断发热伴胸闷、胸痛 5 日

一、病 史 资 料

患者，男性，53 岁。

主诉：间断发热伴胸闷、胸痛 5 日。

现病史：患者自诉于 5 日前受凉后出现发热，体温最高 37.9℃，发热无明显规律，自行使用退热药物后，体温可降至正常，伴头痛、胸闷、气短不适，伴右侧胸痛，与呼吸相关，深呼吸时加重，伴咳嗽，咳少量白色黏痰，无畏寒、寒战、鼻塞、流涕、尿频、尿急、恶心、呕吐、乏力、盗汗、食欲缺乏、意识障碍、烦躁等症状，就诊于当地医院，行血常规提示白细胞总数未见明显异常、中性粒细胞计数升高，肺部 CT 提示右肺中叶及下叶炎症，给予注射用头孢曲松钠 2g 静脉滴注每日 1 次，抗感染治疗后，症状无缓解。今患者为求进一步诊治，来笔者所在医院就诊，以"社区获得性肺炎，非重症"急诊收住院。病程中患者神志清，精神好，睡眠可，食欲可，大小便未见异常，体重无减轻。

既往史：平素体健，否认高血压、冠心病及脑血管病史，否认糖尿病病史，否认肝炎史及结核病史，预防接种史不详，否认手术、外伤、输血史，否认食物或药物过敏史。

个人史：生于河南临颍县，久居乌鲁木齐市，初中文化程度，无业，无疫区居留史、疫水接触史，否认牧区、矿山工作史，否认化学性物质、放射性物质、有毒物质接触史，否认吸毒史，否认吸烟、饮酒史，无冶游史。

婚育史：已婚，21 岁结婚，配偶体健，育有 1 儿 2 女，均体健。

家族史：父母已故，否认家族性遗传病史，家族中无类似患者，兄弟姐妹 4 人，均体健。

思维提示： 根据病史提出假设。

第一步：根据患者短期内出现"间断发热伴胸闷、胸痛及咳嗽、咳痰"症状，可以考虑可能引起上述症状的疾病解剖部位在肺、胸膜、肺血管及心脏。

1. 出现发热伴胸痛、咳嗽、咳痰的疾病可能有肺炎、肺脓肿（累及胸膜）、胸膜炎、肺栓塞。

2. 出现胸痛伴咳嗽、咳痰的疾病可能有肺炎、胸膜炎、肺栓塞、自发性气胸。

3. 出现发热伴胸痛的疾病可能有肺炎、肺脓肿（累及胸膜）、胸膜炎、肺栓塞、急性心包炎、心肌炎、急性心肌梗死。

第二步：本例患者既往无心脏疾病史，本次急性发病，出现间断发热伴胸闷、胸痛及咳嗽、咳痰，疼痛为右侧胸痛，且与呼吸相关，故与心脏疾病相关可能性小，初

步考虑与肺炎、肺脓肿（累及胸膜）、胸膜炎、肺栓塞等呼吸系统疾病相关。

第三步：继续推理假设和分析。本例患者为低热，为不规则热型，伴与呼吸相关的右侧胸痛，伴咳嗽、咳少量白痰，考虑患者可能为肺炎和胸膜炎，肺栓塞待排，肺脓肿（累及胸膜）可能性最小。结合院外检查中性粒细胞计数升高、肺部CT提示右肺中叶及下叶炎症，考虑肺炎可能性大。需进一步通过体格检查及辅助检查验证所提出的假设。

体格检查：体温37.6℃，呼吸26次/分，脉搏90次/分，血压120/80mmHg。发育正常，营养状态良好，口唇轻度发绀；伸舌居中，颈软，颈动脉搏动正常，无颈静脉怒张，未闻及杂音，肝颈静脉回流征阴性，气管居中，甲状腺未扪及肿大，胸廓对称，右下肺触及语颤减弱，右下肺叩诊略浊音，双肺呼吸音略低，右中下肺可闻及湿啰音。心率90次/分，律齐，未闻及额外心音，未闻及奔马律，未闻及病理性杂音。腹平软，无压痛，肝脏未触及，肝肾区无叩击痛，未闻及血管杂音。四肢活动自如，右下肢轻度水肿。生理反射存在，病理反射未引出。

思维提示：通过体格检查，寻找可能出现病史中主要症状的疾病，发现新的证据。进一步验证提出的假设；选择进一步验证原有假设的实验室检查。

本例患者查体发现低热，右下肺触及语颤减弱，右下肺叩诊略浊音，双肺呼吸音略低，右中下肺可闻及湿啰音，提示患者右下肺炎症改变，但未达到大叶性肺炎的肺实变典型体征（语颤增强、叩诊浊音，听诊管状呼吸音）。

本例患者出现右下肢轻度水肿，无法用肺炎解释。下肢水肿常见于心源性水肿、肝源性水肿、肾源性水肿等。单侧下肢水肿，多由下肢静脉、淋巴管受阻所致，如下肢栓塞性静脉炎、淋巴管炎、丝虫病、盆腔或下肢肿瘤压迫静脉。本例患者无心、肝及肾病变等病史，右下肢有轻度水肿，无疫区居留史，故需排查有无下肢深静脉血栓可能。

结合病史及查体考虑肺炎可能性最大，胸膜炎及肺栓塞不能完全除外，需经相关辅助检查进一步明确诊断。

辅助检查：

血常规：白细胞计数（WBC）$8.29\times10^9/L$，中性粒细胞百分比79.5%，血红蛋白（Hb）140g/L，血小板计数（PLT）$302\times10^9/L$。

动脉血气：pH 7.36，PaO_2 55mmHg，SO_2 88%，$PaCO_2$ 30mmHg。

炎症因子：未见明显异常。

凝血功能：血浆纤维蛋白原6.09g/L，血浆D-二聚体1954.0ng/L，纤维蛋白原降解产物14.91μg/ml。

心电图：窦性心律，心率90次/分。

外院肺CT：右中下肺炎症改变，右侧少量胸腔积液（图5-21）。

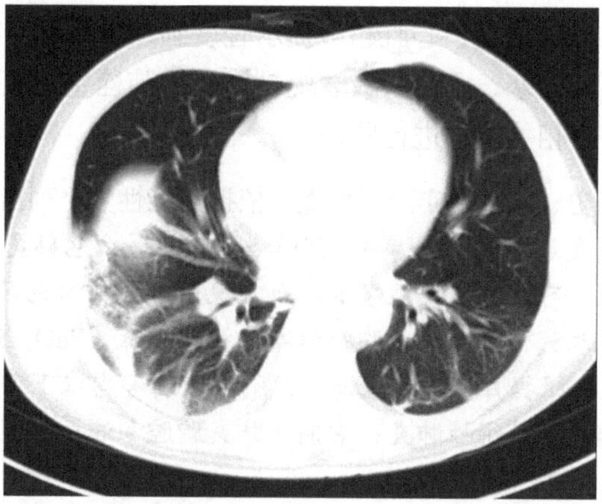

图 5-21 外院肺 CT

思维提示：根据病史、体格检查、实验室检查及有助于疾病诊断的其他检查，证实所提之假设；并进行验证。

本例患者急性起病，出现发热、胸闷、胸痛，伴咳嗽、咳少量白色黏痰，查体右下肺叩诊浊音，呼吸音减低，可闻及少许湿啰音。血常规中中性粒细胞百分比增高，肺 CT 显示右中下肺炎症改变，右侧少量胸腔积液。考虑右侧中下肺炎累及壁胸膜，引起患者出现患侧胸膜炎表现（胸痛及胸腔积液）。氧分压低，PaO_2 55mmHg，SO_2 88%；血浆 D-二聚体 1954.0ng/L。

初步诊断：右中下肺社区获得性肺炎；右侧类肺炎胸腔积液；Ⅰ型呼吸衰竭。

疑问 1：本例患者考虑肺炎，但右下肢轻度水肿，与肺炎诊断无关。且患者 D-二聚体增高明显，单侧下肢水肿最常见深静脉血栓引起，需完善下肢血管超声进行排查。

疑问 2：患者血气分析显示 PaO_2 55mmHg，提示呼吸衰竭，但肺部炎症范围不大，与社区获得性肺炎引起低氧血症的程度不相符，且患者 D-二聚体增高明显，需考虑是否由肺栓塞引起的通气/灌注比例失衡所致，需完善肺 CTA 进行排查。

二、诊断思路

1. 初步诊断 右中下肺社区获得性肺炎；右侧类肺炎胸腔积液；Ⅰ型呼吸衰竭。

2. 鉴别诊断

（1）肺结核伴结核性胸膜炎：患者出现低热、胸痛，伴咳嗽、咳少量白色黏痰，查体右下肺叩诊浊音，呼吸音减低，可闻及少许湿啰音。肺 CT：右中下肺炎症改变，右侧少量胸腔积液。可考虑该病。疑问：本例患者肺部病变在右中下肺，与肺结核好发部位不相符，需进一步完善结核相关检查进行鉴别。

（2）肺栓塞：患者出现胸闷、胸痛，右下肢轻度水肿，血浆 D-二聚体 1954.0ng/L，血气分析提示Ⅰ型呼吸衰竭，心脏超声提示轻度肺动脉高压。提示患者可能为右下肢深静脉血栓伴肺栓塞、Ⅰ型呼吸衰竭。疑问：肺栓塞为血管性疾病，较少累及肺，需进一步完善相关检查进行鉴别。

思维提示：根据病史、体征及实验室检查，依据可能性大小列出可能的诊断。

本例患者出现发热、胸闷、胸痛，伴咳嗽、咳少量白色黏痰，查体右下肺叩诊浊音，呼吸音减低，可闻及少许湿啰音。血常规中中性粒细胞百分比增高，肺CT显示右中下肺炎症改变，右侧少量胸腔积液；氧分压低，PaO_2 55mmHg；血浆D-二聚体1954.0ng/L。根据目前的临床证据，胸闷诊断考虑以下可能。

（1）右中下肺社区获得性肺炎；右侧类肺炎胸腔积液；Ⅰ型呼吸衰竭。

（2）肺栓塞；Ⅰ型呼吸衰竭。

（3）肺结核伴结核性胸膜炎；Ⅰ型呼吸衰竭。

3. 学习讨论、验证及修订诊断 本例患者初步诊断为“右中下肺社区获得性肺炎，右侧类肺炎胸腔积液，Ⅰ型呼吸衰竭”，且抗炎治疗效果不佳，需完善病原学相关检查，了解有无特殊病原体（真菌、结核杆菌、病毒及其他非典型微生物）感染可能；完善相关检查排查有无深静脉血栓伴肺栓塞可能。

进一步完善以下相关辅助检查。

支气管镜检查：右肺下叶支气管炎症改变，各管腔通畅，未见明显脓性分泌物（图5-22）。

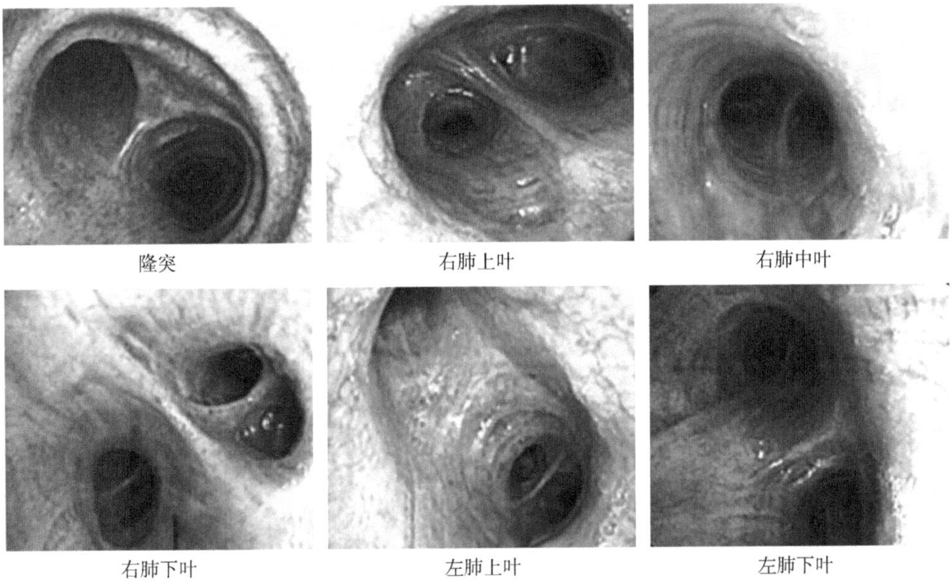

隆突　右肺上叶　右肺中叶

右肺下叶　左肺上叶　左肺下叶

图5-22　支气管镜检查

支气管镜下所见：各级支气管管腔通畅；右肺下叶支气管，黏膜充血水肿，分泌物少量；

诊断：右肺下叶支气管炎症改变

呼吸道病原学九项：未见异常。

GM 试验及 G 试验：均未见异常。

结核杆菌感染 T 淋巴细胞结果：阴性。

肺动脉 CT 血管成像：大面积肺栓塞，双肺上叶少许肺气肿；双肺下叶炎症；下叶后基底段肺梗死不除外；右侧胸腔积液并双肺下叶部分肺不张（图 5-23～图 5-25）。

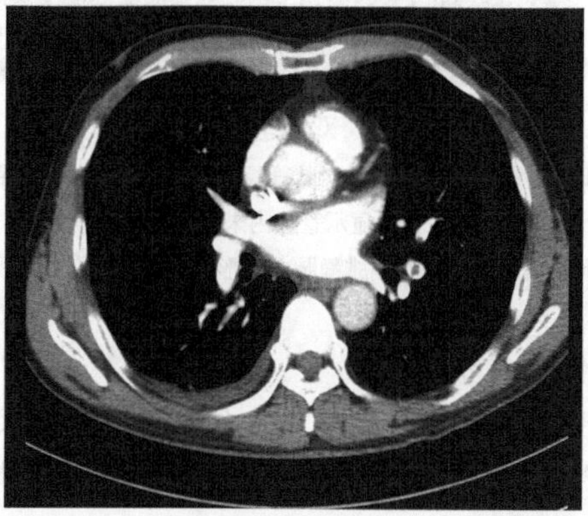

图 5-23　肺动脉 CT 血管成像检查（1）

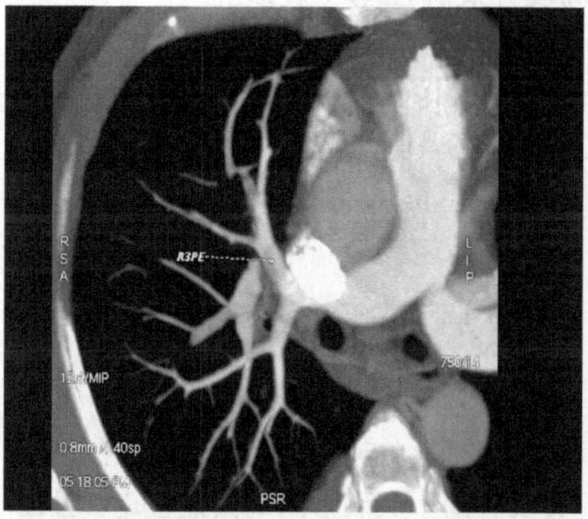

图 5-24　肺动脉 CT 血管成像检查（2）

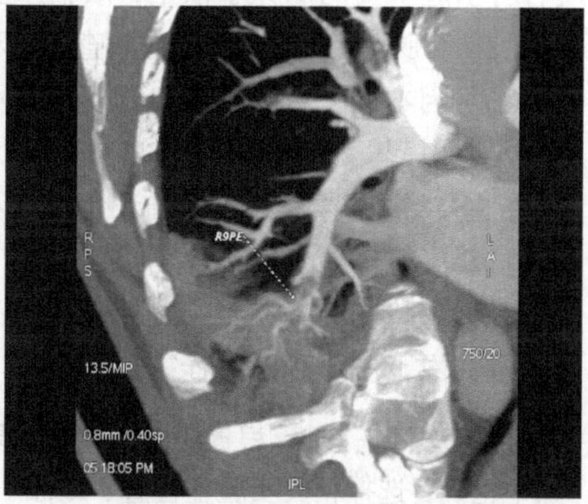

图 5-25　肺动脉 CT 血管成像检查（3）

双下肢血管超声：右侧腓静脉其中一支及右侧小腿肌间动脉血栓形成（图 5-26）。

肿瘤标志物：未见异常。

蛋白 C、蛋白 S：未见异常。

皮肤循环免疫：抗心磷脂抗体阳性。

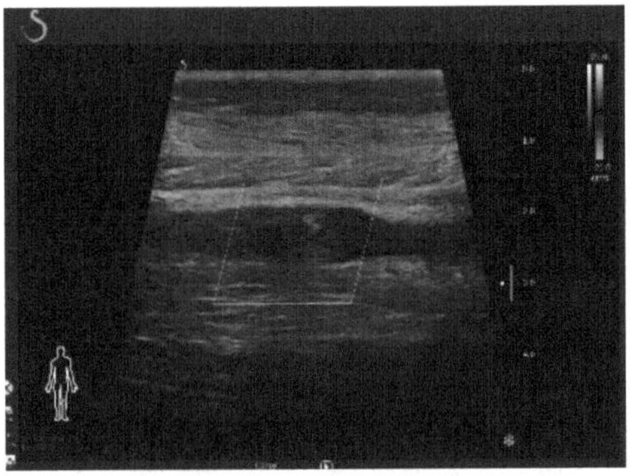

图 5-26 双下肢血管超声

超声所见：双下肢动脉硬化，右侧腓静脉管腔内可见中低回声，位置固定，内回声不均匀，CDFI 显示管腔内未见明显血流信号

超声提示：双下肢动脉硬化；右侧腓静脉血栓形成；余双下肢深静脉未见明显异常

4. 肺栓塞症状及体征分析

（1）本例患者出现胸痛、胸闷及右下肢水肿的临床症状，辅助检查中血浆 D-二聚体增高，动脉血气分析表现为Ⅰ型呼吸衰竭，心脏超声提示肺动脉高压，肺 CT 显示右侧肺部阴影伴胸腔积液，双下肢血管超声提示右侧深静脉血栓。且未查明各种引起肺炎的病原学依据，故临床上高度怀疑肺栓塞（疑诊）。

（2）行肺动脉 CT 血管成像检查提示双侧大面积肺栓塞，可确诊肺栓塞（确诊）。

（3）因本例患者双下肢血管超声提示右侧深静脉血栓，考虑肺栓塞为深静脉血栓脱落引起。对引起深静脉血栓的原因进行筛查，肿瘤标志物未见异常，蛋白 C、蛋白 S 未见异常，皮肤循环免疫提示抗心磷脂抗体阳性，提示深静脉血栓可能由抗磷脂抗体综合征引起（求因）。

就以上检查结果回报，可修订诊断为双侧次大面积肺栓塞；肺梗死；Ⅰ型呼吸衰竭；右下肢深静脉血栓。

思维提示：修正诊断。根据所有的检查结果及治疗效果判定所提出的假设是否正确；如不正确，选择相关实验室检查、影像学检查及有助于疾病诊断的其他检查，验证再次提出之假设；这些假设中，有一些可能要被排除，也可能增加新的诊断。

本例患者，根据初步诊断进行抗炎治疗后效果欠佳，再次完善心脏超声提示肺动脉高压，双下肢血管超声提示右侧深静脉血栓，肺部 CTA 检查提示双侧大面积肺栓塞。结合多项检查，可排除“右中下肺社区获得性肺炎，右侧类肺炎胸腔积液，Ⅰ型呼吸衰竭”诊断，得出正确结论，故修正诊断。

三、治　　疗

1. 一般处理与呼吸循环支持治疗 进行严密监护，监测呼吸、心率、血压、心电图及血气分析变化。卧床休息，保持大便通畅，避免用力，以免促使深静脉血栓脱落；可适当给予吸氧、止咳及镇痛对症治疗。故给予鼻导管 2L/min 吸氧治疗；给予布洛芬对症镇痛治疗。

2. 抗凝治疗 为肺栓塞及深静脉血栓的基本治疗方法，可以有效防止血栓再形成和复发，为机体发挥自身的纤溶机制溶解血栓创造条件。因患者体重为 60kg，给予低分子肝素 60mg 皮下注射每 12 小时 1 次抗凝治疗。

3. 溶栓治疗 患者肺栓塞面积大，但无循环衰竭，虽出现呼吸衰竭，但给予低流量吸氧后血气异常即可纠正，无需再溶栓治疗。因溶栓治疗主要适用于高危（大面积）肺栓塞病例，对于次大面积肺栓塞的患者溶栓适应证有待确定。因溶栓治疗的主要并发症是出血，用药前应充分评估出血的风险。

4. 病因治疗 患者目前考虑为下肢血栓脱落引起的肺栓塞。下肢血栓的原因考虑什么？患者抗心磷脂抗体阳性，是否存在抗磷脂抗体综合征呢？抗磷脂抗体综合征是一种以反复发生血栓形成事件和流产为主要临床特征，并伴血清抗磷脂抗体（aPL）阳性的临床综合征。实验室检查中可见抗磷脂抗体[包括狼疮抗凝物（LA）、抗心磷脂抗体（aCL）和抗 β_2 糖蛋白 I（β_2 GPI）抗体]阳性。其滴度高时，临床意义更大。本例患者目前血栓为第一次发生，并非反复多发，且仅有抗心磷脂抗体阳性，诊断依据尚不充分，需风湿科密切随访观察。

4 日后患者胸闷、胸痛症状缓解，不吸氧指脉氧 95%，停用布洛芬，将低分子肝素更换为利伐沙班，每次 15mg，每日 2 次，带药出院维持抗凝治疗。定期行皮肤循环免疫检查，并至风湿科随访。出院 3 个月后随访肺部 CTA 提示肺动脉未见可疑栓子。

四、点　　评

本例患者出现发热、胸闷、胸痛、咳嗽等症状，查体右下肺叩诊浊音，听诊可闻及湿啰音，结合血常规及肺 CT 等结果，极易误诊为“右中下肺社区获得性肺炎、右侧类肺炎胸腔积液”，但本例患者存在肺动脉高压、I 型呼吸衰竭与肺部炎症范围不相符，右下肢水肿，均与肺炎不相符，根据以上线索，高度提示肺栓塞、肺梗死可能，完善相关辅助检查后，最终确诊。肺栓塞并肺梗死为下肢静脉血栓脱落引起，对深静脉血栓产生可能原因进行筛查，考虑抗磷脂抗体综合征不能除外，但诊断依据尚不充分，需风湿科密切随访观察。对于肺栓塞诊断，按照疑诊、确诊及求因 3 个步骤进行，排除其他疑似诊断，最终确诊。

（夏　宇）

参考文献

葛均波，徐永健，王辰，等，2018. 内科学. 9 版. 北京：人民卫生出版社.
万学红，卢雪峰，2018. 诊断学. 9 版. 北京：人民卫生出版社.

病例十八　持续胸痛 3 小时，加重 1 小时，恶心、呕吐 2 次

一、病史资料

患者，女性，63 岁。

主诉：持续胸痛 3 小时，加重 1 小时，恶心、呕吐 2 次。

现病史：患者 3 小时前在餐后出现胸骨后烧灼样疼痛并向背部放射，呈持续性，疼痛范围手掌大小，伴恶心、呕吐，呕吐物为胃内容物，量少，否认呕血，否认胸闷、心悸，否认头晕、气短、咳嗽、乏力等不适，自行服用奥美拉唑疗效欠佳，立即就诊于就近社区医院，完善心电图、心肌酶、肌钙蛋白、血常规未见明显异常；考虑为急性胃炎，给予患者抑酸保护胃黏膜、止吐等对症治疗，1 小时前上述疼痛加剧不缓解，疼痛性质同前，呈持续性剧痛、紧缩感，症状较前加重，并伴左肩背放射痛，再次呕吐胃内容物 1 次，量少，伴胸闷、气短、大汗淋漓，否认心悸，无头晕、头痛、黑矇、晕厥、四肢抽搐，无发热、咳嗽、咳痰、咯血，行心电图提示 V_1～V_6 导联 T 波倒置，肌钙蛋白 1.8ng/ml，肌酸激酶 143U/L，肌酸激酶同工酶 10.7ng/ml，考虑急性心肌梗死可能，建议患者立即转至上级医院，遂笔者所在医院急诊收住院。

既往史：患者平素健康状况一般，既往诊断原发性高血压 10 余年，血压最高达 200/100mmHg，目前规律口服降压药苯磺酸氨氯地平 5mg，每日 1 次，血压控制在 140～150/80～90mmHg；患有胃食管反流病 10 余年，间断治疗。否认 2 型糖尿病、冠心病等病史。否认结核、伤寒等传染病史，否认地方病史，否认职业病史，预防接种史不详，否认药物、食物过敏史。否认手术、外伤、输血及中毒史。否认吸烟、饮酒史。家庭关系和睦。

个人史：28 岁结婚，育有 1 子 1 女，均体健。

月经史：15 岁初潮，月经周期规律，于 57 岁绝经。

家族史：父亲及 1 弟因冠心病去世，母亲健在，余 1 哥 1 姐体健，否认其他家族史。

思维提示： 根据病史提出假设。

第一步：根据患者突发“持续胸痛 3 小时，加重 1 小时，恶心、呕吐 2 次”，患者有胃食管反流病病史，结合患者症状，首诊医院以急性胃炎诊治，但对症治疗后患者症状缓解不明显，可初步排除急性胃炎；再次结合患者症状及病史，考虑可

能引起上述症状的疾病解剖部位在心脏、大血管、肺部及腹部。

胸痛危险分层判定思路（按照病情轻重及预后）如下。

1. 致命性胸痛

（1）心源性：急性冠脉综合征（ACS）、主动脉夹层、心脏压塞和心脏挤压伤（冲击伤）。

（2）非心源性：急性肺栓塞、张力性气胸。

2. 非致命性胸痛

（1）较严重的器质性病变：急性心包炎、梗阻性肥厚型心肌病、肺炎、胸膜炎、肺癌、纵隔肿瘤、肺动脉高压、食管裂孔疝、食管癌、胆石症、急性胆囊炎。

（2）相对较轻的器质性病变：肋骨软骨炎、肋间神经炎、带状疱疹、颈胸综合征、风湿痛、痛风。

（3）精神心理疾病：自主神经功能紊乱、抑郁症、焦虑症。

第二步：患者为绝经后女性，有高血压和冠心病家族史，根据患者"持续胸痛4小时"症状，首先考虑急性心肌梗死的可能，其次考虑不稳定型心绞痛可能；患者有高血压病史，胸骨后持续疼痛并向背部放射，还需要考虑主动脉夹层；急性致命性胸痛的鉴别诊断不能遗漏肺栓塞；结合患者有恶心、呕吐等消化道症状，其他非致命性疾病还包括急性胰腺炎等。

第三步：继续推理假设和分析。本例患者为胸背部疼痛，撕裂样，持续不缓解，同时伴有气短，根据胸痛特点结合患者既往史考虑急性心肌梗死、不稳定型心绞痛和主动脉夹层可能性大，追问患者病史，否认暴饮暴食、酗酒和胆石症等，急性胰腺炎可能性较小，需进一步通过体格检查及辅助检查验证所提出的假设。

体格检查：体温36.4℃，血压160/90mmHg，呼吸22次/分，脉搏96次/分。神志清，精神萎靡，痛苦面容，语言清晰，检查合作，回答切题，皮肤黏膜无出血点及瘀斑，颈静脉无充盈、怒张，肝颈静脉回流征阴性。双肺叩诊呈清音，呼吸规整，双肺底可闻及少量湿啰音，无呼气延长，语音传导对称，无胸膜摩擦音。心前区无隆起，心尖搏动未见异常。其他部位无异常搏动。心尖搏动位于第5肋间，左锁骨中线内1cm。未触及震颤及心包摩擦感。相对浊音界正常，律齐，未闻及额外心音、病理性杂音及心包摩擦音。腹部饱满，肝、脾未触及，肠鸣音正常，未闻及血管杂音，腹部轻度压痛，无反跳痛。脊柱未见异常，下肢静脉无曲张，未见杵状指，肌肉无压痛、无萎缩，双下肢未见明显水肿，双下肢皮温未见明显异常。生理反射存在，病理反射未引出。

思维提示：通过体格检查，寻找可能出现病史中主要症状的疾病，发现新的证据。进一步验证提出的假设；选择进一步验证原有假设的实验室检查。

本例患者腹部查体也未见明显异常，腹部饱满，肠鸣音正常，未闻及血管杂音，腹软，肝、脾未触及，腹部仅轻度压痛，无反跳痛，未触及腹部包块及板状腹，并且患者体温正常，可初步排除急性胰腺炎等腹部体征明显的急腹症。

结合病史及查体考虑心脏和大血管危急病变不能除外，此类疾病病死率高，需要尽快完善进一步检查以明确患者诊断后给予救治。

辅助检查：

血、尿、便常规：无明显异常。

凝血功能：纤维蛋白降解产物 63.91mg/L，D-二聚体 151μg/ml。凝血酶原时间、国际标准化比值、活化部分凝血活酶时间、纤维蛋白原均正常。

生化：电解质，钾离子 3.2mmol/L，其余电解质未见明显异常；丙氨酸转氨酶、天冬氨酸转氨酶、碱性磷酸酶、谷氨酰转肽酶、总胆红素、总蛋白、白蛋白均正常；尿素氮 8.9mmol/L，肌酐、尿酸正常；血脂，血清总胆固醇（TC）5.68mmol/L，甘油三酯（TG）1.81mmol/L，低密度脂蛋白胆固醇（LDL-C）4.52mmol/L，高密度脂蛋白胆固醇（HDL-C）2.13mmol/L。

N 端–B 型钠尿肽前体：1014.00ng/L。

心肌酶：肌酸激酶 243U/L；肌酸激酶同工酶 87ng/ml↑，肌钙蛋白 8.5ng/ml。

动脉血气：pH 7.36，PaO_2 66mmHg，SO_2 98%，$PaCO_2$ 30mmHg。

血淀粉酶：77.36U/L，正常；尿淀粉酶：247U/L，正常；脂肪酶：38.1U/L，正常。

入院心电图：窦性心律，V_1～V_6导联 T 波倒置（图 5-27）。

胸部 X 线片：双肺、膈及心影大小形态未见明显异常。

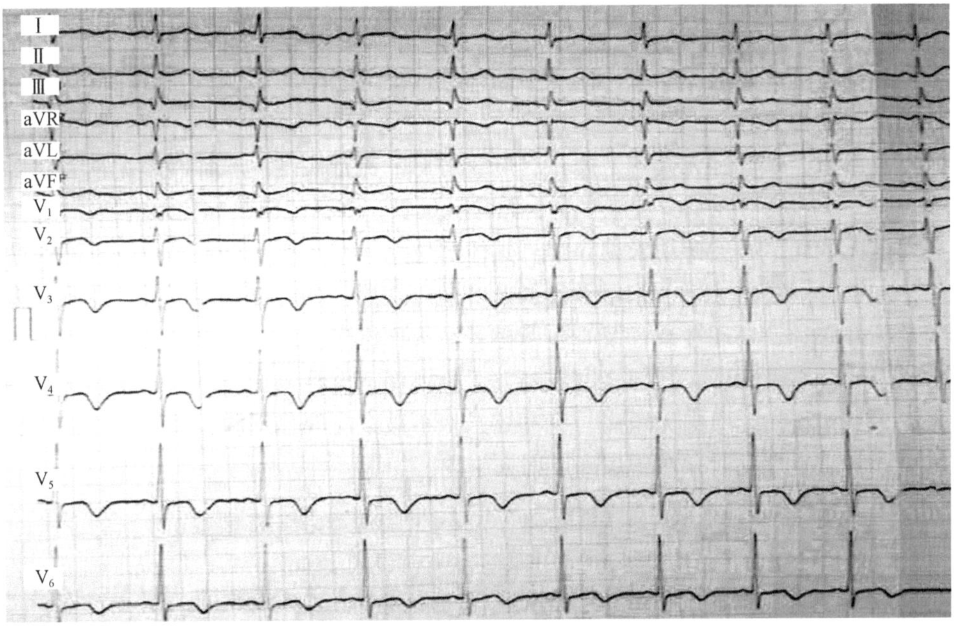

图 5-27　入院心电图

思维提示：根据病史、体格检查、实验室检查及有助于疾病诊断的其他检查，证实所提之假设；并进行验证。

本例患者突发、急起剧烈而持续的胸背痛，且疼痛从一开始就极为剧烈，难以忍受；辅助检查心肌酶呈阳性，心电图前壁有缺血性改变，同时患者有肥胖、高脂血症、高血压和绝经期等多种高危因素，考虑急性冠脉综合征可能性最大，应动态观察患者心电图及心肌酶谱有无改变，评估是否存在急诊经皮冠状动脉介入术（PCI）治疗指征。

患者既往诊断高血压数年，结合胸痛体征，考虑主动脉夹层可能性也较大。

患者既往无胆石症及无暴饮暴食和酗酒等，腹部查体未见明显异常，且血尿淀粉酶未见升高，故可初步排除急性胰腺炎，但还需腹部增强 CT 进一步验证。

患者辅助检查显示动脉血气无异常值，且心电图无肺栓塞特征性改变，同时患者 D-二聚体正常，但还需行肺血管 CT 血管成像以进一步验证排除。

二、诊断思路

1. 初步诊断 胸痛待查，急性冠脉综合征？主动脉夹层？原发性高血压 3 级，极高危组。

2. 鉴别诊断

（1）肺栓塞：急性肺栓塞（PE）首先表现为低氧血症。较大面积肺栓塞常见的临床表现有严重的呼吸困难，呼吸增快，胸痛，发绀，低氧血症甚至出现晕厥。肺栓塞急性期发病率、误诊率及病死率颇高，发病 1 小时内猝死率 11%，总死亡率为 32%。当怀疑急性肺栓塞时要及时查心电图（其形态为 $S_{I}Q_{III}T_{III}$倒置型，特征性改变为急性右心室负荷），抽血查 D-二聚体，行心脏超声和肺血管 CT 血管成像等检查。结合病史，患者近期无骨折、创伤史，无呼吸困难、咯血、晕厥等表现，急查动脉血气无低氧血症，D-二聚体升高，进一步完善肺血管 CT 血管成像排除肺栓塞。

（2）张力性气胸：指受伤组织形成活瓣，空气只进不出，可严重危及心肺功能。临床上患者通常首先出现突发而剧烈的胸痛，呼吸困难，偶尔有干咳。疼痛可放射至同侧肩部、对侧胸部或腹部，可类似于急性冠脉综合征或急腹症。体征可以有叩诊鼓音，语颤减弱或消失，患侧运动减弱。纵隔移位，可表现为心脏浊音及心尖搏动移向健侧，呼吸音明显减低或消失。胸部 X 线检查显示肺外周部分空气、无肺纹理可以确诊。结合病史，患者既往无外伤史，且患者胸部 X 线检查正常，故可排除张力性气胸。

（3）急性胰腺炎：根据典型的临床表现和实验室检查，常可做出诊断。轻症的患者有剧烈而持续的上腹部疼痛，恶心、呕吐、轻度发热、上腹部压痛，但无腹肌紧张，同时有血清淀粉酶和（或）尿淀粉酶显著升高，排除其他急腹症者，即可以诊断。重症除具备轻症急性胰腺炎的诊断标准，还具有局部并发症（胰腺坏死、假性囊肿、脓肿）和（或）器官衰竭。重症胰腺炎病程发展险恶且复杂。结合病史，患者无暴饮暴食、酗酒或胆石症病史，患者症状主要集中于胸背部疼痛，查体后未见腹部阳性体征，急查血尿淀粉酶无明显异常，腹部B超无明显异常，需进一步行腹部增强CT排查。

根据以上信息，为患者进一步完善以下相关辅助检查。

（1）心脏B超：左心室收缩及舒张功能无明显变化。

（2）腹部B超：餐后胆囊，胆囊多发息肉样病变。肝、脾、胰腺未见明显异常。

（3）复查心电图：较前无明显变化。

（4）心肌酶：肌酸激酶451U/L，肌酸激酶同工酶 99ng/ml，肌钙蛋白16.52ng/ml。

思维提示：根据病史、体征及辅助检查，依据可能性大小列出可能的诊断。

综上所述，结合患者典型的胸痛症状，心电图有前壁缺血性改变，心肌酶呈上升趋势，存在动态演变，提示患者为急性非ST段抬高心肌梗死。应尽快完善冠状动脉造影以明确有无冠状动脉病变，必要时行介入治疗。患者血气分析未见低氧血症，D-二聚体水平正常，既往无下肢活动受限病史，肺栓塞依据不足。患者查体腹部仅轻度压痛，无反跳痛，无腹肌紧张，腹部超声胰腺未见明显异常，血清淀粉酶、尿淀粉酶均正常，急性胰腺炎的诊断依据不足。如需进一步明确，需完善肺血管CT血管成像及胰腺增强CT检查，但患者目前高度怀疑急性非ST段抬高心肌梗死，肺栓塞、急性胰腺炎无临床证据，故可暂不考虑，以急诊完善冠状动脉造影明确冠状动脉情况为最紧急。

3. 验证及确定诊断　入院后给予患者吸氧、静脉泵入硝酸甘油，皮下注射低分子肝素，口服拜阿司匹林（300mg）、替格瑞洛负荷量。对于急性非ST段抬高心肌梗死的介入治疗时机选择，需按不同的分型及危险分层制定不同的治疗策略。根据患者病史、症状、生命体征、心电图、肌钙蛋白，对该患者进行危险分层，该患者为高危患者，GRACE评分为164分，根据指南推荐非ST段抬高心肌梗死冠状动脉造影和血运重建策略，对于高危患者，GRACE评分大于140分，需尽早完善冠状动脉造影。故对于该患者，给予急诊行冠状动脉造影：左优势型，前降支中段局限次全闭塞（图5-28）；回旋支未见明显狭窄，右冠状动脉近中段 50%左右弥漫性狭窄（图5-29），立即行球囊扩张，后狭窄明显减轻。在前降支狭窄部位置入支架1枚，狭窄血管恢复通畅（图 5-30）。患

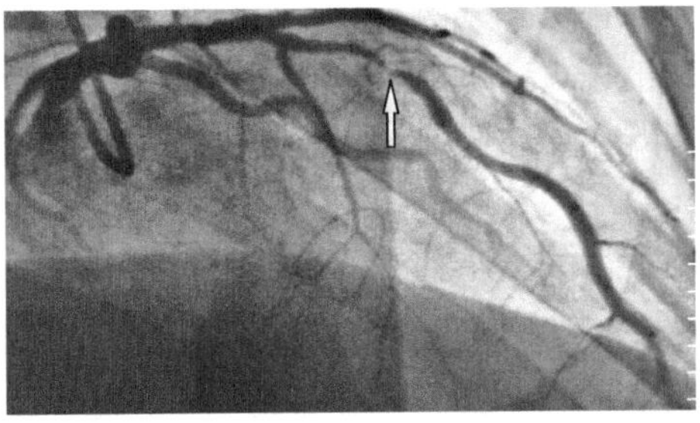

图5-28　前降支造影结果

者胸痛症状缓解，术后随访心肌酶呈下降趋势，按“一元论”，可用急性非 ST 段抬高心肌梗死解释患者临床症状及心电图、心肌酶学等演变。

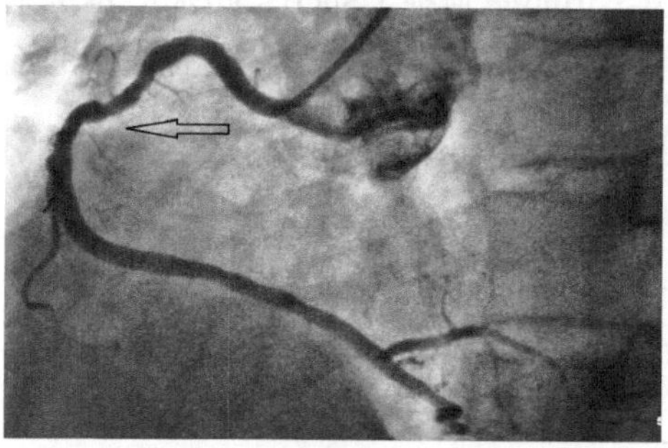

图 5-29 右冠状动脉造影结果

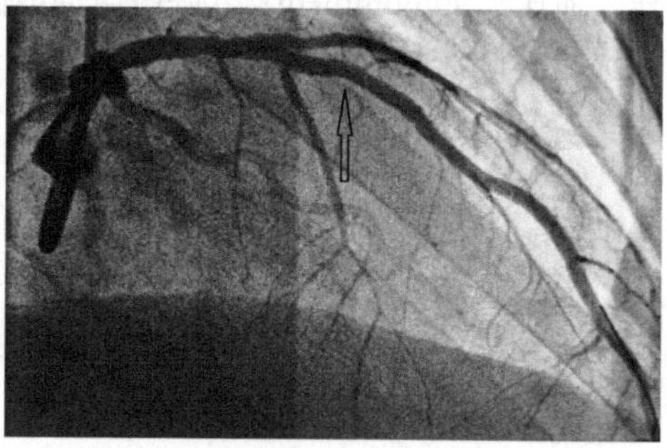

图 5-30 前降支支架置入后

确定诊断：急性冠脉综合征；急性非 ST 段抬高心肌梗死；心功能Ⅱ级（Killip 分级）；原发性高血压 3 级，极高危组。

思维提示：确定诊断。根据所有的检查结果及治疗效果判定所提出的假设是否正确；如不正确选择相关实验室检查、影像学检查及有助于疾病诊断的其他检查，验证再次提出之假设；这些假设中，有一些可能要被排除，也可能增加新的诊断。

本例患者进一步完善相关检查后，根据患者临床症状、动态观察患者心肌酶逐渐升高，判断患者急性冠脉综合征可能性最大，立即急诊行冠状动脉造影。根据患者症状、心电图、心肌酶学演变，结合冠状动脉造影结果，最终确定诊断为急性冠脉综合征，急性非 ST 段抬高心肌梗死，心功能Ⅱ级（Killip 分级）；原发性高血压 3 级，极高危组。

三、治 疗

术后患者症状明显缓解，10 日后出院，规律口服阿司匹林、替格瑞洛、依那普利、倍他乐克缓释片及阿托伐他汀钙片等冠心病二级预防药物治疗，1 个月后门诊随诊患者再无胸痛症状发作，心电图 T 波倒置情况明显改善。

四、点 评

胸痛主要是指胸前区的疼痛和不适感，可呈闷痛、紧缩感、烧灼感、针刺样痛、压榨感、撕裂样痛、刀割样痛等，部位一般指从颈部到胸廓下端的范围，有时可放射至颌面部、牙齿和咽喉部、肩背部、双上肢或上腹部。

胸痛所涉及的临床疾病可有呼吸、循环、消化、神经等多个系统疾病，其中高危胸痛如不进行及时的干预治疗，可危及生命。胸痛患者如出现以下征象提示为高危胸痛：①神志模糊或意识丧失；②面色苍白；③大汗及四肢厥冷；④低血压，血压＜90/60mmHg；⑤呼吸急促或困难；⑥低氧血症（SpO_2＜90%）。本例患者无上述临床表现，属于非高危胸痛患者，可按胸痛筛查的流程进行进一步的诊断与鉴别诊断（图 5-31）。

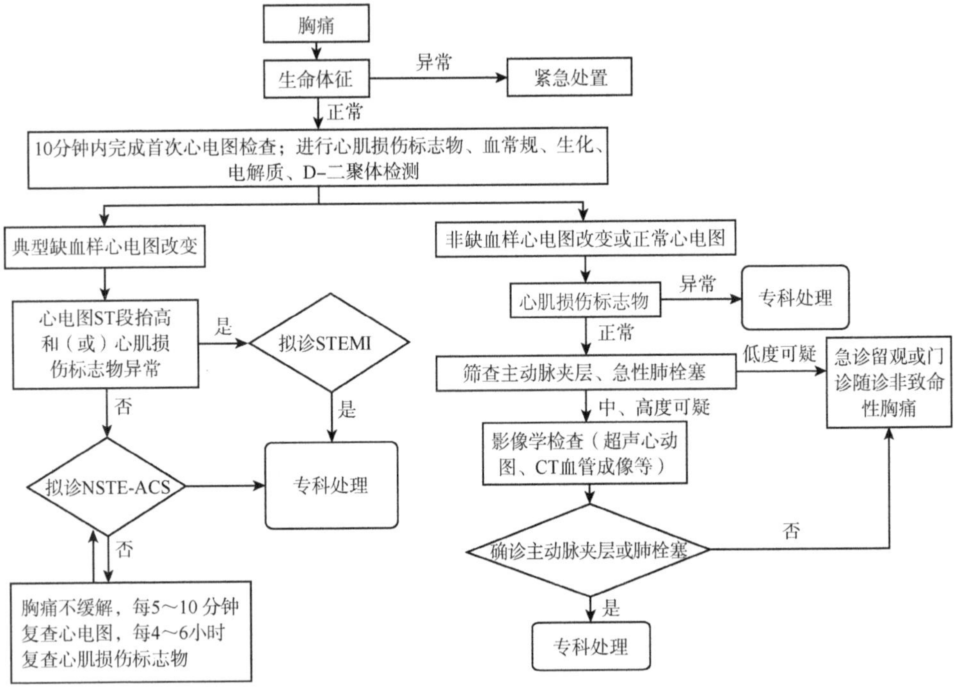

图 5-31 胸痛诊断流程

STEMT. ST 段抬高心肌梗死；NSTE-ACS. 非 ST 段抬高急性冠脉综合征

在对胸痛的诊断过程中，应首先进行急、危重症的诊断与鉴别诊断，重点疾病包括急性冠脉综合征、肺栓塞、主动脉夹层等。病史的询问与体格检查为临床医生掌握的第一手临床资料，往往通过病史的询问及特征性的阳性体征即可得出初步诊断，并通过后续的实验室检查、心电图、影像学检查等手段加以验证。本例患者有多种心血管疾病的危险因素，通过对胸痛发生的部位、诱因、性质、持续时间、缓解方式、伴随症状及有无放射痛的问询，得出考虑心源性胸痛的可能性最大，并通过心电图、心肌酶学的动态演变加以佐证，最终通过冠状动脉造影得以证实。

对可疑急性肺栓塞的患者，可采用简化的 Wells 评分（表 5-7）进行临床评估，并联合 D-二聚体进行筛查。临床评估为低度可能的患者，如 D-二聚体阴性，可基本除外急性肺栓塞。临床评估为高度可能或 D-二聚体阳性的患者，可进一步行肺血管 CT 血管成像等影像学检查进一步确诊。该患者 Wells 评分为 0 分，D-二聚体水平不高，基本除外急性肺栓塞。

表 5-7 简化 Wells 评分

条目	评分（分）
肺栓塞或深静脉血栓形成病史	1
4 周内制动或手术	1
活动性肿瘤	1
心率≥110 次/分	1
咯血	1
深静脉血栓形成的症状和体征	1
其他鉴别诊断的可能性低于肺栓塞	1

注：总分 0～1 分，肺栓塞低度可能；总分≥2 分，肺栓塞高度可能。

在对可疑主动脉夹层的诊断过程中，可按主动脉夹层危险评分（表 5-8）给予初步筛查。本例患者仅有突发胸痛 1 项，评分为 1 分，属于中度可疑。但患者病史、心电图及酶学演变更符合急性非 ST 段抬高心肌梗死的特点，且心脏超声主动脉内未见肯定的内皮脱落影，暂不考虑。如冠状动脉造影排除急性非 ST 段抬高心肌梗死的诊断，可进一步完善主动脉 CTA 检查以明确。

表 5-8 主动脉夹层危险评分

条目	评分（分）
高危病史	
马方综合征等结缔组织病	1
主动脉疾病家族史	1
主动脉瓣疾病	1
胸主动脉瘤	1
主动脉介入或外科手术史	1
高危胸痛特点	
突发疼痛	1
剧烈疼痛，难以忍受	1
撕裂样、刀割样尖锐痛	1
高危体征	
动脉搏动消失或无脉	1
四肢血压差异明显	1

续表

条目	评分（分）
局灶性神经功能缺失	1
新发主动脉瓣杂音	1
低血压或休克	1

注：总分 0 分为低度可疑，1 分为中度可疑，2～3 分为高度可疑。

急性心肌梗死的诊断通常具备以下临床特点。

（1）持续胸痛（＞30 分钟），伴气短、恶心、左臂或左颈部疼痛、大汗；糖尿病患者可能无胸痛症状。

（2）第四心音常见，第三心音、二尖瓣关闭不全偶见。

（3）可出现心源性休克、室性心律失常等并发症。

（4）心电图显示 ST 段抬高或压低、T 波倒置，可出现病理性 Q 波；10%的患者心电图可正常或较前无改变。

（5）心肌酶升高[肌钙蛋白（IcTnI）、肌酸激酶同工酶（CK-MB）]。

（6）心脏超声见局部室壁运动改变。

（7）非 Q 波心肌梗死受累的心肌范围通常更广泛。

对于可疑急性心肌梗死的患者，可按图 5-32 进行分类及鉴别。本例患者属于 ST-T 异常，且肌钙蛋白升高，复查肌钙蛋白后呈上升趋势，符合急性非 ST 段抬高心肌梗死的诊断标准，后进行有创干预策略（冠状动脉造影）进一步证实。

部分急性心肌梗死可表现为不典型症状起病，容易误诊。其主要机制为心肌缺血缺氧时会积聚过多的代谢产物，可表现为自主神经进入水平相同脊髓段的脊神经所分布的皮肤区域如颈、肩、前臂及手指疼痛。同时因迷走神经张力增高，心脏下后壁心肌梗死时，常表现为上腹痛及恶心、呕吐。老年人由于对疼痛的敏感度下降，痛阈高，年龄越大，无痛性急性心肌梗死的发生概率越大，且往往病情重，预后差。

糖尿病患者由于心脏自主神经病变，可发生无痛性急性心肌梗死。尚有些非典型病例的首发症状与心脏联系不大，如以眩晕为首发症状的急性心肌梗死，上述情况极易造成误诊。

急性心肌梗死典型疼痛部位在胸骨上段或中段之后，但有典型临床表现和典型心电图表现者仅占 70%～80%。还有研究者报道 27.4%（54/197）的急性心肌梗死患者无典型的临床症状或心电图表现。

本例患者以胸骨后烧灼感、恶心、呕吐为首发症状，伴放射性痛持续不能缓解，患者既往有慢性胃炎病史，首诊医院误诊为急性胃炎，对症处理后症状无缓解反倒加重，才送往上级医院进一步完善相关检查，在首诊有误的情况下本例患者还是及时得到了救治，凸显了胸痛中心绿色通道的必要性。

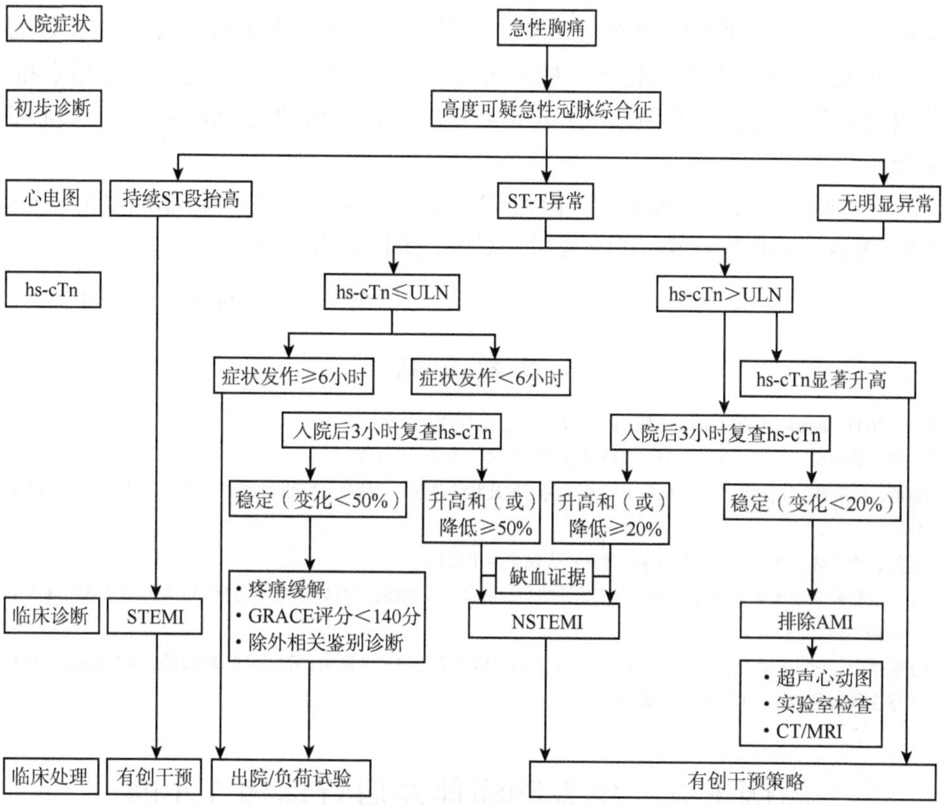

图 5-32 可疑 ACS 患者诊疗流程

ULN. 参考范围上限值；STEMI. ST 段抬高心肌梗死；NSTEMI. 非 ST 段抬高心肌梗死；AMI. 急性心肌梗死

临床上若遇到以下情况应考虑急性心肌梗死存在的可能。

（1）中年以上患者突然出现上腹痛及恶心、呕吐等消化道症状，而腹部无明显体征，经对症治疗效果不佳时。

（2）突发异位痛而无相应局部体征，伴不应有的心血管体征时。

（3）突发晕厥、一过性意识障碍伴心前区不适时。

（4）原有慢性支气管炎突发咳、痰、喘而不能以继发感染解释时。

（5）中老年人有高血压或冠心病病史，有突发性心力衰竭、心律失常或周围循环衰竭时。

应避免误诊：

（1）重视病史及临床表现：详细询问病史、全面体格检查、善于发现和寻找有利于诊断的症状及体征是避免误诊的最有效途径。诊治过程中应注意心血管病易患因素如肥胖、高血压、高血脂、糖尿病等，同时重视鉴别诊断。

（2）掌握心电图及心肌酶的动态变化：心电图是诊断心肌梗死最重要的手段之一，据统计 10%～15%的急性心肌梗死因心电图表现不典型而难以做出肯定的诊断，因此要求医者必须掌握产生不典型心电图改变的原因：①无 Q 波心肌梗死；②陈旧性心肌梗死基础上再发生新的心肌梗死；③左束支传导阻滞、预激综合征合并急性心肌梗死；④正后壁的急性心肌梗死；⑤小灶性急性心肌梗死。

对可疑急性心肌梗死患者要做到：①重视心电图的追踪观察；②加做 V_7～V_9、V_3R、V_4R、V_5R 等导联；③必要时反复做心脏标志物测定。

（杨毅宁　罗俊一　刘海明）

参考文献

陈新，2009. 黄宛临床心电图学. 6 版.北京：人民卫生出版社.
葛均波，徐永健，王辰，等，2018. 内科学. 9 版. 北京：人民卫生出版社.
胡恒清，鲁顺容，肖仕明，等，2018. 以上腹痛为首发症状的急性心肌梗死 23 例误诊分析. 临床误诊误治，31（8）：5-8.
万学红，卢雪峰，2018. 诊断学. 9 版. 北京：人民卫生出版社.
中华心血管病杂志编辑委员会，胸痛规范化评估与诊断共识专家组，2014. 胸痛规范化评估与诊断中国专家共识. 中国循环杂志，（z2）：106-112.
中华医学会，中华医学会杂志社，心血管系统疾病基层诊疗指南编写专家组，等，2019. 胸痛基层诊疗指南（2019）. 中华全科医师杂志，18（10）：920-924.

病例十九　突发胸痛伴左肩背疼痛 3 小时

一、病 史 资 料

患者，男性，68 岁。

主诉：突发胸痛伴左肩背疼痛 3 小时。

现病史：患者 3 小时前无明显诱因突发剧烈胸痛，位于心前区，呈撕裂样，伴左肩背放射痛，持续不缓解，伴有大汗，无气促、心悸，无头晕、头痛、黑矇、晕厥、四肢抽搐，无发热、咳嗽、咳痰、咯血，无恶心、呕吐、腹痛、腹泻等不适。遂至笔者所在医院急诊就诊。

既往史：患者平素健康状况一般，患者既往诊断原发性高血压 2 年，血压最高达 200/100mmHg，未规律治疗，否认 2 型糖尿病、冠心病等病史。否认结核、伤寒等传染病史，否认地方病史，否认职业病史，预防接种史不详，否认药物、食物过敏史。否认手术、外伤、输血及中毒史。

个人史：生于新疆，久居乌鲁木齐市，本科文化程度，公司职员，无疫区居留史、疫水接触史，否认牧区、矿山工作史，否认化学性物质、放射性物质、有毒物质接触史，吸烟 40 余年，平均 20 支/日，未戒烟，否认酗酒史。

家族史：父母自然去世，有1哥1姐，均有高血压病史，否认其他家族史。

思维提示： 根据病史提出假设。

第一步：根据患者突发胸痛伴左肩背放射痛，可以考虑可能引起上述症状的疾病解剖部位在心脏、大血管、肺部及腹部。患者胸痛较剧烈，持续不能缓解，需首先考虑常见急、危重症，包括急性冠脉综合征（ACS）、主动脉夹层、急性肺栓塞、张力性气胸、急性胰腺炎等，其次考虑可引起持续剧烈胸痛的其他非危重疾病，包括胆囊炎急性发作、带状疱疹、急性心包炎、急性胸膜炎等，最后考虑可引起胸痛的其他疾病，包括肋软骨炎、食管裂孔疝、反流性食管炎、肺癌侵袭胸膜、消化性溃疡等。

第二步：本例患者既往诊断原发性高血压2年，血压最高达200/100mmHg，未规律治疗，本例患者突发剧烈而持续的胸背痛，且疼痛从一开始就极为剧烈，难以忍受，因此鉴别的重点在于急性心肌梗死、主动脉夹层、肺栓塞（对于突发胸背痛，首先应考虑是否由有潜在致命性威胁的心脏疾病引起）。

第三步：继续推理假设和分析。本例患者为胸背部疼痛，呈撕裂样，持续不缓解，同时伴有气短，从胸痛特点结合患者既往史考虑急性冠脉综合征和主动脉夹层可能性大，追问患者病史，其否认暴饮暴食、酗酒和胆石症等，急性胰腺炎可能性较小，需进一步通过体格检查及辅助检查验证所提出的假设。

体格检查：体温37.0℃，右上肢血压200/110mmHg，左上肢血压160/95mmHg，呼吸20次/分，脉搏120次/分。神志清，精神萎靡，痛苦面容，言语清晰，检查合作，回答切题，皮肤黏膜无出血点及瘀斑，颈静脉无充盈、怒张，肝颈静脉回流征阴性。双肺叩诊呈清音，呼吸规整，双肺底可闻及少量湿啰音，无呼气时间延长，语音传导对称，无胸膜摩擦音。心前区无隆起，心尖搏动未见异常。其他部位无异常搏动。心尖搏动位于第5肋间，左锁骨中线内1cm。未触及震颤及心包摩擦感。相对浊音界正常，心率120次/分，律齐，未闻及额外心音、病理性杂音及心包摩擦音。腹部饱满，肝脾未触及，肠鸣音正常，未闻及血管杂音，腹部无压痛、反跳痛。脊柱未见异常，下肢静脉无曲张，未见杵状指，肌肉无压痛、无萎缩，双下肢未见明显水肿，双下肢皮温未见明显异常。生理反射存在，病理反射未引出。

思维提示： 通过体格检查，寻找可能出现病史中主要症状的疾病，发现新的证据。进一步验证提出的假设；选择进一步验证原有假设的实验室检查。

本例患者腹部查体未见明显异常，腹部饱满，肠鸣音正常，未闻及血管杂音，腹软，肝脾未触及，腹部无压痛、反跳痛，未触及腹部包块及板状腹，可初步排除急性胰腺炎等腹部体征明显的急腹症。

正常人双侧血压差一般不超过5～10mmHg，本例患者双上肢血压差异明显，追问患者既往是否存在此情况，不详。如患者既往也存在该情况，考虑单侧锁骨下动脉狭窄或闭塞可能，如患者双上肢血压不对称与本次突发胸痛有关，则高度考虑主动脉夹层累及左侧锁骨下动脉开口，需进一步完善相关检查明确。

结合病史及查体考虑心脏和大血管危急病变不能除外，此类疾病病死率高，需要尽快完善进一步检查明确患者诊断后给予救治。

辅助检查：

血、尿、便常规：无明显异常。

凝血功能：D-二聚体 2150μg/ml↑；纤维蛋白降解产物 63.91mg/L↑。凝血酶原时间、国际标准化比值、活化部分凝血活酶时间、纤维蛋白原均正常。

血生化：电解质，钾离子 3.2mmol/L↓，其余电解质未见明显异常；丙氨酸转氨酶、天冬氨酸转氨酶、碱性磷酸酶、谷氨酰转肽酶、总胆红素、总蛋白、白蛋白均正常；尿素氮 8.9mmol/L，肌酐、尿酸正常。

N 端-B 型钠尿肽前体：592.00ng/L↑。

心肌酶：乳酸脱氢酶 425U/L；心肌型肌酸激酶同工酶、肌红蛋白、肌钙蛋白正常。

动脉血气：pH 7.36，PaO_2 66mmHg，SO_2 98%，$PaCO_2$ 30mmHg。

胰腺炎相关检查：血清淀粉酶 77.36U/L，正常；尿淀粉酶 247U/L，正常；脂肪酶 38.1U/L，正常。

入院心电图：窦性心动过速。

胸部 X 线片：双肺、膈及心影大小形态未见明显异常。

思维提示：根据病史、体格检查、实验室检查及有助于疾病诊断的其他检查，证实所提之假设；并进行验证。

本例患者突发剧烈而持续的撕裂样胸背痛，且疼痛从一开始就极为剧烈，难以忍受；虽然辅助检查中心肌酶呈阴性，急性心肌梗死诊断暂不成立，但心电图有缺血改变，故不能排除不稳定型心绞痛，应动态观察患者心电图及心肌酶谱改变。

患者既往诊断高血压数年，且未规律治疗，结合患者胸痛症状、双侧血压不对称等体征，高度考虑患者主动脉夹层可能性也较大。

患者既往无胆石症、无暴饮暴食和酗酒等，腹部查体未见腹肌紧张、压痛、反跳痛等阳性体征，且血尿淀粉酶未见升高，故可初步排除急性胰腺炎，必要时可通过腹部增强 CT 进一步验证。

患者辅助检查显示动脉血气无异常值，且心电图无肺栓塞特征性改变，但患者 D-二聚体 2150μg/ml 提示升高。D-二聚体升高多见于血栓性疾病，也可为其他疾病所引起的继发改变。目前肺栓塞诊断依据不足，如需明确，可行肺血管 CT 血管成像进一步验证。根据目前症状及体征高度怀疑主动脉夹层，需优先排除。

二、诊 断 思 路

1. 初步诊断　根据患者年龄、未控制的高血压病史、胸痛的临床症状、双上肢血压不对称的临床体征及初步检查结果，对本例患者进行初步诊断，胸痛待查，主动脉夹层？不稳定型心绞痛？原发性高血压 3 级，极高危组。

2. 鉴别诊断

（1）急性心肌梗死：急性心肌梗死所引起的胸痛位于心前区，性质更剧烈，可伴大汗、呼吸困难、濒死感等，持续时间多超过 15 分钟，少数患者可长达数小时，常伴有心律失常、心力衰竭或休克，含服硝酸甘油多不能缓解，心电图中面向梗死部位的导联 ST 段抬高，并有异常 Q 波，非 ST 段抬高心肌梗死可以 ST 段压低、T 波倒置为主，实验室检查有心肌坏死标志物肌红蛋白、肌钙蛋白、CK-MB 增高。其中实验室检查心肌酶阳性为心肌梗死诊断的必备条件。本例患者的胸痛部位、性质与急性心肌梗死引起的胸痛症状类似，心电图无明显 ST 段改变，心肌酶、肌钙蛋白等在正常范围内，暂不支持急性心肌梗死的诊断，需继续随访心电图、心肌酶学等加以佐证。

（2）急性肺栓塞（PE）：首先表现为低氧血症。较大面积肺栓塞常见的临床表现有严重的呼吸困难、呼吸增快、胸痛、发绀、低氧血症甚至晕厥。心电图可表现为典型的 $S_{I}Q_{III}T_{III}$倒置型，伴 D-二聚体水平明显升高，心脏超声可查及肺动脉压升高、右心室负荷过重表现，肺血管 CT 血管成像为确诊的金指标，长期卧床、下肢制动等下肢静脉血栓形成患者为肺栓塞的高危人群。患者近期无骨折、创伤史，无呼吸困难、咯血、晕厥等表现，急查动脉血气无低氧血症，虽然 D-二聚体升高，但结合目前的症状、体征及辅助检查，指向急性肺栓塞的证据不足，条件允许的情况下可进一步完善肺血管 CT 血管成像检查明确。

（3）急性胰腺炎：根据典型的临床表现和实验室检查，常可做出诊断。轻症的患者有剧烈而持续的上腹部疼痛、恶心、呕吐、轻度发热，但无腹肌紧张，同时有血清淀粉酶和（或）尿淀粉酶显著升高，排除其他急腹症者，即可以诊断。重症除具备轻症急性胰腺炎的诊断标准，还具有局部并发症（胰腺坏死、假性囊肿、脓肿）和（或）器官衰竭。重症胰腺炎病程发展凶险且复杂。结合病史，患者无暴饮暴食、酗酒或胆石症病史，患者症状主要集中于胸背部疼痛，查体后未见腹部阳性体征，急查血尿淀粉酶无明显异常，考虑急性胰腺炎诊断依据不足。

3. 进一步完善相关辅助检查

（1）心脏 B 超：左心室舒张功能降低，升主动脉及腹主动脉扩张，二尖瓣轻度关闭不全，主动脉瓣轻度关闭不全，心包少量积液。

（2）腹部B超：餐后胆囊，胆囊多发息肉样病变。肝、脾、胰腺未见明显异常。

思维提示：根据病史、体征及辅助检查，依据可能性大小列出可能的诊断。

综上所述，本例患者既往有高血压病史，血压控制不佳，且胸背部持续撕裂样疼痛特点尤为突出，查体可发现双上肢血压不对称，心脏超声提示升主动脉及腹主动脉扩张，目前暂高度怀疑主动脉夹层可能，首先应及时完善主动脉 CTA 检查。患者虽然 D-二聚体水平高于正常，但目前的临床证据均指向主动脉夹层可能，且主动脉夹层血肿吸收过程中也可出现继发的炎症及 D-二聚体水平升高，故暂不安排肺血管 CT 血管成像检查。

4. 验证及确定诊断 患者急诊入院后立即行心电监护，给予适度镇静、镇痛、制动，随后用平车将其送至CT室行主动脉全层CTA检查，影像学表现为主动脉弓峡部及以下远端可见螺旋状内膜撕裂，并可见少量附壁血栓形成，向下累及左侧髂总动脉起始处，于降主动脉起始处可见第一破口，大小约19.4mm×14.2mm，假腔大于真腔；腹腔干、肠系膜上动脉、右肾动脉均起自真假腔，左肾动脉起自真腔，肠系膜下动脉起自假腔（图5-33）。根据主动脉CTA结果进一步得出明确诊断：主动脉夹层（DeBakey Ⅲ型）；原发性高血压3级，极高危组。

主动脉夹层分型的根据是夹层内膜裂口的解剖位置和夹层累及的范围，其中使用最广泛和最著名的是DeBakey等提出的分型方法。

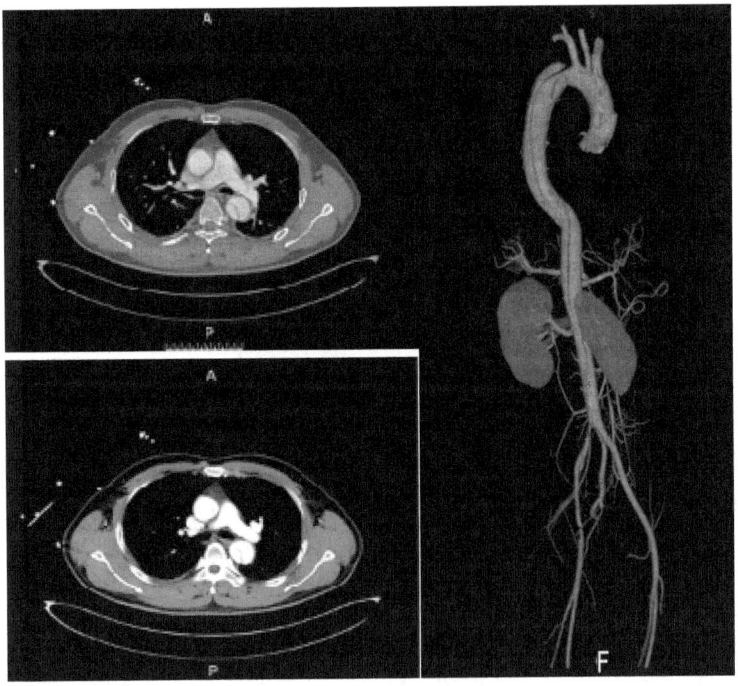

图5-33 主动脉CTA

Ⅰ型：主动脉夹层累及范围为升主动脉到降主动脉甚至腹主动脉。

Ⅱ型：主动脉夹层累及范围仅限于升主动脉。

Ⅲ型：主动脉夹层累及降主动脉。

Stanford 大学的 Daily 等提出了一种更简捷的分型方法，即 Stanford 分型，Stanford A 型相当于 DeBakey Ⅰ型和Ⅱ型，Stanford B 型相当于 DeBakeyⅢ型。近年来，随着腔内血管外科技术的发展，Stanford 分型与临床手术方法关系越来越密切。

思维提示：根据现有的症状、体征，层层递进，在可能引起胸痛的急危重症疾病中，根据蛛丝马迹选择合适的检查项目，及早进行了主动脉夹层的确诊，为主动脉夹层疾病的抢救赢得了宝贵时间。

三、治　　疗

1. 内科治疗　确诊主动脉夹层后，内科治疗以镇静、镇痛及控制血压、心率为主。理想的收缩压应控制在 100～120mmHg，心率控制在 55～65 次/分。故立即给予地佐辛 5mg+0.9%氯化钠注射液 50ml 静脉滴注，美托洛尔针 5mg 静推，随后改为酒石酸美托洛尔片 25mg 口服，2 次/日，硝普钠针 50mg+5%葡萄糖注射液 50ml 持续微量泵泵入，地尔硫䓬针 30mg+0.9%氯化钠注射液 50ml 持续微量泵泵入，同时给予患者补充电解质等治疗。经过紧急处理后患者胸背部疼痛较前缓解，右上肢收缩压逐渐下降并稳定在 110～120mmHg，心率控制在 60 次/分左右。

2. 手术治疗　积极行控制血压、减慢心率、营养心肌、适度补液及其他对症处理后，患者胸背痛症状基本消失，随后用平车将患者运至导管室行主动脉造影检查，明确了夹层破口部位、主动脉受累范围，并在全身麻醉下行主动脉夹层覆膜支架置入术（图 5-34），术中、术后患者生命体征平稳。

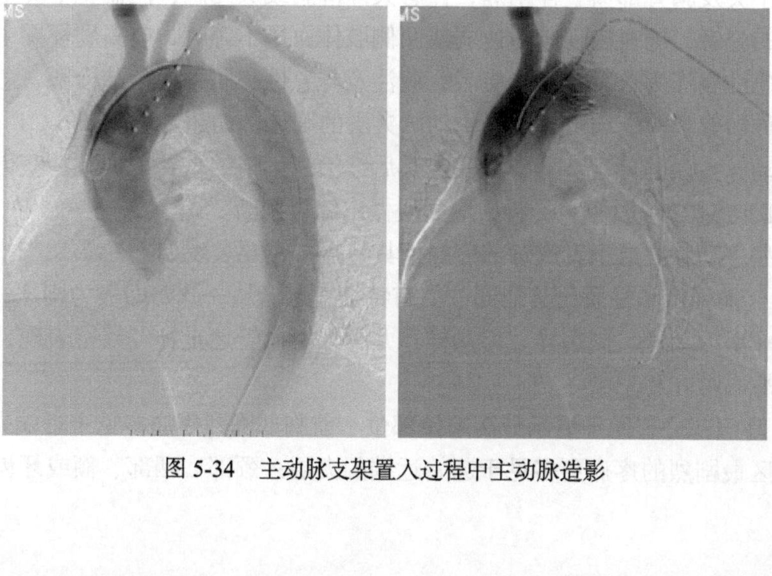

图 5-34　主动脉支架置入过程中主动脉造影

主动脉夹层系急危重症，死亡率高，对于任何可疑或已诊断为主动脉夹层的患者，应送住院进行监护治疗，密切关注患者神经系统、肢体脉搏、心音变化，监测生命体征、尿量等。患者胸背痛持续、精神烦躁时常给予吗啡类药物镇痛，并镇静、制动。对血流动力学稳定的急性主动脉夹层患者，主要方法是联合应用β受体阻滞剂和血管扩张剂以降低心肌收缩力、减慢左心室收缩速度和降低外周动脉压，最佳情况是将收缩压控制在100～120mmHg，心率减慢至55～65次/分，这样可以有效稳定或中止夹层的继续分离，使疼痛缓解或消失。常用的β受体阻滞剂有艾司洛尔、美托洛尔、拉贝洛尔等。单用该类药物控制血压不理想时可加用血管扩张剂，最常用的是硝普钠。为降低血压，钙通道阻滞剂如维拉帕米、地尔硫䓬等也可应用，尤其是支气管哮喘患者。对于血流动力学不稳定的患者，应急诊气管插管，机械通气，立即行经食管超声检查，如果发现心脏压塞，应急诊行开胸手术。如发现进行性增大并不断外渗的 Stanford B 型主动脉夹层，可急诊行腔内隔绝术。

对于破口于升主动脉的夹层（Stanford A 型），经过有效降压内科治疗，其发生主动脉破裂或心脏压塞等致命性并发症的危险仍相当高，所以目前主张一经确诊，条件允许情况下首选手术治疗。对于破口于降主动脉的夹层（Stanford B 型），其破裂的危险性相对较低，且降主动脉手术具有很高的死亡率，所以优先选择采用介入性血管治疗技术。简言之，传统开放手术旨在以人工血管置换病变动脉段；腔内隔绝术的原则是通过腔内移植物隔绝封闭破裂口以消除主动脉夹层破裂的后患。

四、点　　评

对于突发胸背部撕裂样剧痛，伴有大汗淋漓或濒死感，但血压下降不明显甚至升高的患者，同时出现脉搏速弱或两侧肢体血压不等时，应高度怀疑主动脉夹层；以急性胸痛为首发表现的患者，应注意与急性心肌梗死、肺栓塞、急腹症鉴别；多种影像学检查均可有助于主动脉夹层的确诊，如超声心动图、CT 和 MRI 等；主动脉夹层的分型、分类是决定其后续治疗策略的重要依据，在获得完整病史和 CT 或 MRI 等影像学资料后应尽快做出综合判断。

典型主动脉夹层患者胸背部疼痛极具特点，主要表现如下。

1. 疼痛强度和性质比其他部位更有特征 疼痛从一开始即极为剧烈，难以忍受；疼痛呈搏动样、撕裂样、刀割样，并常伴有血管迷走神经兴奋表现，如大汗淋漓、恶心呕吐和晕厥等。

2. 疼痛部位有助于提示分离起始部位 前胸部剧烈疼痛多见于近端夹层，而肩胛间区最剧烈的疼痛更多见于起始远端的夹层；颈部、咽部、额或牙齿疼痛常提示夹层累及升主动脉或主动脉弓部。

3. 疼痛部位呈游走性提示主动脉夹层的范围在扩大 疼痛可由起始处移向其他部位，通常是沿着分离的路径和方向走行，引起头颈、腹部、腰部或下肢疼痛，约 70%的患者具有这一特征。并因夹层血肿范围扩大而引起主动脉各分支的邻近器官功能障碍。

4. 疼痛常为持续性 有的患者疼痛自发生后一直持续到死亡，镇痛药如吗啡等难以缓解；有的因夹层远端内膜破裂，夹层血肿中的血液重新回到主动脉管腔内而使疼痛消失；若疼痛消失后又反复出现，应警惕主动脉夹层又继续扩展并有向外破裂的危险。

本例患者症状具有主动脉夹层的特异性，患者胸痛呈撕裂样，有放射性，且患者有濒死感，胸痛持续不能缓解。同时患者有高血压病史多年，未规律治疗，此为主动脉夹层的危险因素。

另外，主动脉夹层除了胸痛、高血压等典型临床症状外，随夹层内膜撕裂程度加重，累及相应器官动脉，导致器官供血障碍，可出现除胸痛外其他器官功能障碍的临床表现。如累及颈内动脉，可引起脑供血障碍，出现头晕、黑矇，乃至大面积脑梗死、昏迷的可能；累及冠状动脉开口，可引起急性心肌梗死，增加了初步诊断及鉴别诊断的难度；累及脊髓动脉，可引起脊髓缺血，发生运动、感觉障碍乃至脊髓休克的可能；累及肠系膜上动脉，出现肠缺血、坏死、感染，从而表现为腹痛、感染等临床表现；累及肾动脉，如单侧肾动脉累及，对侧肾功能可代偿，如双侧肾动脉均被累及，可表现为急性肾衰竭，加重血压升高，加速疾病的进程；累及锁骨下动脉、股动脉，可引起相应肢体活动障碍、麻木等缺血的临床表现。因此，可结合胸痛及其他系统是否受累而作为主动脉夹层临床诊断的有力证据。

（杨毅宁 罗俊一）

参考文献

葛均波，徐永健，王辰，等，2018. 内科学. 9 版. 北京：人民卫生出版社.

胡光欣，赵停婷，李奔，等，2019. 急性主动脉夹层误诊为急性冠脉综合征的临床回顾性分析. 医药前沿，9（16）：20-22.

万学红，卢雪峰，2018. 诊断学. 9 版. 北京：人民卫生出版社.

中国医师协会心血管外科分会大血管外科专业委员会，2017. 主动脉夹层诊断与治疗规范中国专家共识. 中华胸心血管外科杂志，33（11）：641-654.

中华心血管病杂志编辑委员会，胸痛规范化评估与诊断共识专家组，2014. 胸痛规范化评估与诊断中国专家共识. 中国循环杂志，（z2）：106-112.

病例二十 头痛、头晕 10 日

一、病 史 资 料

患者，女性，16 岁，学生，未婚，哈萨克族。

主诉：头痛、头晕 10 日。

现病史：患者 10 日前无明显原因出现头痛、头晕、恶心、呕吐症状，测血压增高，最高达 200/130mmHg，无耳鸣、乏力，无黑矇、视物旋转，无阵发性心悸、大汗、面色苍白、肢体活动障碍，无尿频、尿急、泡沫尿及肉眼血尿，无胸闷、胸痛，无下肢水肿。否认非甾体抗炎药等药物长期服用史，无夜间打鼾史。当地医院予以硝苯地平控释片 30mg 每日 2 次降压治疗，血压控制欠佳，仍波动于 190/120mmHg 左右，即入院诊治。发病以来，食欲一般，睡眠差，大小便正常，近 1 个月内体重减轻 3kg。

既往史：否认肾炎等慢性疾病病史。

个人史：否认吸烟、饮酒史。

家族史：无高血压家族史，无其他家族遗传病史。

思维提示：

青年女性患者，以“头痛、头晕伴血压高 10 日”为主诉入院。病史中血压最高为 200/130mmHg，应首先考虑继发性高血压可能。因此，问诊的目的主要是寻找继发性高血压的线索，围绕平时血压水平，有无情绪或药物等诱因，其间血压有无明显波动、对降压药物的反应、发病时主要症状及特点、伴随症状等问题展开。

临床决策：

问诊主要内容及目的如下。

（1）发现血压升高时是否有症状：青年女性出现持续性血压升高，无家族史，常提示肾性高血压、主动脉缩窄、多发性大动脉炎等疾病可能。详细询问病史，有无血尿、恶心、呕吐、心前区疼痛、下肢水肿、下肢乏力发凉和发热、关节痛和发热等伴随症状。

（2）发现血压升高之前是否服用某些特殊药物：一些肾上腺皮质激素类药物如可的松、泼尼松可使血压升高，雄性激素及合成性类固醇类药物等也能使血压升高。另外长期服用甘草类制剂可引起低血钾、高血压，长久服用避孕药可使收缩压和舒张压分别增加 4mmHg 和 12mmHg。对于某些有高血压家族史、每日摄取食盐过多的妇女，长久服用避孕药更容易引发高血压。

（3）问诊结果及决策：患者为学生，10 日前出现头痛、头晕、恶心、呕吐症状，测血压高，最高达 200/130mmHg，服用降压药后血压控制欠佳。通过问诊可知，患者既往无肾炎等特殊病史，无高血压家族史，发现血压升高仅 10 日，首先考虑继发性高血压可能。

体格检查：体温 37.3℃，脉搏 110 次/分，呼吸 20 次/分，左上肢血压 196/112mmHg，右上肢血压 190/110mmHg，左下肢血压 212/126 mmHg，右下肢血压 216/124mmHg。双侧桡动脉搏动有力，双侧脉搏对称，双上肢未闻及血管杂音，双侧颈部未闻及血管杂音，无脉搏短绌。无贫血貌，无满月脸、水牛背、向心性肥胖。全身皮肤黏膜无色素沉着、无紫纹、无皮肤菲薄。毛发分布正常。全身淋巴结未触及肿大。眼睑无水肿。甲状腺未见肿大。双肺呼吸音清，心率 110 次/分，心律齐，未闻及杂音。腹平软，左侧脐周可闻及收缩期血管杂音，肝脾肋下未及，腹部无压痛、反跳痛，腹部未触及包块，双下肢无水肿。

入院诊断：高血压原因待查，继发性高血压，肾动脉狭窄？原发性高血压？

思维提示：

考虑患者继发性高血压可能性大，但需除外哪些继发性高血压呢？

临床决策：

继发性高血压患者体检时须注意有无贫血貌，测量四肢血压是否对称，腹部有无包块，颈部和腹部有无异常的血管杂音，同时观察是否存在皮肤紫纹、向心性肥胖、眼突出、甲状腺肿大、双手细颤等导致血压升高疾病的体征。患者入院查体左侧脐周可闻及血管杂音，应考虑继发性高血压可能性大，结合四肢血压（双上肢血压基本对称，下肢血压＞上肢血压）、腹部血管杂音的特点，主要考虑肾动脉狭窄所致高血压。肾动脉狭窄（RAS）人群有如下特点：①持续高血压达 2 级或以上，伴有明确的冠心病、四肢动脉狭窄、颈动脉狭窄等；②高血压合并持续的轻度低血钾；③脐周血管杂音伴高血压；④既往高血压可控制，降压药未变情况下突然血压难以控制；⑤顽固性或恶性高血压；⑥重度高血压患者左室射血分数正常，但反复出现一过性肺水肿；⑦难以用其他原因解释的肾功能不全或非对称性肾萎缩；⑧服用血管紧张素转化酶抑制剂（ACEI）或血管紧张素Ⅱ受体拮抗剂（ARB）后出现血肌酐明显升高或伴血压显著下降。本例患者的特点：高血压达 2 级以上，脐周伴有血管杂音，服用降压药后血压控制欠佳，故考虑肾动脉狭窄可能性大，需进一步进行专科检查，以明确诊断。

辅助检查：

1. 一般检查 血常规：白细胞计数 $14.63\times10^9/L$↑，血小板计数 $390\times10^9/L$，中性粒细胞计数 $11.56\times10^9/L$↑，中性粒细胞百分比 79.02%↑，红细胞计数 $4.35\times10^9/L$，血红蛋白 123g/L；尿常规：尿酮体+，尿蛋白++；24 小时尿蛋白定量 0.35g/24h↑；尿微量白蛋白 482mg/L↑；肾功能、电解质：血尿酸 428μmol/L↑，

血钾 3.38mmol/L↓，胱抑素 C 1.16mg/L↑；凝血功能：纤维蛋白原 7.52g/L↑，凝血酶原时间 13.2 秒；proBNP 706pg/ml↑；口服葡萄糖耐量试验（OGTT）正常，雌激素测定正常。

2. 继发性高血压鉴别相关检查 立位肾素–血管紧张素–醛固酮测定：肾素 82.79pg/ml↑，血管紧张素Ⅱ338.32pg/ml↑，醛固酮 539.95pg/ml↑。甲状腺功能正常，皮质醇节律正常，24 小时尿游离皮质醇正常，ACTH 水平正常，血儿茶酚胺正常。24 小时尿电解质：尿钾 45mol/L，尿钠 172mmol/L。

3. 其他检查 双肾动脉超声（图 5-35）显示左肾体积偏小，并左肾血流略稀疏，右肾及右肾血流未见异常。心脏彩色多普勒超声检查（图 5-36）：左心室心肌略肥厚，轻度主动脉瓣关闭不全；双侧肾上腺 CT 未见明显异常。四肢动静脉超声（图 5-37）：双上肢动脉未见明显异常，双下肢动脉未见明显异常，双上肢深静脉未见异常，双下肢深静脉未见异常。颈部血管超声（图 5-38）：双侧颈动脉内膜不均匀增厚，无名动脉分叉部及右侧锁骨下动脉内膜增厚，左侧椎动脉管径细，未探及血流信号（提示椎动脉闭塞），符合大动脉炎改变。主动脉 CTA（图 5-39）：左肾动脉严重狭窄，左肾体积减小，增强扫描灌注降低。头颅 CT 及头颈部 CTA（图 5-40）：①头颅 CT 平扫及增强未见明显异常；②头颈 CTA，左侧椎动脉中下段管腔内未见明确造影剂填充，请结合临床，必要时进一步行数字减影血管造影（DSA）检查。

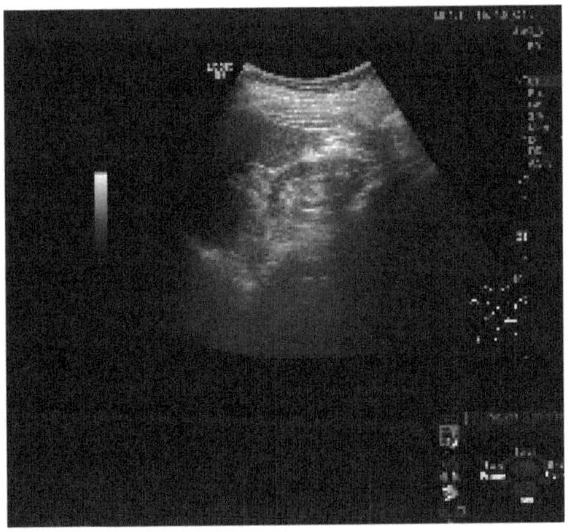

图 5-35 双肾及肾血管超声

超声所见：右肾 11.0cm×3. 0cm×3.6cm，肾下极实质厚度 1.1cm，肾包膜完整，肾皮质、髓质分界清晰，实质与肾窦比例未见异常，肾盂肾盏未见扩张，CDFI 见肾内血流灌注良好，右肾门动脉血管阻力指数（RI）0.46，颈动脉收缩期最大流速（PSV）36.9cm/s。左肾 5.2cm×2.3cm×2.9cm，肾下极实质厚 0.6cm，肾包膜完整，肾皮质、髓质分界清晰，实质与肾窦比例未见异常，肾盂肾盏未见扩张，CDFI 见肾内血流信号略稀疏

超声提示：左肾体积偏小，并左肾血流略稀疏；右肾及右肾血流未见异常

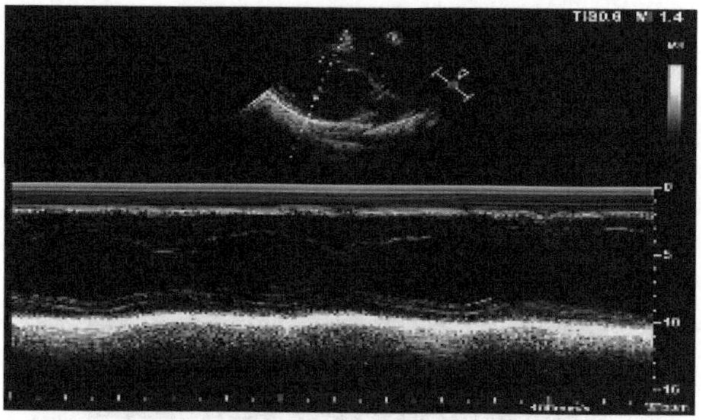

图 5-36 心脏超声

心脏超声所见：心房正位，心室右袢。各房室腔均不大。左心室壁及室间隔略肥厚，室间隔最厚处约 15mm，静息状态下未见节段性运动异常。主动脉瓣呈三叶式，瓣叶局部增厚，开放无受限，血流速度增快，测最大流速为 2.32m/s，关闭欠佳，CDFI 检出舒张期轻度反流

房间隔、室间隔回声连续性无中断，多普勒超声未见房、室水平分流。大血管连接走向正常，多普勒超声未见大血管水平分流

心包回声正常，心包腔未见液性暗区

诊断结果：左心室心肌略肥厚，轻度主动脉瓣关闭不全

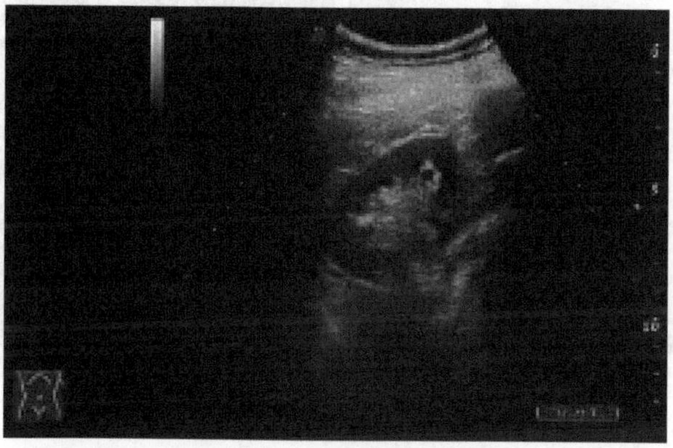

图 5-37 四肢动静脉超声

超声所见：肝脏大小、形态未见明显异常，包膜光滑，实质回声均匀，血管走行自然，门静脉未见扩张。胆囊大小未见明显异常，壁光滑，腔内未见明显异常回声，肝内外胆管未见扩张。脾脏形态、大小未见明显异常，被膜光滑、完整，脾实质未见明显异常回声。胰腺形态、大小未见明显异常，边界清晰，内部回声均匀，胰管未见扩张，胰周未见明显异常回声。右肾形态、大小未见明显异常，肾包膜完整，肾皮质、髓质分界清晰，实质与肾窦比例未见异常，肾盂肾盏未见扩张。左肾大小约 7.1cm×3.9cm，形态未见明显异常，肾包膜完整，肾皮质、髓质分界清晰，实质与肾窦比例未见异常，肾盂肾盏未见扩张。双侧腋动脉、肱动脉、桡动脉、尺动脉走行及分出位置正常，内膜未见增厚，管腔未见狭窄，未见异常彩色血流信号。双侧腋静脉、肱静脉、桡静脉、尺静脉管腔内无异常回声，探头加压后管腔能被完全压瘪，彩色血流成像显示血液回流通畅，血流信号充盈良好。双侧股总动脉、股浅动脉、腘动脉、胫前动脉、胫后动脉内膜平整，内膜、中膜无明显增厚。管腔内未见异常回声和异常血流、信号。双侧股总静脉、股浅静脉、腘静脉、胫前静脉、胫后静脉管腔内无异常回声，探头加压后管腔能被完全压瘪，彩色血流成像显示血流回流通畅，血流信号充盈良好

超声提示：左肾体积偏小；肝、胆道系统、脾、胰腺及右肾未见明显异常；双上肢动脉未见异常；双上肢深静脉未见异常；双下肢动脉未见明显异常；双下肢深静脉未见明显异常

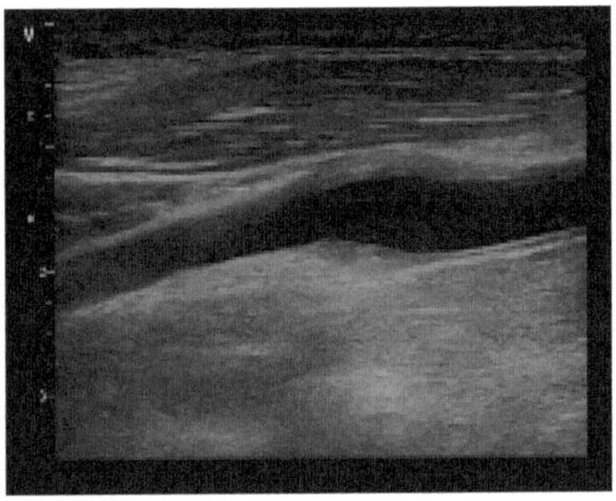

图 5-38 颈部血管超声

超声所见：双侧颈总动脉管径对称，内膜不均匀增厚，各段流速正常。双侧颈动脉分叉部管径对称，左侧前后壁内膜增厚（均为 2.3mm），右侧前壁内膜增厚（1.8mm），后壁内膜增厚（2.3mm），流速正常。双侧颈内动脉管径对称，各段血流速度正常。左侧椎动脉管径细，CDFI 未探及血流信号，右侧椎动脉管径及流速正常。左侧锁骨下动脉血流速度未见明显异常。无名动脉分叉部后壁及右侧锁骨下动脉后壁内膜增厚（1.2mm）

诊断结果：双侧颈动脉内膜不均匀增厚，无名动脉分叉部及右侧锁骨下动脉内膜增厚，左侧椎动脉管径细，未探及血流信号（提示椎动脉闭塞），考虑大动脉炎

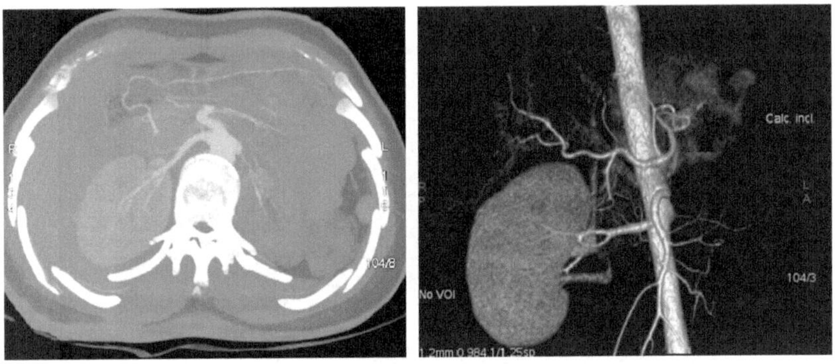

图 5-39 主动脉 CTA

左肾动脉严重狭窄，左肾体积减小，增强扫描灌注降低

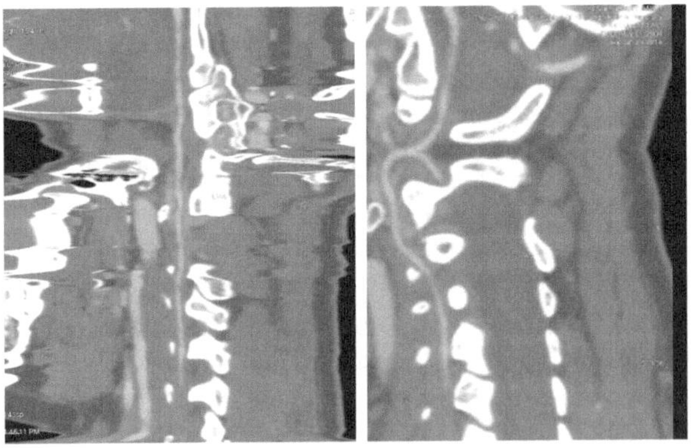

图 5-40 头颈 CTA

左侧椎动脉中下段管腔内未见明确造影剂填充

思维提示：

全面准确诊断是合理治疗的前提和关键，相关辅助检查显示患者无眼睑、下肢水肿，虽尿蛋白偏高，但血肌酐水平及内生肌酐清除率正常，可排除肾实质性高血压；根据其肾素–血管紧张素–醛固酮水平及肾上腺 CT、24 小时尿电解质结果可除外原发性醛固酮增多症；患者无满月脸、水牛背、向心性肥胖，无皮肤紫纹、皮肤菲薄，其皮质醇节律正常，不支持库欣综合征；患者四肢血压对称、无下肢缺血表现，查体肩胛区未闻及收缩期血管杂音，结合其心脏超声及主动脉 CTA 结果不支持腹主动脉缩窄诊断，患者无食欲亢进、大便次数增多、突眼、甲状腺肿大、双手细颤，不支持甲状腺功能亢进所致高血压。

患者血压高，脐周可闻及血管杂音，腹部超声及主动脉 CTA 结果提示左肾动脉严重狭窄合并左肾萎缩，支持肾动脉狭窄所致高血压，但其肾动脉狭窄的病因是什么呢？

临床决策：

肾动脉狭窄（RAS）的病因诊断通常是选择合理治疗策略的开始，一般分为两类，即动脉粥样硬化性和非动脉粥样硬化性。大多数 RAS 由动脉粥样硬化所致，多见于有多种心血管危险因素的老年人。非动脉粥样硬化性 RAS 病因包括大动脉炎、纤维肌性发育不良（fibromuscular dysplasia，FMD）、血栓、栓塞、主动脉夹层累及、外伤、先天性肾动脉发育异常、结节性多动脉炎、白塞综合征、放射治疗后瘢痕、周围组织肿瘤及束带压迫等，以大动脉炎和 FMD 最为常见。在西方发达国家，病因以动脉粥样硬化为主（约 90%），其次为 FMD（约 10%）。我国 20 世纪 80 年代的流行病学资料显示病因以大动脉炎为主，其次为 FMD 及动脉粥样硬化，至 90 年代后期开始，由于血管影像技术的逐步推广普及，接受血管影像学检查的老年人数量明显增加，动脉粥样硬化开始上升为首位。大动脉炎和 FMD 中，女性明显多于男性患者。该研究结果基本反映了我国当前 RAS 病因构成的特点。因此，在病因诊断中发病年龄和性别应作为重要的诊断要素。

1. 动脉粥样硬化性 RAS 诊断标准　①至少具有 1 个动脉粥样硬化的危险因素（肥胖、糖尿病、高脂血症、年龄＞40 岁、长期吸烟）；②至少具有 2 项动脉粥样硬化的影像学表现（肾动脉锥形狭窄或闭塞，偏心性狭窄，不规则斑块，钙化，主要累及肾动脉近段及开口；腹部其他血管动脉粥样硬化的表现）。

2. 大动脉炎性 RAS 诊断标准　如果大动脉炎诊断成立，RAS 程度超过 50%可诊断为大动脉炎性 RAS。大动脉炎的临床诊断：40 岁以下女性，具有下列表现 1 项以上者，应怀疑本病。①单侧或双侧肢体出现缺血症状，表现为动脉搏动减弱或消失，血压降低或测不出；②脑动脉缺血症状，表现为单侧或双侧颈动脉搏动减弱或消失，以及颈部血管杂音；③近期出现的高血压或顽固性高血压，伴有上腹部Ⅱ级以上高调血管杂音；④不明原因低热，闻及背部脊柱两侧或胸骨旁、脐旁等部位或肾区的血管杂音，脉搏有异常改变者；⑤无脉及有眼底病变者。

3. FMD 性 RAS 诊断标准　FMD 系原发性、节段性、非动脉粥样硬化性、非炎症性的动脉壁肌性病变所导致的体循环中动脉狭窄，好发于肾动脉，也可累及颈内动脉、椎动脉、锁骨下动脉、肠系膜动脉、髂动脉等，一般青少年开始出现症状，多见于育龄女性。肾动脉FMD病理上按动脉壁受累的范围分为中膜型、内膜型和全层型。影像学上其分为多灶型（串珠样）、单灶型（长度＜1cm）和管型（长度＞1cm）。病变大多位于肾动脉主干中远段，可累及一级分支。严重狭窄远端往往可见侧支血管来自肾动脉主干近端或邻近的腰动脉。单灶型往往可见远端连接单发的动脉瘤或瘤样扩张。因此，如青少年患者（多数＜40岁）发现上述肾动脉受累的影像学改变，排除动脉粥样硬化、肾动脉痉挛、大动脉炎或其他血管炎等，可诊断为肾动脉FMD。

根据患者为16岁女性，高血压诊断明确，持续低热，查体可闻及脐周血管杂音，结合其实验室及其他辅助检查，如血常规、颈部血管超声、肾动脉超声、头颈部CTA、腹部CTA等，可初步诊断为多发性大动脉炎。

入院后继续完善相关检查：C反应蛋白72mg/L↑，抗链球菌溶血素O定量测定236IU/ml↑（参考值0～200IU/ml），红细胞沉降率68mm/h↑（参考值0～20mm/h），ANCA阴性，ENA阴性，ANA阳性核颗粒型1∶100，抗心磷脂抗体阴性，半乳甘露聚糖0.64μg/L↑（参考值＜0.5μg/L），免疫球蛋白17.4g/L↑（参考值7～16g/L），κ轻链4.65g/L↑（参考值1.7～3.7g/L），λ轻链2.47g/L↑（参考值0.9～2.1g/L），血白蛋白33g/L↓（参考值40～55g/L），α_1球蛋白7.1%↑（参考值2.9%～4.9%），α_2球蛋白14.9%↑（参考值7.1%～11.8%），γ球蛋白21.8%↑（参考值11.1%～18.8%）。

思维提示：

根据目前相关临床资料，患者多发性大动脉炎诊断是否成立呢？

临床决策：

大动脉炎（takayasu arteritis，TA）是指主动脉及其主要分支的慢性进行性非特异性炎性疾病。病变多见于主动脉弓及其分支，其次为降主动脉、腹主动脉和肾动脉。主动脉的二级分支，如肺动脉、冠状动脉也可受累。受累的血管可为全层动脉炎。早期血管壁为淋巴细胞、浆细胞浸润，偶见多形核中性粒细胞及多核巨细胞。由于血管内膜增厚，管腔狭窄或闭塞，少数患者因炎症破坏动脉壁中层，弹力纤维及平滑肌纤维坏死，而致动脉扩张、假性动脉瘤或夹层动脉瘤。本病多发于年轻女性，30岁以前发病约占90%。40岁以后较少发病，国外资料显示患病率为2.6／100人。病因迄今尚不明确，可能与感染引起的免疫损伤等因素有关。

1. 临床表现

（1）全身症状：在局部症状或体征出现前，少数患者可有全身不适、易疲劳、发热、食欲缺乏、恶心、出汗、体重下降、肌痛、关节炎和结节红斑等症状，可急性发作，也可隐匿起病。当局部症状或体征出现后，全身症状可逐渐减轻或消失，部分患者则无上述症状。

（2）局部症状与体征：按受累血管不同，患者出现相应器官缺血的症状与体征，如头痛、头晕、晕厥、卒中、视力减退、四肢间歇性活动疲劳，肱动脉或股动脉搏动减弱或消失，颈部、锁骨上下区、上腹部、肾区出现血管杂音，双上肢收缩压差＞10mmHg（1mmHg＝0.133kPa）。

（3）临床分型：根据病变部位其可分为4种类型，即头臂动脉型（主动脉弓综合征）、胸–腹主动脉型、广泛型和肺动脉型。

1）头臂动脉型（主动脉弓综合征）：颈动脉和椎动脉狭窄和闭塞，可引起脑部不同程度缺血，出现头晕、眩晕、头痛，记忆力减退，单侧或双侧视物有黑点，视力减退，视野缩小甚至失明，咀嚼肌无力和咀嚼疼痛。少数患者因局部缺血产生鼻中隔穿孔，上腭及耳廓溃疡，牙齿脱落和面肌萎缩。脑缺血严重者可有反复晕厥、抽搐、失语、偏瘫或昏迷。上肢缺血可出现单侧或双侧上肢无力、发凉、酸痛、麻木甚至肌肉萎缩。颈动脉、桡动脉和肱动脉搏动减弱或消失（无脉征）。约半数患者于颈部或锁骨上部可听到Ⅱ级以上收缩期血管杂音，少数伴有震颤，但杂音响度与狭窄程度之间并非完全成比例，轻度狭窄或完全闭塞的动脉，杂音不明显。血流经过扩大弯曲的侧支循环时，可以产生连续性血管杂音。

2）胸–腹主动脉型：由于缺血，下肢出现无力、酸痛、皮肤发凉和间歇性跛行等症状，特别是髂动脉受累时症状最明显。肾动脉受累出现高血压，可有头痛、头晕、心悸。高血压为本型的一项重要临床表现，尤以舒张压升高明显，主要是肾动脉狭窄引起的肾血管性高血压；此外胸降主动脉严重狭窄，使心脏排出血液大部分流向上肢，可引起上肢血压升高；主动脉瓣关闭不全导致收缩期高血压等。部分患者胸骨旁或背部脊柱两侧可闻及收缩期血管杂音，其杂音部位有助于判定主动脉狭窄的部位及范围。如胸主动脉严重狭窄，于胸壁可见浅表动脉搏动，血压上肢高于下肢。约80%的患者于上腹部可闻及Ⅱ级以上高调收缩期血管杂音，在主动脉瓣区可闻及舒张期杂音。

3）广泛型：具有上述2种类型的特征，属多发性病变，多数患者病情较重。

4）肺动脉型：本病合并肺动脉受累并不少见，约占50%，上述3种类型均可合并肺动脉受累，单纯肺动脉受累者罕见。肺动脉高压大多为一种晚期并发症，约占1/4，多为轻度或中度，重度少见。临床上出现心悸、气短，重者心力衰竭，肺动脉瓣区可闻及收缩期杂音和肺动脉瓣第二心音亢进。

（4）实验室检查（多无特异性实验室检查指标）

1）红细胞沉降率（ESR）：是反映本病疾病活动的一项重要指标。疾病活动时ESR可增快，病情稳定后ESR恢复正常。

2）C反应蛋白：其临床意义与ESR相同，为本病疾病活动的指标之一。

3）抗结核菌素试验：如发现活动性结核灶应进行抗结核治疗。对于结核菌素强阳性反应的患者，在经过仔细检查后，仍不能除外结核杆菌感染者，可试验性行抗结核治疗。

4）其他：少数患者在疾病活动期白细胞计数增高或血小板计数增高，也为炎症活动的一种反应，可出现慢性轻度贫血，高免疫球蛋白血症比较少见。

（5）影像学检查

1）彩色多普勒超声：可探查主动脉及其主要分支狭窄或闭塞（颈动脉、锁骨下动脉、肾动脉等），但对其远端分支探查较困难。

2）造影检查：①血管造影，可直接显示受累血管管腔变化、管径大小、管壁是否光滑、受累血管的范围和长度，但不能观察血管壁厚度的改变。②数字减影血管造影（DSA），是一种数字图像处理系统，为一种较好的筛选方法，优点为操作较简便，反差分辨率高，对低反差区域病变也可显示。头颅部动脉、颈动脉、胸腹主动脉、肾动脉、四肢动脉、肺动脉及心腔等均可进行此项检查。缺点是其对器官内小动脉，如肾内小动脉分支显示不清；③CT和磁共振成像（MRI），增强CT可显示部分受累血管的病变，发现管壁强化和环状低密度影提示为病变活动期，MRI还能显示出受累血管壁的水肿情况，有助于判断疾病是否活动。

2. 诊断标准　采用1990年美国风湿病学会的分类标准：①发病年龄≤40岁，40岁前出现症状或体征；②肢体间歇性运动障碍，活动时1个或多个肢体出现逐渐加重的乏力和肌肉不适，尤以上肢明显；③肱动脉搏动减弱，一侧或双侧肱动脉搏动减弱；④血压差＞10mmHg，双侧上肢收缩压差＞10mmHg；⑤锁骨下动脉或主动脉杂音，一侧或双侧锁骨下动脉或腹主动脉闻及杂音；⑥血管造影异常，主动脉一级分支或上下肢近端的大动脉狭窄或闭塞，病变常为局灶或节段性，且不是由动脉硬化、纤维肌发育不良或类似原因引起。符合上述6项中的3项者可诊断本病。此诊断标准的敏感度和特异度分别为90.5%和97.8%。

结合此病例特点，其诊断要点如下：①患者为16岁年轻女性，无高血压家族史；②病程中有低热、体重降低的全身症状及头痛、头晕、肾区血管杂音的局部症状、体征；③相关炎症指标如红细胞沉降率、C反应蛋白、抗链球菌溶血素O、白细胞、血小板水平增高及高免疫球蛋白血症；④影像学检查阳性发现。由此可明确诊断多发性大动脉炎（广泛型），继发性高血压，高血压3级。

二、治　　疗

本例患者诊断多发性大动脉炎明确，结合炎症指标等考虑其处于活动期，予以如下治疗。①激素，甲泼尼龙100mg静脉滴注每日1次连续4日，后口服泼尼松片50mg每日1次，逐渐减量至泼尼松5mg每日1次；②免疫抑制剂，甲氨蝶呤10mg口服每周1次，吗替麦考酚酯750mg口服每日2次；③降压治疗，硝苯地平控释片30mg口服每日1次，厄贝沙坦150mg口服每日1次；④预防激素产生的骨质疏松、胃黏膜损伤；⑤随访炎症指标、血常规、肝肾功能；⑥炎症控制后进行累及血管的再通治疗。

思维提示：

本例患者诊断多发性大动脉炎明确，其治疗原则及治疗方案如何选择呢？

临床决策：

本病约20%为自限性，在发现时疾病已稳定，对于这类患者，如无并发症，可随访观察。发病早期有上呼吸道、肺部或其他器官感染因素存在者，应有效控制感染，对防止病情发展可能有一定意义。常用的药物有糖皮质激素和免疫抑制剂。

1. 糖皮质激素　激素在本病活动期仍是主要的治疗药物，及时用药可有效改善症状，缓解病情。一般口服泼尼松每日1mg / kg体重，维持3～4周后逐渐减量，每10～15日减总量的5%～10%，通常以红细胞沉降率和C反应蛋白下降趋于正常为减量的指标，剂量减至每日5～10mg时，应长期维持一段时间。活动性重症者可试用大剂量甲泼尼龙静脉冲击治疗。但要注意激素引起的库欣综合征、感染、高血压、糖尿病、精神症状和胃肠道出血等不良反应，长期使用要防治骨质疏松。

2. 免疫抑制剂　免疫抑制剂联合糖皮质激素能增强疗效。常用的免疫抑制剂有环磷酰胺、甲氨蝶呤和硫唑嘌呤等。环磷酰胺可每日口服2mg/kg体重或冲击治疗，每3～4周0.5～1.0g/m^2，病情稳定后逐渐减量。甲氨蝶呤每周5～25mg静脉注射、肌内注射或口服。硫唑嘌呤每日口服2mg/kg体重。有报道环孢素A、霉酚酸酯、来氟米特等有效。在免疫抑制剂使用过程中应注意查血常规、尿常规和肝功能、肾功能，以监测不良反应。

3. 生物制剂　近年来有报道使用抗肿瘤坏死因子（TNF）拮抗剂可使大动脉炎患者症状改善、炎症指标好转，但缺乏大样本的临床验证资料。TNF-α单克隆抗体及TNF受体–抗体融合蛋白均可试用（具体用法依据患者具体情况而定）。

4. 扩血管、抗凝、改善血液循环　使用扩血管、抗凝药物治疗能部分改善由血管狭窄较明显所致的一些临床症状，如地巴唑20mg，每日3次，阿司匹林75～100mg，每日1次，双嘧达莫（潘生丁）50mg，每日3次等。

5. 合并高血压患者应积极控制血压　高血压多见于胸–腹主动脉型及广泛型患者，主要是肾动脉狭窄引起的肾血管性高血压，此外是胸降主动脉严重狭窄、主动脉瓣关闭不全导致的收缩期高血压等。

肾动脉狭窄（RAS）的主要特征是肾动脉主干或分支狭窄，导致患肾缺血，肾素–血管紧张素系统活性明显增高，引起高血压及肾功能减退。肾动脉狭窄是引起高血压和（或）肾功能不全的重要原因之一，药物降压是肾血管性高血压的基础治疗，钙通道阻滞剂（CCB）是安全有效药物，ACEI或ARB是最有针对性的药物，但这类药物有可能使单功能肾或双侧RAS患者的肾功能恶化，因此ACEI/ARB可用于单侧RAS，而单功能肾或双侧RAS患者慎用，开始使用时需要密切监测尿量和肾功能，如服药后尿量锐减或血肌酐快速上升超过0.5mg/dl，表明已发生急性肾功能不全，应立刻减量或停药，一般肾功能均能恢复；β受体阻滞剂能抑制肾素释放，有一定降压作用，可以选用；利尿剂激活肾素释放，一般不主张用于肾血管性高血压，但患者如合并原发性高血压、肺水肿或心力衰竭，仍可选用。

大动脉炎所导致的获得性主动脉狭窄主要表现为上肢高血压，而下肢脉弱或无脉，如双下肢血压明显低于上肢，应根据具体病情选择腔内治疗或开放手术。活动期大动脉炎需给予糖皮质激素及免疫抑制剂治疗。

6. 经皮腔内血管成形术（PTA） 血管成形术为大动脉炎的治疗开辟了一条新的途径，目前已应用于治疗肾动脉狭窄及腹主动脉狭窄、锁骨下动脉狭窄等，获得较好的疗效。如其系大动脉炎所致，在炎症活动期不宜实施介入手术，一般要用糖皮质激素治疗使红细胞沉降率降至正常范围后 2 个月方可考虑行 PTA。非活动病变或炎症已控制后，推荐首选 PTA 治疗，技术成功率为 70%～90%，高血压治愈或改善率也可达 70%～90%。PTA 未成功的情况包括球囊扩张后病变即刻发生弹性回缩或夹层，病变坚硬难以充分扩张，导致影像结果不满意。在这类患者中，选择性支架置入术或加用切割球囊扩张可能是备选的治疗方式之一。

7. 外科手术治疗 手术目的主要是解决肾血管性高血压及脑缺血。①单侧或双侧颈动脉狭窄引起的脑部严重缺血或视力明显障碍者，可行主动脉及颈动脉人工血管重建术、内膜血栓摘除术或颈部交感神经切除术；②胸或腹主动脉严重狭窄者，可行人工血管重建术；③单侧或双侧肾动脉狭窄者，可行肾脏自身移植术、血管重建术和支架置入术，患侧肾脏明显萎缩者可行肾切除术；④颈动脉窦反射亢进引起反复晕厥发作者，可行颈动脉体摘除术及颈动脉窦神经切除术；⑤冠状动脉狭窄可行冠状动脉旁路移植术或支架置入术。本病为慢性进行性血管病变，如病情稳定，预后好。预后主要取决于高血压的程度及脑供血情况，早期糖皮质激素联合免疫抑制剂积极治疗可改善预后。其并发症有脑出血、脑血栓、心力衰竭、肾衰竭、心肌梗死、主动脉瓣关闭不全、失明等。死亡原因主要为脑出血、肾衰竭。

三、点　　评

患者为青年女性，以“头痛、头晕 10 日”为主诉入院，且多次非同日血压均增高，最高可达 200/130mmHg，患者并无其他危险因素，故高血压 3 级（高危）诊断成立。患者无高血压家族史，查体可闻及脐周血管杂音，支持肾动脉狭窄所致高血压，肾动脉狭窄的病因诊断往往是选择合理治疗策略的开始。患者病程中有消瘦、低热表现，红细胞沉降率及 C 反应蛋白明显增高，腹部血管超声、颈部血管超声、大动脉及颈部动脉 CTA 均支持大动脉狭窄，结合临床表现、实验室检查及影像学检查，多发性大动脉炎诊断明确，考虑大动脉炎所致继发性血压升高。多发性大动脉炎多见于中青年女性，亚洲人群中发病率高，故称为“东方美女病”。该病发病隐匿，主要表现为非特异性炎症累及全身大动脉，继而导致大动脉狭窄引起高血压。且该患者为广泛型，肾动脉、椎动脉均受累，且处于动脉炎活动期，治疗上采取以抗炎为主的综合治疗方案，辅以降压治疗。

（陈　曦）

参 考 文 献

蒋雄京，邹玉宝，2017. 肾动脉狭窄的诊断和处理中国专家共识. 中国循环杂志，32（9）：835-844.

中国高血压防治指南修订委员会，高血压联盟（中国），中华医学会心血管病学分会，等，2019. 中国高血压防治指南（2018 年修订版）. 中华心血管杂志，24（1）：24-56.

中华医学会风湿病学分会，2011. 大动脉炎诊断及治疗指南. 中华风湿病学杂志，15（2）：119-120.

病例二十一　左侧肢体无力伴右眼视物不清 2 小时

一、病 史 资 料

患者，男性，65 岁。

主诉：左侧肢体无力伴右眼视物不清 2 小时。

现病史：家属诉患者于中午 14：00 午睡，15：00 醒后左侧肢体活动不利，表现为左上肢不能持物，左下肢不能站立、不能行走，摔倒在地，并头部着地，伴右眼看不清东西，言语不清，能理解问话，但不能正常表达，头晕、头痛，无意识不清，无恶心、呕吐，无肢体抽搐及大小便失禁，测血压 198/105mmHg，上述症状持续不缓解，并逐渐加重，反应迟钝，家属遂拨打 120，于 15：30 急送至笔者所在医院急诊科就诊。病程中患者睡眠增多，精神欠佳，无心悸、胸闷，大小便正常，体重无减轻。

既往史：高血压病史 20 年余，平日血压 140/90mmHg 左右，血压最高达 200/120mmHg，目前口服“硝苯地平控释片，30mg，1 次/日”降压治疗。糖尿病病史 5 年，目前口服“盐酸二甲双胍片 0.5g，3 次/日”降糖治疗，平时血糖控制欠佳（具体不详）。否认冠心病及脑血管病史，否认肝炎史及结核病史，预防接种史不详，否认手术、外伤、输血史，否认食物及药物过敏史。

个人史：生于新疆乌鲁木齐市，本科文化程度，退休人员，无疫区居留史、疫水接触史，否认牧区、矿山工作史，否认化学性物质、放射性物质、有毒物质接触史，否认吸毒史，吸烟 30 年，平均 20 支/日，未戒烟，否认饮酒史，无冶游史。

婚育史：已婚，25 岁结婚，配偶体健，育有 1 子，体健。

家族史：父母已故，死因不详。否认家族性遗传病史，家族中无类似患者，兄弟姐妹 3 人，一哥哥有高血压病史。

思维提示： 根据病史提出假设。

第一步：根据患者突然出现“偏侧肢体无力、视物不清及言语不清”症状，考虑可能引起上述症状的疾病解剖部位在中枢神经系统，可能累及运动通路、视觉通路、语言中枢。

1. 出现肢体无力伴言语不清的疾病可能有脑梗死、脑栓塞、脑出血、短暂性脑缺血发作、烟雾病、硬膜下血肿、颅内占位性病变、颅脑损伤、多发性硬化、运动神经元病、病毒性脑炎等。

2. 出现视物不清、视力下降的疾病可能有脑梗死、脑栓塞、脑出血、短暂性脑缺血发作、颅内肿瘤、非缺血性视网膜中央静脉阻塞、糖尿病视网膜病变、视神经炎、视神经萎缩等。

3. 出现肢体无力的常见其他疾病可能有脊髓疾病、周围神经病、肌病、周期性瘫痪。

第二步：本例患者为老年人，既往有高血压、糖尿病，无心脏病，无其他病史。本次为急性发病，病前无感染前驱症状，根据患者病史特点，考虑急性脑梗死、脑栓塞、脑出血、短暂性脑缺血发作、颅内占位性病变可能性大；脊髓疾病肢体无力一般表现为截瘫，偏瘫少见；周围神经病肢体无力一般表现为四肢对称性无力；肌病、运动神经元病等亚急性或慢性起病，除肢体无力以外常伴有肌肉萎缩，但本例患者不存在肌肉萎缩，上述疾病可能性较小。糖尿病视网膜病变、非缺血性视网膜中央静脉阻塞、视神经炎、视神经萎缩主要表现为视力、视觉或视野改变，一般不伴肢体运动障碍和语言障碍，这些疾病的可能性小，初步考虑与急性脑梗死、脑栓塞、脑出血、短暂性脑缺血发作、颅内占位性病变相关。

第三步：继续推理假设和分析。本例患者为急性起病，有高血压、糖尿病基础疾病，突然出现偏侧肢体无力伴视物不清、言语不清，进行性加重，考虑患者可能为中枢神经系统受累，急性脑梗死、脑栓塞、脑出血可能性大，颅内占位性病变待排，因病情持续性加重未自行缓解，短暂性脑缺血发作可能性最小。需进一步通过体格检查及辅助检查验证所提出的假设。

体格检查：体温36.8℃，呼吸20次/分，脉搏92次/分，血压190/100mmHg。双肺呼吸音清，未闻及干湿啰音，心律齐，未闻及病理性杂音，腹软，无明显压痛及反跳痛，肝脾肋下未触及。神经系统查体：嗜睡，查体欠合作。言语不清，双侧瞳孔直径约3mm，对光反射灵敏，粗测右眼视力数指、左眼视力正常，左侧鼻唇沟变浅，口角向右歪斜，伸舌偏左。四肢肌张力正常，右侧肢体肌力5级，左上肢肌力0级，左下肢肌力0级。左侧偏身痛觉减弱，深感觉及共济运动查体不合作。四肢腱反射阳性，左侧病理征阳性。脑膜刺激征：颈抵抗阴性，克尼格征阴性，布鲁津斯基征阴性。

思维提示：通过体格检查，寻找可能出现病史中主要症状的疾病，发现新的证据。进一步验证提出的假设；选择进一步验证原有假设的实验室检查。

本例患者神经系统阳性体征：嗜睡，言语不清，右眼视力下降，左侧中枢性面瘫、舌瘫，左侧偏身痛觉减弱，左侧肢体中枢性瘫痪。

本例患者左侧肢体中枢性瘫痪，与周围神经疾病和神经-肌肉接头、肌肉疾病不完全相符。偏侧肢体中枢性瘫痪常见于中枢神经系统病变，如脑梗死、脑栓塞、脑出血、颅内占位性病变等。本例患者急性起病，病前无发热、感染等症状，无外伤、肿瘤病史，无有毒物质接触史，主要症状表现为偏侧肢体无力伴视物不清及言语不清，查体除运动性失语及左侧肢体中枢性瘫痪以外，还有右眼视力下降，能引起突发单眼视力下降的疾病可有脑梗死、脑栓塞、脑出血、短暂性脑缺血发作、颅内肿瘤、视网膜动脉或静脉阻塞、视神经缺血性病变、视神经炎、颅内病变压迫视神经等病变。但结合患者上述症状及体征，目前诊断考虑急性脑梗死、脑栓塞、脑出血可能性大，颅内占位性病变不能完全除外，因病情持续性加重，未自行缓解，短暂性脑缺血发作可除外。需经相关辅助检查进一步明确诊断。

实验室及其他辅助检查：

急诊血常规：白细胞计数（WBC）10.63×10^9/L，中性粒细胞百分比 72.5%，血红蛋白（Hb）137g/L，血小板计数（PLT）376×10^9/L。

急诊心肌梗死检测：BNP 210.50pg/ml↑。

生化全项：葡萄糖 15.41mmol/L↑，总胆固醇 6.41mol/L↑。

动脉血气：pH 7.42，PaO_2 70mmHg，SO_2 91%，$PaCO_2$ 35mmHg。

凝血功能：未见明显异常。

肝肾功能、电解质、心肌酶谱：未见异常。

心电图：心率 92 次/分，窦性心律。

胸部 X 线片：未见明显异常。

头颅 CT：脑桥、双侧基底节区陈旧性腔隙性梗死。

思维提示：根据病史、体格检查、实验室检查及有助于疾病诊断的其他检查，证实所提之假设；并进行验证。

本例患者为老年男性，急性起病，临床症状主要有偏侧肢体无力、视物不清及言语不清，神经系统查体发现言语不清、右眼视力下降，左侧肢体肌力 0 级，左侧偏身痛觉减弱，左侧病理征阳性。血常规白细胞计数轻微升高，葡萄糖和总胆固醇升高，肝肾功能、心肌酶、心电图、胸部 X 线片正常。头颅 CT 提示脑桥、双侧基底节区陈旧性腔隙性梗死，未见出血病灶及其他占位病灶。

初步诊断：脑梗死急性期（右侧颈内动脉系统）。

疑问 1：本例患者诊断考虑脑梗死急性期，但其发病原因是动脉粥样硬化引起脑血栓形成或心源性脑栓塞尚不明确。而不同发病机制需要制订不同治疗方案，仍需完善心脏超声、动态心电图、颈部血管超声、头颈部 CTA、全脑血管造影术进一步明确病因。

疑问 2：患者头颅 CT 提示脑桥、双侧基底节区陈旧性腔隙性梗死。需进一步完善头颅 MRI 明确新发梗死部位、范围及严重程度。

二、诊断思路

1. 初步诊断　脑梗死急性期（右侧颈内动脉系统）。

2. 鉴别诊断

（1）脑出血：指非创伤性脑内血管破裂导致血液在脑实质内聚集的一类临床综合征，属于脑卒中的一种类型，约占脑卒中13%。最常见病因是高血压合并细小动脉硬化，临床症状多种多样。典型症状表现为头痛、呕吐和不同程度的意识障碍（如昏睡、昏迷、局灶性神经功能缺损）等。该患者头颅CT已排除此诊断。

（2）短暂性脑缺血发作：是颈内动脉或椎–基底动脉系统发生短暂性血液供应不足，引起脑、脊髓或视网膜局灶性缺血所致的未发生急性脑梗死的短暂性神经功能障碍。发作持续数分钟，通常在30分钟内完全恢复，超过2小时常遗留轻微神经功能缺损表现，或CT及MRI显示脑组织缺血征象。本例患者发病时间超过2小时，症状进行性加重未缓解，可排除此诊断。

（3）硬膜下血肿：是指颅内出血血液积聚在硬脑膜下腔，在颅内血肿中发生率最高。根据伤后血肿发生的时间，其分为急性硬膜下血肿（伤后3日以内）、亚急性硬膜下血肿（伤后3日至3周内）和慢性硬膜下血肿（伤后3周以上），本例患者先出现症状，而后有摔倒病史，同时头颅CT未见出血病灶，可排除此诊断。

3. 学习讨论、验证及确定诊断　本例患者目前诊断为“脑梗死急性期”，但头颅CT显示脑桥、双侧基底节区陈旧性腔隙性梗死，鉴于此次发病的责任病灶仍没有显现，需要进一步完善头颅MRI检查；同时具体发病机制未明，是大动脉粥样硬化、小动脉闭塞还是心源性脑栓塞尚不明确，需完善心脏超声、动态心电图、颈部血管超声、头颈部CTA，必要时行全脑血管造影术等相关检查，进一步明确病变部位及性质。

进一步完善以下相关辅助检查：

心脏超声：三尖瓣关闭不全（轻中度），轻度肺动脉压增高。

动态心电图：窦性心律，未见明显异常。

头颅MRI弥散成像：右侧额叶、颞叶、基底节区急性缺血梗死灶，脑室旁脱髓鞘改变；多发腔隙性脑梗死。

头颈部CTA：右侧大脑中动脉未显示；右侧颈内动脉起始部显影欠佳。

全脑血管造影：右侧大脑中动脉闭塞，右侧颈内动脉起始部重度狭窄（70%）。

4. 急性脑梗死症状及体征分析

（1）本例患者为老年男性，急性起病，突然出现偏侧肢体无力、视力下降伴言语不清，进行性加重。查体：嗜睡，言语不清，左侧中枢性面瘫、舌瘫，右眼视力下降，左侧肢体肌力 0 级，左侧偏身痛觉减弱，左侧病理征阳性（右侧颈内动脉缺血累及同侧眼动脉，致右眼视力下降及左侧肢体中枢性瘫痪）。临床上高度提示急性脑血管病。

（2）头颅 CT：脑桥、双侧基底节区陈旧性腔隙性梗死（多数急性脑梗死发病 24 小时以内，颅脑 CT 不显示低密度影）；头颅 MRI：右侧额叶、颞叶、基底节区急性缺血梗死灶，脑室旁脱髓鞘改变，多发腔隙性脑梗死；全脑血管造影提示右侧大脑中动脉闭塞，右侧颈内动脉起始部重度狭窄（70%）。

（3）结合患者既往有高血压、糖尿病病史，存在多项脑血管病危险因素，无心房颤动、心脏病等病史，长期高血压、糖尿病可导致动脉粥样硬化。此次患者急性脑梗死考虑为脑血栓形成，大动脉粥样硬化闭塞所致。因患者就诊时间在 4.5 小时以内，可采取超早期溶栓治疗，预后尚可。

就以上检查结果回报，可确定诊断为脑梗死急性期（右侧颈内动脉系统 TOAST 分型：大动脉粥样硬化型），右侧大脑中动脉闭塞，右侧颈内动脉起始部重度狭窄；多发腔隙性脑梗死；原发性高血压 3 级，极高危组；2 型糖尿病。

思维提示：确定诊断。根据所有的检查结果及治疗效果判定所提出的假设是否正确；如不正确，则选择相关实验室检查、影像学检查及有助于疾病诊断的其他检查，验证再次提出之假设；这些假设中，有一些可能要被排除，也可能增加新的诊断。

本例患者，根据病史特点、神经系统查体及相关辅助检查结果确定诊断为脑梗死急性期，完善头颅 MRI 弥散成像明确梗死部位在右侧额叶、颞叶及基底节区。完善全脑血管造影术结果显示右侧大脑中动脉闭塞，右侧颈内动脉起始部重度狭窄（70%），得出正确结论，故确定诊断。

三、治　　疗

1. 一般处理与支持治疗　持续心电监护，监测呼吸、心率、血压及血氧饱和度变化。给予鼻导管 1.5L/min 吸氧治疗，监测体温，保持呼吸道通畅。使用气垫床，定时翻身叩背，避免肺部感染及压疮。维持水电解质平衡、内环境稳定及保护胃黏膜。

2. 静脉溶栓治疗　患者发病至就诊 2 小时，<4.5 小时，完善头颅 CT 未见出血，将血压控制在 180/100mmHg 以内，排除静脉溶栓禁忌证，征得患者家属同意后于 16：34 给予溶栓治疗（阿替普酶总剂量 60mg，0.9mg/kg 体重，患者体重 67kg）。溶栓前 NIHSS 评分 14 分。溶栓后 1 小时 NIHSS 评分 10 分。溶栓后患者神经系统体征部分改善。24 小时复查头颅 CT 未见出血。

3. 药物治疗　氯吡格雷片 75mg，每日 1 次，抗血小板聚集；阿托伐他汀钙 20mg，每晚 1 次，调脂稳斑；丁苯酞注射液 100mg，每日 2 次，清除氧自由基、改善侧支循环，并给予降压、降糖等对症治疗。

4. 康复治疗 患者病情平稳，早期给予适当肢体及语言康复锻炼，促进肢体活动能力及语言功能恢复，预防深静脉血栓形成。

7 日后患者生命体征平稳，左侧肢体肌力较前改善，部分关节可活动，继续脑血管病二级预防药物治疗，转往康复科继续康复治疗。

四、点　　评

本例患者为老年男性，急性起病，偏侧肢体无力、视力下降伴言语不清，进行性加重。既往有高血压、糖尿病基础疾病。查体：嗜睡，言语不清，右眼视力下降，左侧中枢性面瘫、舌瘫，左侧偏身痛觉减弱，左侧肢体中枢性瘫痪。结合患者病史特点及神经系统查体。完善血常规、MRI 等检查后，脑梗死急性期诊断明确。值得引起注意的是入院头颅 CT 显示脑桥、双侧基底节区陈旧性腔隙性梗死及急性脑梗死发病 24 小时以内，颅脑 CT 未显示低密度影，与症状、体征不符是本病例的主要疑点，此时应注重症状、体征，进一步有序排查、有效检查，最终做出明确诊断，患者得到正确治疗。

对于发病 4.5 小时以内的≥18 岁的缺血性卒中患者，排除静脉溶栓治疗禁忌证，在征得患者家属同意后建议给予静脉重组组织型纤溶酶原激活物（rt-PA）溶栓治疗。脑梗死急性期经静脉 rt-PA 溶栓治疗有效率达 30%左右。溶栓 24 小时后复查头颅 CT 未见出血。该患者静脉溶栓治疗有效，NIHSS 评分由入院时 14 分降至 10 分。后续积极完善头颅 MRI 弥散成像、心脏超声、头颈部 CTA、动态心电图、全脑血管造影术等检查进一步明确发病原因及评估病情。根据《中国缺血性脑血管病血管内介入诊疗指南 2015》建议患者发病 3 周后行脑血管介入治疗。脑梗死无法自愈，预后与神经功能缺损的严重程度有关，其他还包括患者的年龄及卒中的病因等。急性期的病死率为 5%～15%。生存的患者中致残率约为 50%。通过积极控制脑卒中的危险因素，应用抗血小板聚集的药物，可降低脑卒中复发的危险性。

（马建华　雷　晶）

参 考 文 献

万学红，卢雪峰，等，2018. 诊断学. 9 版. 北京：人民卫生出版社.

吴江，贾建平，2015. 神经病学. 3 版. 北京：人民卫生出版社.

中华医学会神经病学分会，2015. 中国缺血性脑血管病血管内介入诊疗指南 2015. 中华神经科杂志，48（10）：830-837.

病例二十二　发热伴乏力、干咳6日，呼吸困难2日

一、病 史 资 料

患者，女性，59岁，汉族。

主诉：发热伴乏力、干咳6日，呼吸困难2日。

现病史：患者自诉于6日前无明显诱因出现发热，体温最高38.2℃，发热为持续性，伴乏力、干咳，无痰，否认鼻塞、流涕、寒战、咯血等症状，自行使用连花清瘟胶囊和阿比多尔片后，仍然有高热，体温最高为38.7℃，在当地医院进行血常规等检查，提示白细胞总数降低，淋巴细胞计数降低，考虑病毒感染，继续给予患者抗病毒治疗，效果欠佳。患者近2日发热持续，仍然咳嗽，干咳、无痰，出现了胸闷、气短，并进行性加重，出现呼吸困难、食欲缺乏、烦躁等症状，但可平卧，无夜间阵发性呼吸困难。就诊于急诊科，肺部高分辨率CT提示双肺多发片状磨玻璃样影，以"病毒性肺炎"急诊收住院，病程中患者精神逐渐变差，睡眠可，食欲差，大小便未见异常，体重无减轻。

既往史：患者平素体健，有高血压病史5年，患者血压最高155/100mmHg，否认冠心病、脑血管病史，否认糖尿病病史，否认慢性支气管炎、支气管哮喘病史，否认肝炎史及结核病史，预防接种史不详，否认手术、外伤、输血史，否认食物或药物过敏史。

个人史：生于湖北省武汉市，久居武汉市，大专文化程度，从事急诊护理行业30年，在职人员，否认牧区、矿山工作史，否认化学性物质、放射性物质、有毒物质接触史，否认吸毒史，否认吸烟、饮酒史，无冶游史。

婚育史：已婚，24岁结婚，配偶体健，孕2产1，1个女儿，体健。

月经史：14岁初潮，已绝经10年。

家族史：父母已故，否认家族性遗传病史，兄弟姐妹2人，均体健。

思维提示：根据病史提出假设。

第一步：结合症状考虑患病系统。根据患者病程极短，出现发热伴乏力、干咳，继而出现胸闷、气短、呼吸困难症状，首先考虑引起上述症状的可能疾病为呼吸系统疾病，其次可能为心血管系统疾病，再次需要考虑有无结缔组织病的可能，最后考虑其他系统疾病可能。

1. 呼吸系统疾病可能有社区获得性肺炎（病毒、细菌、不典型病原体）、间质性肺炎、机化性肺炎、急性胸膜炎、肺栓塞、急性呼吸窘迫综合征。

2. 血管系统疾病可能有急性肺水肿、急性左心衰竭、慢性充血性心力衰竭并感染。

3. 结缔组织疾病可能有系统性红斑狼疮、干燥综合征、ANCA相关性血管炎、

弥漫性肺泡内出血综合征（MPA）。

4. 其他系统疾病可能有淋巴瘤、布氏杆菌病等。

第二步：首先考虑常见病、多发病。本例患者为急性起病，发热伴乏力、干咳，继而出现胸闷、气短、呼吸困难，初步考虑与呼吸系统疾病有关，与既往原发性高血压导致的心功能不全关系不大。根据患者症状，血常规提示白细胞总数降低，淋巴细胞计数降低，结合肺部CT表现的多发片状磨玻璃样影，首先考虑社区获得性肺炎（包括病毒性支气管肺炎、大叶性肺炎、急性间质性肺炎等）。

第三步：急性呼吸道感染需结合流行病学史进行诊断。

经过第二步诊断，结合患者症状、临床检验、肺部CT的影像可以确定为社区获得性肺炎，病毒性肺炎可能性大，病毒感染的原因多，此时，需要结合流行病学史，根据武汉当时流行新型冠状病毒肺炎，此时要高度怀疑患者为新型冠状病毒感染可能。

第四步：诊断和评估同时进行。

临床思维中，诊断和评估总是在同时进行，边诊断边评估，需要评估出患者的流向和危重病程度。一方面，决定患者的流向，根据患者疑似为新型冠状病毒肺炎，可到医院指定的区域或发热门诊就诊；另一方面，通过评估决定患者的危重程度，在急诊或门诊可根据 CURB 65 评分进行病情的危重程度评估，CURB 指意识（consciousness）、血尿素氮（BUN）、呼吸频率（respiratory）、血压（blood pressure），65 指是否大于 65 岁。

体格检查：体温 38.7℃，呼吸 30 次/分，脉搏 110 次/分，血压 150/90mmHg。发育正常，营养状态良好，神志清，精神差，甲缘发绀，口唇发绀；颈软，颈动脉搏动正常，无颈静脉怒张，未及杂音，肝颈静脉回流征阴性，气管居中，甲状腺未及肿大，有较为明显三凹征，胸廓对称，呼吸频率增快，幅度增加，触觉语颤双侧增强，双肺呼吸音粗糙，双肺可闻及少量湿啰音，双下肺可闻及管状呼吸音。心率 110 次/分，律齐，未闻及额外心音，未闻及奔马律，未闻及病理性杂音。腹平软，无压痛，肝脏未触及，肝肾区无叩击痛，未闻及血管杂音。四肢活动自如，右下肢轻度水肿。生理反射存在，病理反射未引出。

思维提示：通过体格检查，寻找可能出现病史中主要症状的疾病，发现新的证据。进一步验证提出的假设；选择进一步验证原有假设的实验室检查。

本例患者查体发现中等热度，呼吸频率增快，有呼吸窘迫的症状，甲缘有发绀，口唇有发绀，触觉语颤双侧增强，双肺呼吸音粗糙，双肺可闻及少量湿啰音，可闻及管状呼吸音。提示患者双肺炎症改变。

结合病史及查体做如下思维考虑。

（1）首先考虑诊断，需要进一步验证，与临床症状相呼应，社区获得性肺炎可能性最大，胸膜炎及肺栓塞不能完全除外，需经相关辅助检查进一步明确诊断。

（2）其次需要注意查体体征和临床症状是否相符，尤其注意具有鉴别意义的临床体征，如双肺底吸气末细小的湿啰音、双肺呼气相的哮鸣音，双肺有无爆裂音，这些特殊特征对判断患者病情有着十分重要的意义。

（3）确定为社区获得性肺部感染，根据诊断假设，需要进一步完善实验室检查，包括常规检查，如血常规、尿常规、生化检查、凝血功能、血气分析，病原学检查，如痰细菌涂片、痰细菌培养+鉴定+药敏试验，痰真菌涂片、痰真菌培养+药敏、呼吸道病毒12项，传染性相关呼吸道病毒检测，包括甲型流感病毒、乙型流感病毒、新型冠状病毒聚合酶链反应（PCR）检测，进一步评估相关的心脏检查以用于鉴别诊断，包括心脏超声。

实验室检查：

血常规：白细胞计数（WBC）7.81×10^9/L，中性粒细胞百分比86.1%，淋巴细胞百分比8.1%，淋巴细胞计数0.63×10^9/L，血红蛋白（Hb）140g/L，血小板计数（PLT）128×10^9/L。

血生化：天冬氨酸转氨酶108U/L，丙氨酸转氨酶89U/L，乳酸脱氢酶641U/L，尿素氮15.67mmol/L，肌酐209μmol/L，肾小球滤过率26.83ml/min。

动脉血气分析：pH 7.48，PaO_2 45mmHg，$PaCO_2$ 35mmHg，HCO_3^- 24.6mmol/L，SaO_2 85%。Na^+ 138mmol/L，K^+ 2.8mmol/L，Cl^- 106mmol/L。

炎症因子：降钙素原（PCT）0.222ng/ml；白介素（IL）-6 492.24pg/ml；C反应蛋白160.6mg/L。

凝血功能：血浆纤维蛋白原6.09g/L，血浆D-二聚体6.86mg/L，纤维蛋白原降解产物14.91μg/ml。

痰细菌涂片：干燥奈瑟菌（+）、草绿色链球菌（+）、真菌（+）。

痰真菌涂片：阴性。

痰细菌培养鉴定+药敏试验：阴性。

痰真菌培养鉴定+药敏试验：阴性。

呼吸道病原学检测：阴性。

血清新型冠状病毒特异性IgM抗体和IgG抗体：阳性。

新型冠状病毒PCR检测：阳性。

其他辅助检查：

心电图：心率110次/分，窦性心律。

外院肺部CT：双肺多发片状磨玻璃样影（图5-41）。

心脏超声：中度肺动脉高压，右心室大。

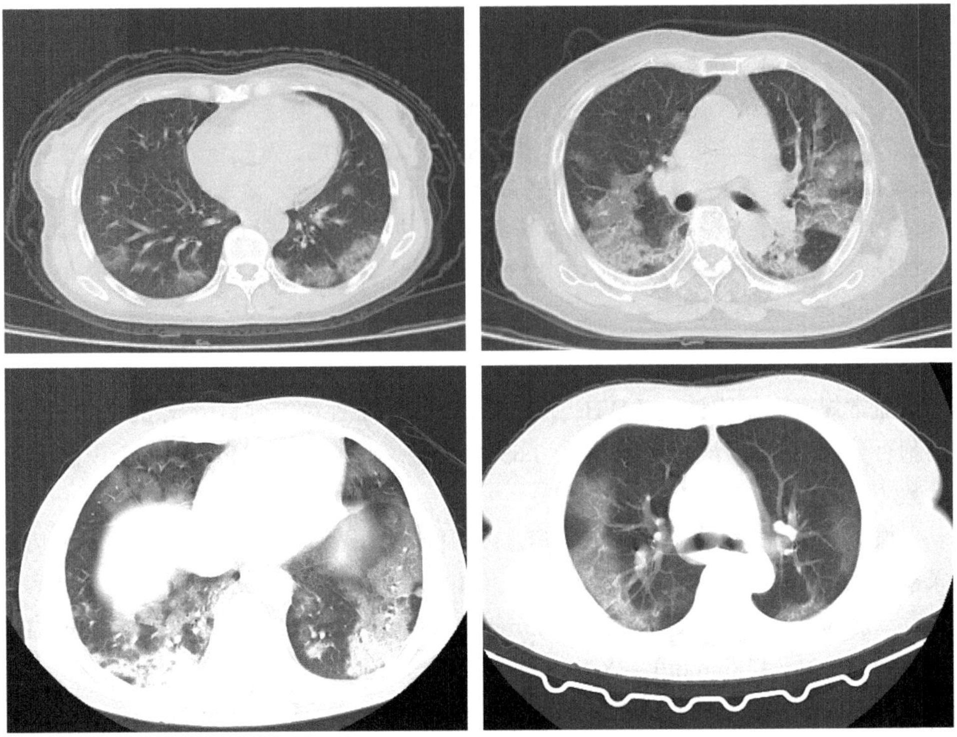

图 5-41 肺部 CT 提示多发磨玻璃样渗出

思维提示：根据病史、体格检查、实验室检查及有助于疾病诊断的其他检查，证实所提之假设；并进行验证。

根据患者具有发热、乏力、干咳的症状；结合当时武汉正流行新型冠状病毒肺炎的流行病学史，查体发现合并双肺呼吸音粗糙，双肺可闻及少量湿啰音。肺部 CT 显示双肺多发片状磨玻璃样影。动脉血气分析：FiO_2 80%，pH 7.48，PaO_2 45mmHg，$PaCO_2$ 35mmHg，HCO_3^- 24.6mmol/L，SaO_2 85%。炎症因子：PCT 0.222ng/ml；IL-6 492.24pg/ml，C 反应蛋白 160.6mg/L。血生化：天冬氨酸转氨酶 108U/L，丙氨酸转氨酶 89U/L，乳酸脱氢酶 641U/L，尿素氮 15.67mmol/L，肌酐 209μmol/L，肾小球滤过率 26.83ml/min。凝血功能：血浆纤维蛋白原 6.09g/L，血浆 D-二聚体 6.86mg/L。心脏超声：中度肺动脉高压，右心室大。

结合患者临床症状、体征，实验室检查发现患者氧合指数很低，以及流行病学史，初步诊断为新型冠状病毒肺炎（危重型）、多器官功能障碍综合征、Ⅰ型呼吸衰竭、急性呼吸窘迫综合征（重度）、急性肝功能不全、急性肾功能不全、中度肺动脉高压、肺栓塞待排。

疑问 1：本例病例考虑新型冠状病毒肺炎（危重型），其导致了多器官功能障碍综合征，是由于病毒本身累及相应器官后所导致的器官功能不全还是由新型冠状病毒肺炎引起脓毒症继而导致的多器官功能障碍综合征，尚需要进一步证实。

疑问 2：患者血气分析为 PaO_2 45mmHg，提示Ⅰ型呼吸衰竭，且患者 D-二聚体增高明显，合并中度肺动脉高压。需考虑是否由肺栓塞所致肺动脉高压，从临床的角度需完善 CTPA 进行排查。

二、诊断思路

1. 诊断 根据患者有发热、咳嗽等感染的临床症状，有进行性加重的呼吸困难，有新型冠状病毒肺炎流行病接触史，结合患者血气分析、血常规等实验室检查，以及患者肺部 CT 提示多发片状磨玻璃样影，高度考虑新型冠状病毒肺炎，且合并肝、肾等多个器官功能损害，现初步诊断为新型冠状病毒肺炎（危重型）、多器官功能障碍综合征、Ⅰ型呼吸衰竭、急性呼吸窘迫综合征（重度）、急性肝功能不全、急性肾功能不全、中度肺动脉高压、肺栓塞待排。

2. 鉴别诊断 本例患者从临床症状、体格检查、实验室检查及辅助检查已经可以明确诊断为新型冠状病毒肺炎，针对本病，在发病时，需要进行鉴别诊断的可以从一个疾病的整体出发，也可以从一个症状出发，也可以从一个实验室指标出发，不断拓展自己的思路。在该案例诊治初期，需要鉴别的内容比较多。首先患者存在双肺多发斑片状阴影，从肺部 CT 看是一个双肺磨玻璃样改变，在诊治初期，鉴别诊断需要做如下考虑。

（1）细菌性肺炎：本例患者有发热、乏力、干咳，双肺可闻及湿啰音，降钙素原稍微偏高一点，另炎症指标偏高，典型的细菌性肺炎通常伴有高热、咳嗽、咳痰，痰液或为脓性，颜色为白色、黄色、黄绿色等。肺部 CT 可有片状渗出及实变影。

（2）间质性肺炎：本例患者肺部 CT 为双肺磨玻璃样改变，影像特点为间质性改变，除需要考虑病毒性肺炎的可能，还需要考虑是否为自身免疫性疾病引起的间质性肺炎，如类风湿关节炎、系统性红斑狼疮等自身免疫性疾病基础上出现的急性间质性肺炎。

另该患者的 D-二聚体明显高于正常，且出现中度肺动脉高压，右心功能不全，这从单纯肺炎的角度无法解释，需要对下列疾病进行鉴别诊断。

（1）肺栓塞：患者有发热、乏力、干咳，双肺可闻及湿啰音，白细胞计数正常、淋巴细胞计数降低，D-二聚体明显高于正常，且出现中度肺动脉高压，不能除外肺栓塞可能，需要进一步做肺部 CTA 明确诊断。

（2）肺源性心脏病：可由长期的慢性支气管炎、肺气肿导致肺动脉压增高，二氧化碳慢性长期潴留而导致肺动脉高压，时间较久后导致右心功能不全。本例患者病程短，既往无慢性支气管炎病史，从影像上也看不出肺气肿的表现，故不考虑肺源性心脏病，中度肺动脉高压的原因还有待明确。

思维提示：根据病史、体征及实验室检查，依据可能性大小列出可能的诊断。

可诊断：

新型冠状病毒肺炎（危重型）

多器官功能障碍综合征

Ⅰ型呼吸衰竭

急性呼吸窘迫综合征（重度）

急性肝功能不全

急性肾功能不全

中度肺动脉高压

肺栓塞待排

3. 学习讨论、验证及修订诊断 本例患者初步诊断为“新型冠状病毒肺炎（危重型），多器官功能障碍综合征，Ⅰ型呼吸衰竭，急性呼吸窘迫综合征（重度），急性肝功能不全，急性肾功能不全，中度肺动脉高压，肺栓塞待排”，需要结合诊断—治疗—修正诊断的思路进行学习讨论和验证诊断，学习讨论的环节尤为重要，可以通过与上级讨论，也可通过与现有文献进行组织学习，进一步思考，对疾病进行合理的诊断并提出治疗方案。

第一，首先参照诊断标准对患者进行诊断。

新型冠状病毒肺炎的诊断标准（《新型冠状病毒肺炎诊疗方案（试行第七版）》）如下。

（1）疑似病例：结合流行病学史和临床表现进行综合分析。

1）流行病学史

A. 发病前 14 日内有武汉市及周边地区，或其他有病例报告社区的旅行史或居住史。

B. 发病前 14 日内与新型冠状病毒感染者（核酸检测阳性者）有接触史。

C. 发病前 14 日内曾接触过来自武汉市及周边地区，或来自有病例报告社区的发热或有呼吸道症状的患者（本例患者为医务工作者，有接触史）。

D. 聚集性发病[2 周内在小范围如家庭、办公室、学校班级等场所。出现 2 例及以上发热和（或）呼吸道症状的病例]。

2）临床表现

A. 发热和（或）呼吸道症状。

B. 具有新型冠状病毒肺炎影像学特征。

C. 发病早期白细胞总数正常或降低，淋巴细胞计数正常或减少。

有流行病学史中的任何 1 条，且符合临床表现中任意 2 条。无明确流行病学史，符合临床表现中的 3 条。

本例患者流行病学史完全符合，临床表现 3 条也完全符合，高度怀疑新型冠状病毒肺炎。

（2）确诊病例：疑似病例同时具备以下病原学或血清学证据之一者。

1）实时荧光 RT-PCR 检测新型冠状病毒核酸阳性。

2）病毒基因测序，与已知的新型冠状病毒高度同源。

3）血清新型冠状病毒特异性 IgM 抗体和 IgG 抗体阳性，血清新型冠状病毒特异性 IgG 抗体由阴性转为阳性或恢复期较急性期 4 倍及以上升高。

本例患者核酸检测阳性、血清新型冠状病毒特异性 IgM 抗体和 IgG 抗体阳性，进一步明确新型冠状病毒肺炎的诊断。接下来需进行新型冠状病毒肺炎的临床分型。

轻型：临床症状轻微，影像学未见肺炎表现。

普通型：具有发热、呼吸道症状，影像学可见肺炎表现。

重型：成人符合下列条件任何一条。①出现气促，RR≥30 次/分；②静息状态下，指氧饱和度≤93%；③动脉血氧分压/吸氧浓度≤300mmHg。

危重型：符合以下情况之一。①出现呼吸衰竭，且需要机械通气；②出现休克；③合并其他器官功能障碍衰竭需 ICU 监护治疗。

根据以上分型标准，本例患者属于危重型。

第二，以最新研究成果和研究进展从发病机制和病理生理的角度讨论疾病。

随着我国国家卫生健康委员会对新型冠状病毒肺炎的诊疗方案的不断更新，根据 2020 年 3 月 3 日国家卫生健康委办公厅和国家中医药管理局办公室联合印发《新型冠状病毒肺炎诊疗方案（试行第七版）》，结合目前对新型冠状病毒肺炎的研究和关于新型冠状病毒肺炎的研究进展，尤其是尸体解剖和组织病理的观察结果，有助于新型冠状病毒肺炎的诊断和后续治疗。

本例病例根据临床表现、体格检查、实验室检查和辅助检查等方面临床诊断新型冠状病毒肺炎明确，但为什么患者很快出现多器官功能障碍综合征是个值得探讨的问题。研究表明，新型冠状病毒肺炎患者往往合并高血压（约 60%），当免疫系统因新型冠状病毒等因素过度激活时，Th17/Treg 细胞功能或数量失衡，如果兼并存在肺损伤和（或）高血压状态，肺脏、心脏、脉管系统和肾脏中存在大量的 T 细胞和单核巨噬细胞浸润及免疫细胞过度活化，后者分泌大量细胞因子，突破某个阈值而失控过度放大，最终形成炎症风暴，导致多器官损伤。根据尸检和病理观察结果，可以得出这样的结论，新型冠状病毒肺炎以肺脏和免疫系统损害为主，其他器官因基础病不同而不同，多为继发性损害。从病理角度，新型冠状病毒感染损害的器官远远不止肺脏，还包括脾脏、淋巴结和骨髓、心脏和血管、肝脏和胆囊、肾脏、脑组织和消化系统的多个器官。这些病理改变对于我们理解新型冠状病毒肺炎的发病机制非常重要，有助于临床抢救重型、危重型患者。目前病理报告仅限于危重型患者，对于新型冠状病毒肺炎的早期、中期的病理改变，目前的病理特点尚未能显示全貌为诊治策略提供足够的帮助。结合本例病例的临床表现，可以看出本例患者已经出现了多器官功能障碍综合征，或已累及肺脏、心脏、肺血管、肝脏、肾脏等组织器官。且根据病理报告，新型冠状病毒肺炎死亡患者肺血管形成大量微小血栓，对D-二聚体增高的理解有一定的作用，或为中度肺动脉压增高的原因。

思维提示：修正诊断。根据所有的检查结果及治疗效果判定所提出的假设是否正确；如不正确，则选择相关实验室检查、影像学检查及有助于疾病诊断的其他检查，验证再次提出之假设；这些假设中，有一些可能要被排除，也可能增加新的诊断。

根据患者首发为新型冠状病毒肺炎，并累及肺脏、心脏、肝脏、肾脏等器官的损害，根据WHO关于新型冠状病毒所致的疾病，可诊断为新型冠状病毒肺炎，其他的诊断不变，肺栓塞从临床诊断中需要考虑，但尚需肺部CTA证实，由于患者病情危重，诊断有困难，可给予相应的诊断性治疗手段。

三、治　　疗

1. 生命评估及一般治疗　对于新型冠状病毒肺炎而言，评估患者的临床分型非常重要，目的在于选择合适的治疗方案，评估时除评估患者的生命体征，如体温、脉搏、呼吸、血压等外，还要进行意识评估、气道评估、呼吸评估、循环评估。注重有无循环和呼吸衰竭，在评估时有几点需要注意：①注意患者血压与平时血压的差距，以平时患者的血压作为代偿血压，评估休克早期状态；②评估循环时需要注意末梢的皮温、毛细血管充盈试验等基本的体检；③注重气道评估；④注意患者不能说连续的话是呼吸不全的表现。

预警指标的评估：①外周血淋巴细胞进行性下降；②外周血炎症因子如IL-6、C反应蛋白进行性上升；③乳酸进行性升高；④肺内病变在短期内迅速进展。

一般治疗：卧床休息，加强支持治疗，保证充分热量；注意水、电解质平衡，维持内环境稳定；密切监测生命体征、指氧饱和度等。心电监护，给予患者高流量氧疗。

本例患者临床分型为危重型，需进入ICU负压病房救治。对本例患者进行了密切的评估，包括生命体征、意识、气道、呼吸、循环等多个方面。加强营养支持治疗。

2. 生命支持治疗　若患者病情需要，可以给予患者气道支持，如本例患者可给予气管插管和气管切开，呼吸方面需要给予机械通气治疗，循环方面需要进行有创血流动力学检测并给予血管活性药物治疗，肾脏循环替代治疗是治疗危重型新型冠状病毒肺炎的重要手段，给予适当的保肝治疗。

对于本例患者，虽然为危重型，但呼吸系统血气分析提示Ⅰ型呼吸衰竭，评估后暂无有创通气治疗指征。给予高流量氧气吸入，并给予无创机械通气治疗。同时评估患者，目前不存在严重急性呼吸窘迫综合征（ARDS），暂无需行体外膜肺氧合（ECMO）治疗。根据现存肾功能情况，患者尚处于早期代偿阶段，未给予 ECMO。

3. 抗病毒治疗 根据《新型冠状病毒肺炎诊疗方案（试行第七版）》，抗病毒治疗可选择：可试用 α-干扰素（成人每次 500 万 U 或相当剂量，加入灭菌注射用水 2ml，每日 2 次雾化吸入）、洛匹那韦/利托那韦（成人 200mg/50mg/粒，每次 2 粒，每日 2 次，疗程不超过 10 日）、利巴韦林（建议与干扰素或洛匹那韦/利托那韦联合应用，成人 500mg/次，每日 2～3 次静脉输注，疗程不超过 10 日）、磷酸氯喹（18～65 岁成人。体重大于 50kg 者，每次 500mg，每日 2 次，疗程 7 日；体重小于 50kg 者，第 1、2 日每次 500mg，每日 2 次，第 3～7 天每次 500mg，每日 1 次）、阿比多尔（成人 200mg，每日 3 次，疗程不超过 10 日）。

对于本例患者，选用 α-干扰素（500 万 U，加入灭菌注射用水 2ml，每日 2 次雾化吸入）、洛匹那韦/利托那韦 200mg/50mg（每次 2 粒，每日 2 次）、利巴韦林（500mg，每日 2 次静脉输注）。

4. 小剂量激素 对于氧合指标进行性恶化、影像学进展迅速、机体炎症反应过度激活状态的患者，酌情短期内（3～5 日）使用糖皮质激素，建议剂量不超过相当于甲泼尼龙 1～2mg/（kg · d）。目前有研究表明，小剂量使用糖皮质激素对新型冠状病毒肺炎的治疗可以降低危重型患者的病死率。

5. 抗凝治疗 根据患者实验室检查和病理结果，给予相应的抗凝治疗。该患者 D-二聚体水平升高，且长时间卧床，为降低血栓发生率，给予低分子肝素 60mg，每 12 小时 1 次皮下注射。

6. 预防感染及抗感染治疗 目前无细菌感染的临床证据，暂无抗生素应用的临床证据。

7. 中医治疗 经中医辨证后，本例患者属疫毒闭肺证，根据《新型冠状病毒肺炎诊疗方案（试行第七版）》，给予化湿败毒方[生麻黄 6g、杏仁 9g、生石膏 15g、甘草 3g、藿香 10g（后下）、厚朴 10g、苍术 15g、草果 10g、法半夏 9g、茯苓 15g、生大黄 5g（后下）、生黄芪 10g、葶苈子 10g、赤芍 10g]，每次 100ml，每日 3 次口服。

治疗 7 日后，患者由危重型转为轻型，转入普通隔离病房继续治疗，最终核酸 3 次阴性后好转出院。

四、点　评

本例患者是1名居住在武汉、工作在武汉某家医院的护士，在当时当地有确切的新型冠状病毒肺炎的流行病学史，有明确的疫区生活史及疑似患者接触史。患者因发热伴乏力、干咳6日，呼吸困难2日入院，查体双肺呼吸音粗糙，双肺可闻及少量湿啰音。肺部CT显示双肺中下叶多发片状磨玻璃样影，通过本例患者的临床病史、流行病学史、体格检查、试验室检查及相关辅助检查，明确诊断为“新型冠状病毒肺炎、多器官功能障碍综合征、Ⅰ型呼吸衰竭、急性呼吸窘迫综合征（重度）、急性肝功能不全、急性肾功能不全、右心功能不全、中度肺动脉高压、肺栓塞待排”。需要指出的是在该病的诊疗思维中，流行病学史很重要，临床典型表现也非常重要，对于一个未知而新发的疾病，需要结合临床和最新的研究成果，最终确诊和确定诊疗方案。

（杨建中）

参考文献

国家卫生健康委办公厅，国家中医药管理局办公室，2020. 新型冠状病毒肺炎诊疗方案（试行第七版）. 中国医药，（6）：801-805.

Brower RG，Matthay MA，Morris A，et al，2020. Acute Respiratory Distress Syndrome Network：Ventilation with Lower Tidal Volumes as Compared with Traditional Tidal Volumes for Acute Lung Injury and the Acute Respiratory Distress Syndrome. N Engl J Med，342：1301-1308.

Guan WJ，Ni ZY，Hu Y，et al，2020. Clinical Characteristics of Corona-virus Disease 2019 in China. N Engl J Med，382（18）：1708-1720.

Yang XB，Yu Y，Xu JQ，et al，2020. Clinical course and outcomes of critically ill patients with SARS-CoV-2 pneumonia in Wuhan，China：a single-centered，retrospective，observational study. Lancet Respir Med，8（5）：475-481.

病例二十三　发现血压高5年，血压波动1个月

一、病史资料

患者，女性，30岁。

主诉：发现血压高5年，血压波动1个月。

现病史：患者5年前于妊娠29周发现血压升高，最高186/122mmHg，妊娠期因血压高终止妊娠。后患者多于情绪激动、劳累、睡眠欠佳时出现头晕不适，测血压均高于正常，最高145/100mmHg，未服用降压药物。患者于1个月前再次

感头晕，自测血压 140/100mmHg 左右，患者为进一步明确高血压原因及治疗方案就诊。病程中，患者有双下肢乏力，夜尿增多，2～3 次/晚，无阵发性心悸、出汗、多饮、多尿、泡沫增多等症状。

既往史：2014 年 9 月在外院行“剖腹探查术+子宫下段剖宫产术+全子宫切除术”；术中因“弥散性血管内凝血、失血性休克、HELLP 综合征”输注红细胞悬液 10U、血小板 10U、冷沉淀 10U，2017 年 6 月在笔者所在医院经腹腔镜行右侧卵巢囊肿剥除术+双侧输卵管切除术+肠粘连松解术。

个人史：生于河南临颍县，久居乌鲁木齐市，大专文化程度，公司职员，无疫区居留史、疫水接触史，否认牧区、矿山工作史，否认化学性物质、放射性物质、有毒物质接触史，否认吸毒史，否认吸烟、饮酒史，无冶游史。

婚育史：22 岁结婚，无子女，离异。

月经史：12 岁初潮，平均经期 4～5 日，月经周期 28～30 日，末次月经 2014 年 9 月。

家族史：父亲有高血压，母亲体健，姐弟 2 人，弟弟体健。

思维提示：根据病史提出假设。

第一步：患者为年轻女性，以“发现血压高 5 年，血压波动 1 个月”为主诉入院。病史中患者于 25 岁（妊娠 29 周）时发现血压高，最高血压达 186/122mmHg，且终止妊娠 3 个月后血压仍然高于正常，属于妊娠合并慢性高血压；其主要临床表现为头晕、双下肢乏力、夜尿 2～3 次/晚。

第二步：结合患者病史特点，年轻女性，高血压 3 级，临床有双下肢乏力、夜尿增多情况，考虑有无继发性高血压的存在，首先考虑的是原发性醛固酮增多症引起血压升高，然后考虑是否存在肾小管浓缩功能减退的相关疾病。其他需进一步除外是否有主动脉缩窄、肾动脉狭窄、大动脉炎等女性多见的继发性高血压可能。

第三步：继续推理假设和分析。如考虑继发性高血压，需进一步通过体格检查及辅助检查验证所提出的假设。

体格检查：体温 36.5℃，脉搏 88 次/分，呼吸 22 次/分，左上肢血压 146/100mmHg，右上肢血压 145/101mmHg，体重 60kg，发育正常，营养良好，皮肤黏膜未见黄染、水肿；下肢可见多处皮肤菲薄，局部可见瘀斑；满月脸，水牛背，全身浅表淋巴结未触及肿大。甲状腺未触及肿大，两肺呼吸音清，未闻及干湿啰音；心界不大，心率 88 次/分，律齐，各瓣膜听诊区未闻及病理性杂音。腹软，肝脾肋下未触及，未闻及血管杂音，腹股沟区可见紫纹。双下肢无水肿。

思维提示：通过体格检查，寻找可能出现病史中主要症状的疾病，发现新的证据。进一步验证提出的假设；选择进一步验证原有假设的实验室检查。

本例患者通过体格检查，发现异常体征：下肢多处皮肤菲薄，局部可见瘀斑；满月脸、水牛背、腹股沟可见紫纹等，考虑继发性高血压中库欣综合征可能性大。需进一步完善相关实验室检查明确。

结合患者病史特点，患者为年轻女性，临床有血压高、双下肢乏力、夜尿增多等，查体有满月脸、水牛背、腹股沟可见紫纹，下肢可见皮肤菲薄，局部可见瘀斑；根据临床表现及查体目前需除外库欣综合征可能，但临床有双下肢乏力、夜尿增多可筛查有无原发性醛固酮增多症可能。

实验室检查：

1. 基础检查

（1）血、尿、便常规：未见明显异常。

（2）红细胞沉降率、凝血功能、循环免疫：未见明显异常。

（3）血糖、甲状腺功能、儿茶酚胺相关测定、女性内分泌激素测定：均正常。

（4）生化：血钾 3.22mmol/L，甘油三酯 0.94mmol/L，低密度脂蛋白胆固醇 2.41mmol/L，总蛋白 73.4g/L，白蛋白 48g/L，肌酐 42μmol/L，尿素氮 2.2mmol/L，eGFR132.5ml/min。

（5）尿常规：尿比重 1.015，尿蛋白阴性，pH 7.0。

（6）24 小时尿蛋白定量 0.086g/24h，24 小时尿微量白蛋白 14mg/24h，24 小时尿钾 68.1mmol/24h，24 小时尿钠 132mmol/24h。

2. 特殊检查

（1）皮质醇节律及过夜地塞米松抑制试验：见表 5-9。

表 5-9 皮质醇节律及过夜地塞米松抑制试验

血清皮质醇测定时间	结果（nmol/L）
早上 9：00	382.6
下午 5：00	450.1
凌晨 1：00	386.9
次日 9：00	389.6

（2）24 小时尿游离皮质醇：见表 5-10。

表 5-10 24 小时尿游离皮质醇

	结果（nmol/24h）	参考区间（nmol/24h）
24 小时尿游离皮质醇	1078.5	11.8～485.6

（3）肾素–血管紧张素–醛固酮（立卧位）：见表 5-11。

表 5-11　肾素–血管紧张素–醛固酮（立卧位）

项目	结果（ng/ml）	参考值（ng/ml）
血管紧张素Ⅰ（卧位）	0.03	0.05～0.79
血管紧张素Ⅰ（立位）	0.02	0.93～6.56
血管紧张素Ⅱ（卧位）	36.94	28.2～52.2
血管紧张素Ⅱ（立位）	52.67	55.3～115.3
醛固酮（卧位）	0.11	0.059～0.174
醛固酮（立位）	0.12	0.065～0.296

（4）肾上腺 CT：见图 5-42、图 5-43。

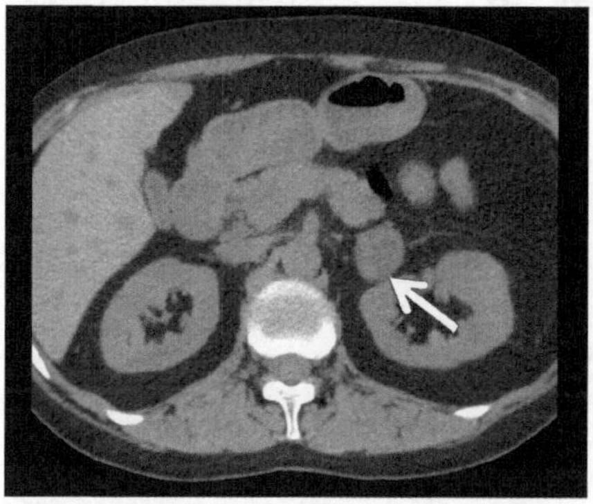

图 5-42　肾上腺 CT 平扫

左侧肾上腺外支可见一结节样软组织密度灶，边界清晰，大小 2.25cm×2.59cm，腺瘤可能性大

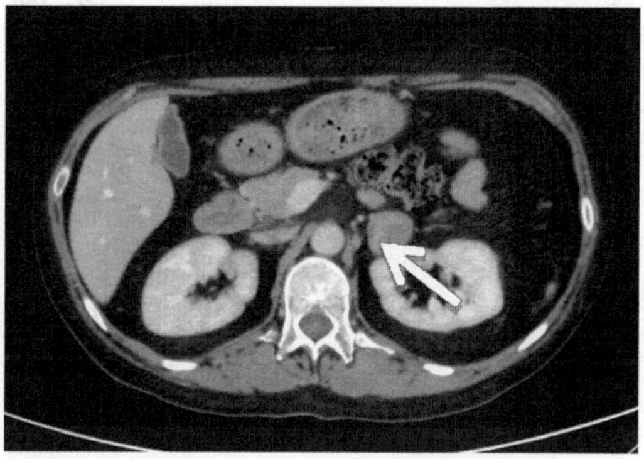

图 5-43　肾上腺 CT 增强

左侧肾上腺外支有一类圆形稍低密度肿块影，边缘光滑，内密度不均，大小 26mm×29mm，增强后不均匀强化——考虑皮质腺瘤

辅助检查：

心电图：窦性心律。

超声：心脏超声正常；颈部血管超声正常；双侧肾动脉超声正常。

双肾 ECT：正常。

眼底照相：高血压眼底改变Ⅰ级。

动态血压：血压均值 140/100mmHg；最高血压 181/115mmHg；白天收缩压、舒张压及夜间收缩压、舒张压负荷值超过正常范围，全天血压变化曲线呈非杓型改变。

头颅 CT：未见明显异常。

动态心电图：窦性心律。

思维提示：根据病史、体格检查、实验室检查及有助于疾病诊断的其他检查，证实所提之假设；并进行验证。

本例患者，一般检查项目中，有低血钾、高尿钾，在特殊检查中，肾上腺 CT 平扫+增强提示皮质腺瘤，且根据肾素–血管紧张素–醛固酮测定 ARR 高达 600，高度怀疑原发性醛固酮增多症；另外，本例患者在体格检查中有典型的满月脸、水牛背、皮肤紫纹、皮肤菲薄及瘀斑等，特殊检查中存在皮质醇节律紊乱及小剂量地塞米松试验未被抑制，考虑库欣综合征的诊断成立。

那么，针对本例高血压患者，需明确以下几个问题。

（1）其诊断如何判定？继发性高血压中，是单纯的库欣综合征，还是同时合并原发性醛固酮增多症？库欣综合征是来源于垂体，还是来源于肾上腺（定位诊断）？

（2）本例患者终止妊娠行子宫切除术过程中曾因“弥散性血管内凝血、失血性休克、HELLP 综合征”输注红细胞、血小板等，是否同时存在席汉综合征？

二、诊 断 思 路

1. 初步诊断 高血压 3 级，很高危组

高血压原因待查

继发性高血压

库欣综合征

原发性醛固酮增多症

原发性高血压

2. 具体诊断思路

思维提示：

根据本例患者发病特点及体格检查、初步辅助检查，考虑库欣综合征的定性诊断成立；需进一步完善促肾上腺皮质激素、大剂量地塞米松抑制试验、垂体 MRI 等进行定位诊断；另外，本例患者既往曾有大出血病史，是否存在席汉综合征，需进一步完善甲状腺功能、钙磷四项、胰岛素样生长因子、生长激素、甲状旁腺激素等检查确定有无异常。

（1）促肾上腺皮质激素：见表 5-12。

表 5-12 促肾上腺皮质激素

促肾上腺皮质激素	1.5pg/ml（7.2～63.3pg/ml）

（2）大剂量地塞米松抑制试验：见表 5-13。

表 5-13 大剂量地塞米松抑制试验

	服用地塞米松前	服用地塞米松后
促肾上腺皮质激素（pg/ml）	1.1	＜1.0
早晨 10：00 皮质醇（nmol/L）	425.4	443

（3）垂体 MRI：见图 5-44。

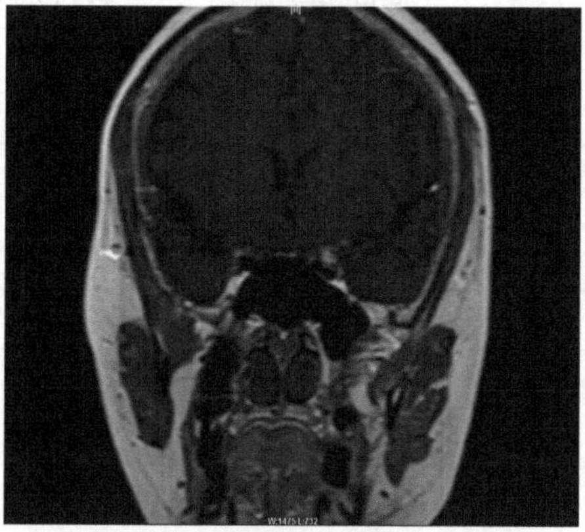

图 5-44　垂体 MRI 平扫+增强

垂体左缘异常信号，考虑垂体腺瘤可能性大

（4）女性内分泌 7 项：未见明显异常。

（5）钙磷四项：未见明显异常。

（6）胰岛素样生长因子：未见明显异常。

（7）生长激素：未见明显异常。

（8）甲状旁腺激素：未见明显异常。

思维提示：

（1）根据以上结果，患者库欣综合征定位诊断明确，诊断为库欣综合征（肾上腺皮质腺瘤）成立；而本例患者垂体 MRI 提示垂体腺瘤可能性大。

（2）患者既往有产后大出血病史，且垂体 MRI 提示异常信号，根据垂体激素检测、甲状腺激素检测、肾上腺激素检测、性激素检测均未见异常，故排除席汉综合征诊断。

（3）本例患者存在高血压、低血钾、高尿钾，且 ARR 为 600，肾上腺 CT 提示腺瘤，是否该腺瘤同时释放糖皮质激素及盐皮质激素，是否为库欣综合征合并原发性醛固酮增多症？针对原发性醛固酮增多症的诊断是否成立，需进一步完善卡托普利试验及盐水负荷试验。

（9）卡托普利试验：见表 5-14。

表 5-14　卡托普利试验

	服用卡托普利前	服药 1 小时	服药 2 小时
血管紧张素Ⅰ（卧位）（ng/ml）	0.11	0.1	0.1
血管紧张素Ⅱ（卧位）（ng/ml）	83.27	75.22	92.46

续表

	服用卡托普利前	服药 1 小时	服药 2 小时
醛固酮（卧位）(ng/ml)	0.15	0.16	0.21
皮质醇（nmol/L）		425.1	420.5

（10）盐水负荷试验：见表 5-15。

表 5-15　盐水负荷试验

	盐水负荷试验前	盐水负荷试验后
血钾（mmol/L）	3.95	3.58
血钠（mmol/L）	144	142
氯（mmol/L）	111	105.3
二氧化碳结合力（mmol/L）	28.4	30
钙（mmol/L）	1.98	2.17
血管紧张素Ⅰ（卧位）(ng/ml)	0.18	0.04
血管紧张素Ⅱ（卧位）(ng/ml)	63.14	71.67
醛固酮（卧位）(ng/ml)	0.1	0.11
皮质醇（nmol/L）	355.1	358.8

思维提示：

根据患者盐水负荷试验及卡托普利试验结果均为阳性，原发性醛固酮增多症的诊断成立。

思考：本例患者是否为库欣综合征合并原发性醛固酮增多症？

3. 学习讨论、验证及修订诊断　本例患者目前诊断为继发性高血压、库欣综合征、原发性醛固酮增多症，针对患者原发性醛固酮增多症是否来源于肾上腺腺瘤，患者进一步行左侧肾上腺切除术。术中肉眼所见（彩图 4）：左侧肾上腺肿瘤，结节样肿物 1 枚，大小约 2.6cm×2.2cm×2cm，表面灰黄，包膜完整，切面灰红、灰黄，质中。病理诊断（免疫组化）(图5-45)：左侧肾上腺肿瘤，肾上腺皮质腺瘤。

由于该病理诊断未能分析得出是否原发性醛固酮增多症来源于肾上腺皮质球状带，故对患者进行随访，观察其血压、血钾的变化。患者定期门诊随访。患者术后服用醋酸泼尼松龙替代治疗，出院后 1 个月复查行肾素–血管紧张素–醛固酮（表 5-16）、促肾上腺皮质激素（表 5-17）、皮质醇（表 5-18）测定；出院后 1 个月、3 个月、半年随访血压变化，患者未服用任何降压药物，血压维持在 110～120/70mmHg 左右；血钾恢复正常。

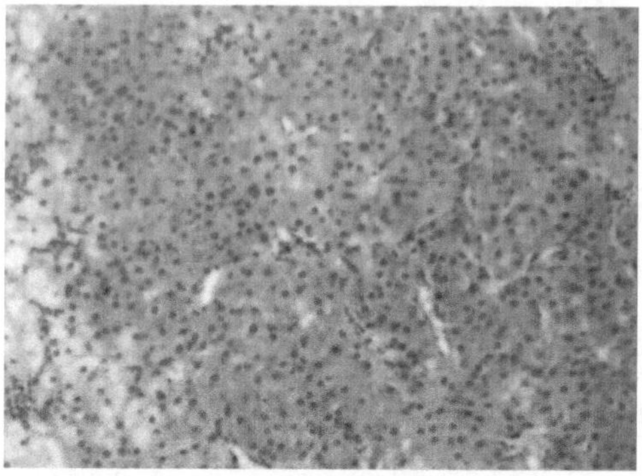

图 5-45　左侧肾上腺肿瘤病理诊断

病理诊断：（左侧肾上腺肿瘤）肾上腺皮质腺瘤

表 5-16　患者术后 1 个月复查肾素-血管紧张素-醛固酮

心血管三项	结果（ng/ml）	参考值（ng/ml）
血管紧张素Ⅰ（立位）	3.14	0.93～6.56
血管紧张素Ⅱ（立位）	68.77	55.3～115.3
醛固酮（立位）	0.11	0.065～0.296

表 5-17　患者术后 1 个月复查促肾上腺皮质激素

促肾上腺皮质激素	2.1pg/ml（7.2～63.3pg/ml）

表 5-18　患者术后 1 个月复查皮质醇

血清皮质醇	结果（nmol/L）
血清皮质醇（早上 10：00）	15.4nmol/L

根据对该患者术后的血压、电解质的随访，最终本例患者确定诊断为高血压 3 级（很高危组），继发性高血压，原发性醛固酮增多症合并库欣综合征。

三、点　评

针对年轻高血压患者，继发性高血压的筛查在高血压的诊断及鉴别诊断过程中非常重要。本例患者通过其典型的临床表现、体征及实验室检查不难诊断库欣综合征，但需对其进行定性诊断及定位诊断；可通过以下流程图诊断（图 5-46 及图 5-47）。

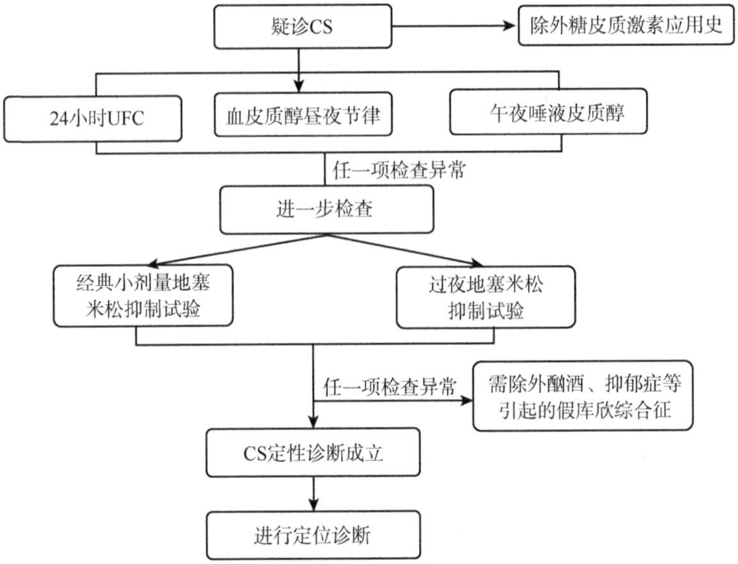

图 5-46 库欣综合征定性诊断流程

CS.库欣综合征；UFC.尿游离皮质醇；AVS.双侧肾上腺静脉采血

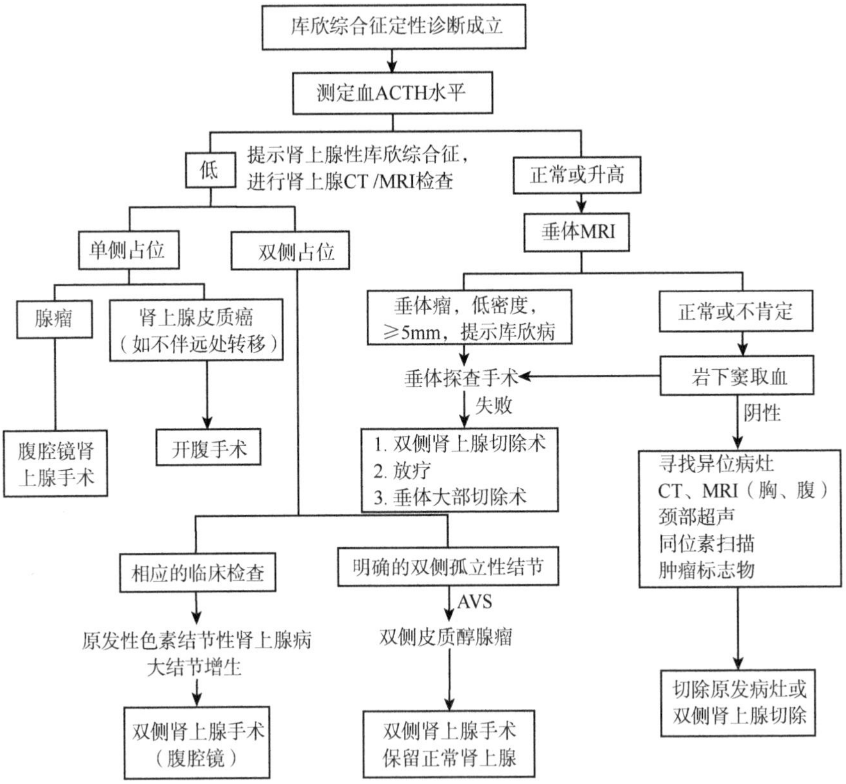

图 5-47 库欣综合征定位诊断流程

针对高血压合并低血钾患者，首先需除外是否有引起低血钾的其他因素，如摄入不足、细胞内转移、排泄过多等，结合本例患者，通过询问病史及进行辅助检查除外上述原因引起，且存在尿钾排出过多的情况，高度怀疑是否同时合并原发性醛固酮增多症；其诊断流程见图 5-48。

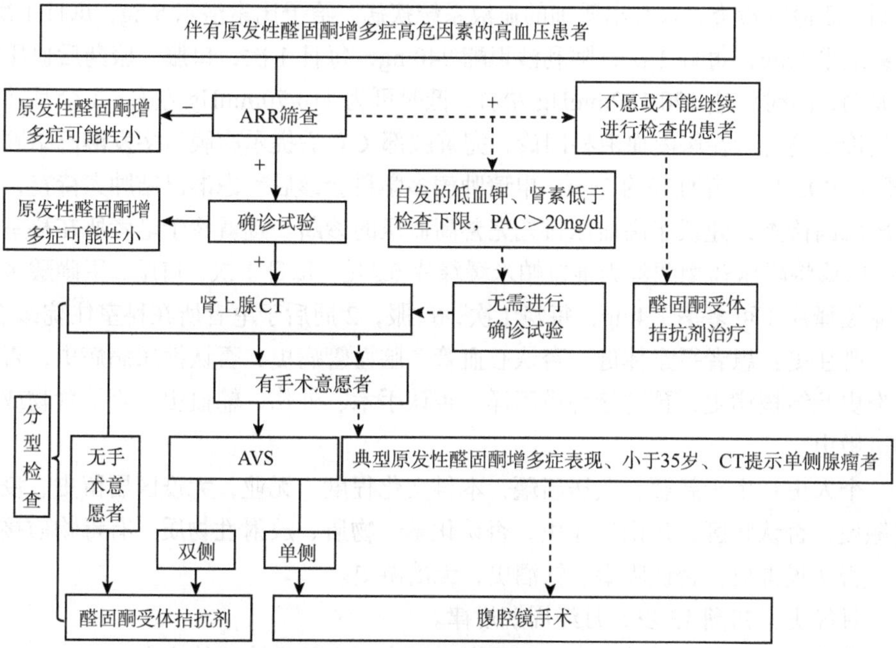

图 5-48 原发性醛固酮增多症诊断流程

ARR.血浆醛固酮与肾素比值；PAC.血浆醛固酮；AVS.双侧肾上腺静脉采血

（胡广梅）

参考文献

卢琳，曾正陪，2012. 库欣综合征专家共识（2011 年）. 中华内分泌代谢杂志，28（2）：96-102.

杨淑敏，李启富，2016. 2016 年美国原发性醛固酮增多症指南解读. 重庆医科大学学报，41（11）：1177-1179.

中华医学会内分泌学分会肾上腺学组，2016. 原发性醛固酮增多症诊断治疗的专家共识. 中华内分泌代谢杂志，32（3）：188-195.

病例二十四 发现血压升高并血常规异常 1 年

一、病史资料

患者，女性，23 岁，未婚，无业。

主诉：发现血压升高并血常规异常 1 年。

现病史：患者于 1 年前学校体检时测量血压发现血压高，当时血压达 200/100mmHg，当时无明显头痛、心悸等不适，后多次监测血压，波动较明显，同时血常规提示三系异常（见实验室及其他辅助检查）。后于北京某医院完善骨髓穿刺、活检等检查，未查出明确的血液系统疾病，给予比索洛尔 5mg，每日 1 次，氨氯地平 5mg，每日 1 次，阿利沙坦酯 240mg，每日 1 次，口服。服药后血压仍有波动，高时可达 170/100mmHg 左右，低时可为 110/70mmHg 左右。1 个月前患者就诊于笔者所在医院血液科门诊，完善腹部 CT 后提示腹膜后多发淋巴结肿大（图 5-49），较大者直径约 3cm，申请肿瘤多学科会诊后考虑淋巴结肿大待查，高血压原因待查，建议于高血压科先完善高血压的诊断。遂就诊于笔者所在科室门诊。门诊将降压药物调整为维拉帕米缓释片 0.24g，每日 1 次，口服，甲磺酸多沙唑嗪缓释片（可多华）4mg，每晚 1 次，口服，2 周后于笔者所在科室住院诊治。

既往史：患者平素体健，否认心血管、脑血管病史，否认糖尿病病史，否认肝炎史及结核病史，预防接种史不详，否认手术、外伤、输血史，否认食物或药物过敏史。

个人史：生于新疆，久居新疆，本科文化程度，无业，无疫区居留史、疫水接触史，否认牧区、矿山工作史，否认化学性物质、放射性物质、有毒物质接触史，否认吸毒史，否认吸烟、饮酒史，无冶游史。

月经史：初潮 13 岁，月经周期规律。

家族史：父母体健，独女，否认高血压家族史及家族遗传病史。

院外相关辅助检查：

腹部 CT：腹膜后多发淋巴结肿大，较大者直径约 3cm（图 5-49）。

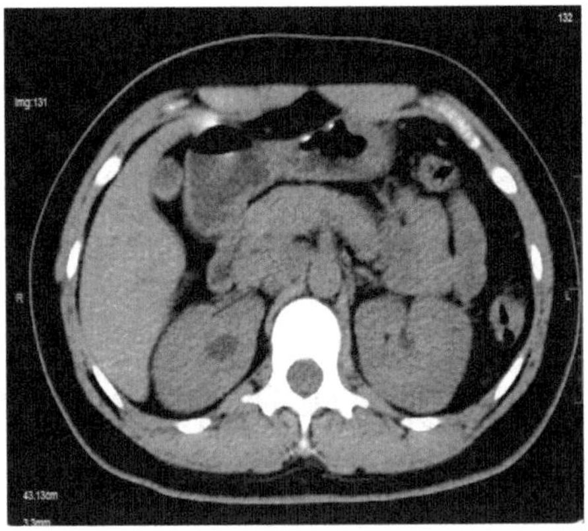

图 5-49　腹部 CT

骨髓细胞学检查（1 年前院外）：①粒系占 43.0%，红系占 32.0%，巨核细胞

141个/2.1cm×2.5cm；②淋巴细胞占19.5%；③建议追踪观察（彩图5）。

骨髓活检（1年前院外）：有核细胞成分约占60%，粒红比轻度升高，巨核系散在分布，可见少量小巨核系，间质少量淋巴细胞、浆样细胞散在浸润（彩图6）。

血液系统相关基因学检测（1年前院外）：*CALR*基因第9外显子、*JAK2*基因、融合基因、染色体分型、*MPL*基因等均为阴性。

血常规（1年前院外）：白细胞计数 $10\times10^9/L$↑，中性粒细胞计数 $6.31\times10^9/L$↑，单核细胞计数 $0.85\times10^9/L$↑，红细胞计数 $6.59\times10^{12}/L$↑，血红蛋白165g/L↑，血小板计数 $484\times10^9/L$↑。

思维提示：根据病史提出假设。

第一步：本例患者为青年女性，根据病史、查体及院外的相关检查结果，目前患者主要存在3个方面问题。

（1）高血压：青年女性发生的高血压多为继发性高血压，好发于青年女性的继发性高血压原发病以原发性醛固酮增多症、多发性大动脉炎、先天性主动脉缩窄等较为多见，其次嗜铬细胞瘤、肾实质性疾病、肾动脉狭窄等也可见，排除以上继发性高血压后方可考虑原发性高血压。

（2）血常规提示三系异常，但1年前院外骨髓穿刺、骨髓活检等结果均未见明显异常，当时排除血液系统疾病。1年之后血常规及骨髓象是否存在进一步进展尚未可知。如存在进一步进展，有可能发展为白血病、红细胞增多症、血小板增多症等骨髓增生性疾病。

（3）腹膜后多发淋巴结肿大：常见引起淋巴结肿大的原因如下。①感染：由致病微生物引起的急慢性炎症，如细菌、病毒、立克次体等引起，如急性蜂窝织炎、化脓性扁桃体炎、牙龈炎、传染性单核细胞增多症、恙虫病、结核等；②肿瘤：包括淋巴瘤、各型急慢性白血病、浆细胞肿瘤、肿瘤转移等；③反应性增生：常见于坏死性增生性淋巴结病、血清病、血清病样反应、变应性亚败血症、系统性红斑狼疮等；④细胞增生代谢异常：常见于朗格汉斯组织细胞增生症（组织细胞增生症X）、脂质沉积病、结节病。

第二步：临床上我们首先应考虑用“一元论”解释疾病的发生与发展，本例患者我们目前是否可将3种问题归结为1种疾病所致？

临床上由血液系统疾病引起血压升高最多见的为真性红细胞增多症。根据2016年《真性红细胞增多症诊治中国专家共识》，真性红细胞增多症的诊断标准如下。主要标准：①男性血红蛋白＞185g/L，女性血红蛋白＞165g/L，或其他红细胞容积增高的证据；②有*JAK2V617F*突变或其他功能相似的突变。次要标准：①骨髓活检按患者年龄来说为高度增生，以红系、粒系和巨核细胞增生为主；②血清红细胞生成素水平低于正常参考值水平；③骨髓细胞体外培养有内源性红系集落形成。本例患者1年前的血常规、骨髓活检及相关基因学检查均不符合真性红细胞增多症的诊断标准。是否当时为疾病的早期，目前是否有进展尚未可知，需要本次入院进一步完善相关检查以明确，必要时需重新复查骨髓细胞学检测及骨髓活检以明确。

同时本例患者存在腹腔内多发淋巴结肿大。单纯继发性高血压或原发性高血压患者极少合并淋巴结肿大，因此暂不能确定本例患者淋巴结肿大是否与高血压相关。

因此现尚不能以“一元论”来解释高血压、血常规异常、淋巴结肿大等3个问题。

第三步：继续推理假设和分析，现暂不能用一种疾病解释患者的3个问题，那我们分别从3个方面入手逐一进行拆解。①针对高血压，患者为青年女性，目前仍考虑继发性高血压可能性较大，需进一步完善相关检查以排除常见继发性高血压；②针对血常规异常，患者1年前发现血常规异常，其间曾随访血常规，未提示明显的进展，首先可排除急性白血病等血液系统恶性肿瘤，其他是否存在慢性骨髓增殖性疾病有待于进一步的检查证实；③针对患者淋巴结肿大，患者病程中无感染、发热等感染症状，不考虑感染所致的淋巴结肿大。同时患者年龄较轻，青年人的恶性肿瘤常表现为早期播散、恶性度高，但本例患者目前尚无恶性肿瘤的临床症状，可能性也较小。也需进一步完善相关检查以明确是否存在其他系统疾病引起的淋巴结反应性增生。

体格检查：体温36.4℃，左上肢血压132/90mmHg，右上肢血压141/93mmHg，左下肢血压158/112mmHg，右下肢血压162/108mmHg，脉搏76次/分，呼吸18次/分，身高164cm，体重65kg，发育正常，轻度焦虑面容，皮肤黏膜色泽正常，无发绀，浅表淋巴结未及肿大，甲状腺未及肿大，胸廓外形正常，胸骨无压痛，双肺呼吸音正常，未闻及干湿啰音，心界无扩大，心率76次/分，律齐，无杂音，腹软，肝脾未触及，未触及肿块，无压痛及反跳痛，肠鸣音正常，剑突下、脐周未闻及血管杂音，双下肢无水肿。四肢肌力正常，腱反射（++），生理反射存在，病理征阴性。

思维提示：通过体格检查，寻找可能出现病史中主要症状的疾病，发现新的证据。进一步验证提出的假设；选择进一步验证原有假设的实验室检查。

本例患者查体发现血压仍高于正常，但双侧血压基本对称，下肢血压比上肢血压高20～40mmHg，剑突下、背部等未闻及血管杂音，考虑大动脉炎、主动脉缩窄等引起的继发性高血压可能性较小。患者肠鸣音正常、腱反射正常，病史中无周期性瘫痪病史，考虑低钾可能性较小，需实验室检查结果进一步证实。患者无水牛背、向心性肥胖、皮肤紫纹，皮质醇增多症的典型体征也不存在。以上3种继发性高血压可暂不考虑，但其他继发性高血压通过病史、查体尚不能明确。

患者浅表淋巴结未及肿大，仅院外CT提示腹腔淋巴结肿大，考虑全身性疾病引起的淋巴结炎的可能性较小。同时查体未触及腹部包块，结合院外CT未发现腹盆腔有占位，考虑腹盆腔恶性肿瘤引起淋巴结转移的可能性不大。其他原因有待于进一步检查明确。

患者胸骨无压痛，皮肤黏膜色泽正常，无贫血，浅表淋巴结未触及肿大，脾脏未触及。血液系统疾病常见的症状与体征均未引出，三系异常的病因需进一步完善实验室检查明确。

结合病史及查体考虑：本例患者目前存在的3个问题仍无明确的指向性，需经相关辅助检查进一步明确诊断。

实验室及其他辅助检查：

血常规：白细胞计数 $9.2\times10^9/L$，中性粒细胞计数 $5.27\times10^9/L$，单核细胞计数 $1.01\times10^9/L\uparrow$，红细胞计数 $6.71\times10^{12}/L\uparrow$，血红蛋白 167g/L↑，血小板计数 $594\times10^9/L\uparrow$。

肾功能：尿素氮 3.3mmol/L，肌酐 50μmol/L，eGFR 131.32ml/（min·$1.73m^2$）。

电解质：血钾 4.5mmol/L，血钠 142.4mmol/L。

皮质醇：早 9：00 418nmol/L；下午 17：00 293.5nmol/L；次日凌晨 1：00 30.7nmol/L；次日晨 9：00 11.4nmol/L（小剂量地塞米松抑制后）。

儿茶酚胺组合：去甲肾上腺素（NMN）17.76（小于 196）pg/ml，间甲肾上腺素（MN）37.31（小于 65）pg/ml。

肾素–血管紧张素–醛固酮：血管紧张素Ⅰ（立位）0.83ng/ml，血管紧张素Ⅱ（立位）306.29ng/ml，醛固酮（立位）0.12ng/ml，醛固酮与肾素比值 14.4。

结缔组织病系列：抗 nRNP/Sm 抗体、抗 SSA 抗体、抗 Ro-52 抗体、抗 SSB 抗体、抗着丝点抗体、抗双链 DNA 抗体、抗 Sm 抗体、抗心磷脂抗体均为阴性。

结核感染 T 细胞检测：阴性。

肾上腺 CT：未见占位性病变。

肾脏 CTA：未见明确肾动脉狭窄征象。

肾脏 ECT：双肾灌注正常、功能正常（GFR：左侧 57.4ml/min，右侧 49.5ml/min）。

思维提示：根据病史、体格检查、实验室检查及有助于疾病诊断的其他检查，证实所提之假设；并进行验证。

患者肾功能正常，肾脏 ECT 正常，排除肾实质性高血压；患者无血压持续升高难以控制，查体脐周无血管杂音，肾动脉 CTA 正常，排除肾血管性高血压；患者无低钾血症症状与体征，实验室检查血钾正常，肾上腺 CT 未提示增生及腺瘤，醛固酮与肾素比值小于 20，排除原发性醛固酮增多症；皮质醇节律正常，进一步排除皮质醇增多症；儿茶酚胺组合测定均正常，暂不考虑嗜铬细胞瘤的诊断。对于高血压，目前无继发性高血压的临床证据，倾向于原发性高血压的诊断。

患者入院后查血常规仍提示异常，以红系、血小板升高为主，但仍未达到真性红细胞增多症及血小板增多症的临床诊断标准。本例患者血常规异常是原发的血液系统疾病还是其他系统疾病所导致的继发改变目前仍尚未可知，需进一步复查骨髓穿刺及寻找其他客观证据的支持。

针对患者淋巴结肿大，现相关检查结果排除结核等感染性疾病，恶性肿瘤的证据也不足，是否和血常规异常一样，也为其他系统疾病继发所致仍不明确，需进一步寻找客观证据，如进一步排除恶性肿瘤，病理学为金标准，可考虑腹腔镜下淋巴结活检证实；也可进一步完善 PET-CT 检查初步明确腹腔内肿大淋巴结的良恶性及寻找原发灶。最终本例患者暂拒绝淋巴结活检，给予完善 PET-CT 检查。

二、诊断思路

1. 初步诊断 高血压原因待查（原发性可能性大）；血常规异常待查（骨髓增殖性疾病？继发性改变？）；淋巴结肿大待查（反应性增生？肿瘤转移？）。

2. 鉴别诊断

（1）高血压鉴别诊断

1）真性红细胞增多症：由于血液中红细胞计数、血红蛋白增多，血容量增加，可引起血压升高，本例患者虽然存在高血压合并红细胞增多，但红细胞及血红蛋白增加的数量尚未达到该疾病的诊断标准，故尚不能诊断。

2）嗜铬细胞瘤：患者虽然病史中存在有血压波动的情况，但血压升高时并不存在典型的头痛、心悸、面色苍白等临床表现，目前肾上腺 CT 正常，儿茶酚胺水平也在正常范围内，暂不考虑此病。

（2）血常规异常鉴别诊断

1）骨髓增生异常综合征：以病态造血为特征，骨髓增生多活跃，有二系或三系病态造血，但本例患者院外曾行骨髓穿刺及基因学检测等，排除此病，故暂不考虑。

2）继发性红细胞增多症：出现于慢性缺氧状态，如高山居住、肺气肿、肺部疾病、先天性心脏病、肺源性心脏病等。但本例患者无以上病史，无慢性缺氧的临床依据，暂不考虑。

（3）淋巴结肿大鉴别诊断

1）非特异性淋巴结炎：由淋巴结引流区域的急慢性炎症引起，但本例患者主要为腹腔内淋巴结肿大，病程中无腹痛、腹泻等腹腔内感染的临床证据，故暂不考虑。

2）淋巴结结核：为结核杆菌感染所致，但多发生于浅表，以颈部多见。本例患者淋巴结多集中于腹腔内，且结核杆菌感染相关结果均为阴性，故暂不考虑。

思维提示：根据病史、体征及实验室检查，依据可能性大小列出可能的诊断。

本例患者目前相关继发性高血压检查结果均为阴性，高血压类型考虑为原发性高血压。但临床中，由原发性高血压所引起血常规异常、淋巴结肿大尚不能解释，因此将高血压与另外两种疾病进行分别诊断。

（1）原发性高血压3级，高危组。

（2）血常规异常待查（骨髓增殖性疾病？继发性改变？）。

（3）淋巴结肿大待查（反应性增生？肿瘤转移？）。

3. 学习讨论、验证及修订诊断 针对患者淋巴结肿大，给予完善PET-CT检查以协助良恶性肿瘤的判断。建议患者再次完善骨髓穿刺、骨髓活检，但患者拒绝。给予完善PET-CT检查后等待结果的当日，患者病情出现了转折。

患者完善PET-CT检查后的当天晚上10：00左右自觉心悸不适，否认头痛、大汗。当时测量血压187/113mmHg，心率86次/分，其余查体无特殊异常。给予口服盐酸特拉唑嗪片4mg，约半小时后复测血压88/62mmHg。患者血压波动大，对α受体阻滞剂敏感，考虑嗜铬细胞瘤可能，遂给予抽取血液标本再次化验儿茶酚胺组合测定。次日结果回报儿茶酚胺组合：去甲肾上腺素（NMN）822.41（小于196）pg/ml，间甲肾上腺素（MN）94.62（小于65）pg/ml。同时PET-CT结果回报（图5-50）：①腹膜后（平第1腰椎至第2腰椎椎体水平）2枚稍低密度结节，氟代脱氧葡萄糖（FDG）呈异常高摄取，不除外异位嗜铬细胞瘤；②腹膜后、肠系膜间隙及系膜根部多发大小不等的淋巴结，FDG稍高摄取，不除外转移。

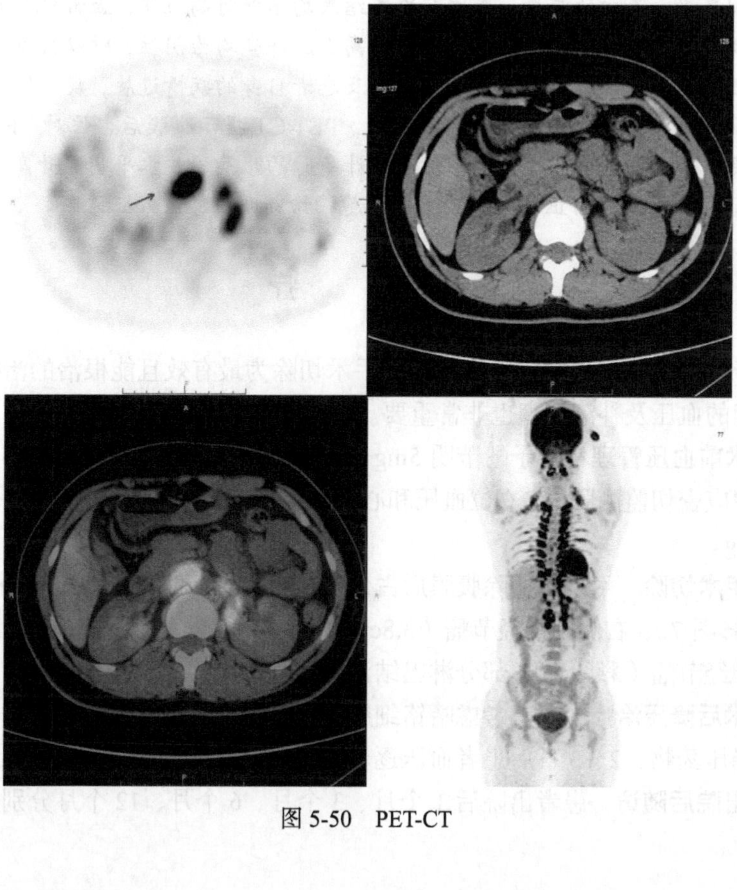

图5-50 PET-CT

由此我们得出，患者之前 CT 影像看到的多发淋巴结并不全部都是肿大淋巴结，其中 2 枚较大的考虑为腹膜后生长的异位嗜铬细胞瘤，血压骤然升高与其间歇性释放儿茶酚胺有关，血压升高时的儿茶酚胺水平也证实这一点。

对于嗜铬细胞瘤的诊断，基因学检测也是有力的诊断依据之一，因此对于该患者，我们也进行了基因学测定，结果检出变异基因风险位点 *SDHA*，杂合，为嗜铬细胞瘤的不常见变异位点之一。同时嗜铬细胞瘤长期释放儿茶酚胺，可引起淋巴结的反应性增生，导致淋巴结增大。另外部分嗜铬细胞瘤瘤体可分泌红细胞生成素，引起红细胞升高。长期释放儿茶酚胺引起的非特异性炎症也可引起白细胞及血小板水平升高。所以，最终又回归到了“一元论”，用异位嗜铬细胞瘤可以解释患者高血压、血常规异常及腹腔淋巴结肿大 3 个问题。

综上，我们对患者进行修订诊断：异位嗜铬细胞瘤，继发性高血压，高血压 3 级，高危组。

思维提示：修正诊断。根据所有的检查结果及治疗效果判定所提出的假设是否正确；如不正确，则选择相关实验室检查、影像学检查及有助于疾病诊断的其他检查，验证再次提出之假设；这些假设中，有一些可能要被排除，也可能增加新的诊断。

本例患者，最初的病史、查体及检查结果均不能将高血压、血常规异常、淋巴结肿大联系在一起，且最初常规的继发性高血压筛查均为阴性，所以初步考虑原发性高血压的诊断。但随着辅助检查的深入及患者自身的病情进展，疾病的真相随之浮出水面。患者为青年女性，血压波动大，PET-CT 提示腹膜后占位对 ^{18}FDG 呈高摄取，提示嗜铬细胞瘤，结合发作性血压升高时的儿茶酚胺水平明显升高，以及基因学的结果，最终得出正确结论，嗜铬细胞瘤诊断明确，故修正诊断。

三、治　　疗

对于本例患者嗜铬细胞瘤的治疗，手术切除为最有效且能根治的治疗手段。但围术期的血压及补液管理也非常重要。

1. 术前血压管理　给予酚苄明 5mg，每日 2 次，口服，并补液扩容 1 周。服药过程中应密切监测卧位、立位血压和心率变化，患者血压波动在 130～150/90～100mmHg。

2. 手术切除　术中共切除腹膜后占位 2 枚，大小分别为左侧 2.8cm×2.1cm×1.5cm（彩图 7）、右侧副神经节瘤（3.8cm×2.5cm×1cm）（彩图 8），病理结果回报为副神经节瘤（彩图 9），部分淋巴结清扫活检结果提示反应性增生。

3. 术后降压治疗　患者考虑嗜铬细胞瘤引起的血压升高，故切除嗜铬细胞瘤后停用降压药物，2～3 日后患者血压逐步恢复正常，后好转出院。

4. 出院后随访　患者出院后 1 个月、3 个月、6 个月、12 个月分别进行门诊复查随访，未服药情况下血压一直正常，血常规也逐步恢复正常。进一步证实患者血常规、淋巴结肿大为嗜铬细胞瘤继发所致。

四、点　评

本例患者为青年女性，就诊时病史较复杂，通过病史采集、体格检查及初步的辅助检查，很难将高血压、血常规异常、淋巴结肿大联系在某一种疾病上。当无法用“一元论”解释患者的所有临床征象时，我们也可以分别从各个方向同时进行“侦查”，寻找诊治的突破口。同时在本例患者诊治过程中，我们也应学习到，不能盲目地相信自己眼睛所看到的，本例患者 CT 已提示有腹膜后占位，但我们习惯性地将其与淋巴结肿大混淆在一起，扰乱判断。对于高血压合并肾上腺占位、腹膜后占位的患者，有时 CT 无法进行评估时，在其他临床证据的支持下，我们可借助更有力的检查手段验证我们的判断。对于嗜铬细胞瘤的影像学诊断，PET-CT 是用于肾上腺外的交感性嗜铬细胞瘤（PGL）及多发性、恶性和（或）*SDHB* 基因位点变异相关的嗜铬细胞瘤的首选定位诊断方法。另外，对于高血压合并腹膜后多发占位的患者，在诊断不清楚的情况下，不能盲目进行活检，如为嗜铬细胞瘤，在事先无准备的情况下进行活检，极易引起肾上腺危象，引起灾难性后果。对于青年高血压的诊治，我们首先应排除继发性高血压，根据病史、体格检查及相应的辅助检查，以每一步的结果验证自己的诊断，最终确诊。

（刘海明）

参考文献

中华医学会内分泌学分会肾上腺学组，2016. 嗜铬细胞瘤和副神经节瘤诊断治疗的专家共识. 中华内分泌代谢杂志，32（3）：181-187.

中华医学会血液学分会白血病淋巴瘤学组，2016. 真性红细胞增多症诊断与治疗中国专家共识. 中华血液学杂志，37（4）：265-268.

The NGS in PPGL（NGSnPPGL）Study Group，2017. Consensus Statement on next-generation-sequencing-based diagnostic testing of hereditary phaeochromocytomas and paragangliomas. Nat Rev Endocrinol，13（4）：233-247.

病例二十五　间断胸闷、气短 3 年，加重 1 日

一、病 史 资 料

患者，男性，63 岁。

主诉：间断胸闷、气短 3 年，加重 1 日。

现病史：患者自诉3年前无明显诱因出现胸闷，当时无胸痛、气短，无发热、咳嗽、咳痰，无体重减轻，无夜间盗汗，就诊于当地医院行心脏超声提示微量心包积液（具体积液量不详），患者未予以重视。7个月前患者再次出现胸闷症状，伴气短，再次就诊于当地医院复查心脏超声提示高血压性心脏病改变（心肌肥厚明显），中量心包积液（积液量约400ml），于当地医院行心包穿刺引流，但未进一步明确心包积液原因，患者自觉胸闷症状好转后出院。后患者间断无明显诱因出现胸闷、气短，伴乏力、出虚汗，与活动无关，偶有咳嗽，否认咳痰、发热症状，患者未予以重视。昨日患者晨起无明显诱因出现胸闷、气短，伴有咳嗽、咳痰，痰为白色黏痰，易咳出，持续约10分钟症状未缓解，患者就诊于笔者所在医院急诊科行心脏超声提示高血压性心脏病，大量心包积液（约600ml），急诊科以“心包积液”收住院。病程中患者神志清，精神、睡眠、食欲欠佳，否认黑矇、晕厥，否认胸痛、胸背部撕裂样疼痛，无双下肢水肿，近1个月体重增加3kg。

既往史：患者平素健康状况尚可，10年前诊断“原发性高血压”，病史中血压最高230/120mmHg，现口服厄贝沙坦/氢氯噻嗪片，晨起1片，硝苯地平控释片30mg，每日2次，血压波动在160/90mmHg左右；3年前诊断为2型糖尿病，目前瑞格列奈（诺和龙）1mg，每日3次口服，未规律监测血糖。7个月前诊断“心律失常，心房颤动”，目前比索洛尔5mg，每日1次口服。否认脑血管病史，无肝炎史、伤寒史，预防接种史不详，否认手术、外伤、输血史，否认药物、食物过敏史。

个人史：出生于新疆，久居墨玉县，小学文化程度，农民，无疫区居留史、疫水接触史，否认化学性物质、有毒物质、放射性物质接触史，无吸毒史，吸烟史30年，平均约10支/日，未戒烟；否认饮酒史，无冶游史。

婚育史：24岁结婚，育有1女，配偶体健。

家族史：父母已故，父亲死于胃癌，母亲死因不详，兄弟姐妹3人，弟弟患有高血压。

思维提示：根据病史提出假设。

第一步：患者主要临床表现为胸闷、气短1日，结合患者既往有心包积液病史，考虑患者胸闷、气短为心包积液所致。患者出现心包积液可能的原因如下。

1. 感染性心包积液　①细菌（如结核杆菌、肺炎双球菌、链球菌、脑膜炎球菌、淋球菌）；②病毒（如柯萨奇病毒、埃可病毒、流感病毒；传染性单核细胞增多症）；③真菌（如组织胞浆菌、放线菌、球霉菌、曲菌、囊球菌）；④寄生虫（如阿米巴、丝虫、包虫）。

2. 全身疾病所致心包积液　①结缔组织病（如系统性红斑狼疮、硬皮病、风湿热、结节性多动脉炎、类风湿关节炎、Takeyasu综合征、Wegener肉芽肿、皮肌炎、白塞综合征）；②代谢病（如尿毒症、痛风、艾迪生病危象、黏液性水肿、胆固醇性心包炎、乳糜性心包炎）；③其他（如急性胰腺炎、地中海贫血、BoanWright 综合征、Whipple 综合征、非淋巴性关节炎、赖特综合征、肾病综合征、淀粉样变性、家族性心包炎）。

3. 肿瘤所致心包积液 ①原发性（如间皮细胞瘤、肉瘤）；②继发性（如肺癌、支气管癌、乳腺癌、胸腺癌、恶性黑色素瘤、淋巴瘤、白血病）。

第二步：根据病史目前考虑“心包积液原因待查”，本例患者为老年男性，本次因胸闷、气短1日入院，需通过生命体征评估及体格检查明确患者有无急性心脏压塞。

第三步：继续推理假设和分析。本例患者心包积液，需进一步通过实验室检查、影像学检查及其他辅助检查明确心包积液原因，并且评估是否存在心包穿刺引流的指征。

体格检查：体温36.5℃，脉搏73次/分，呼吸18次/分，血压161/83mmHg，体重90kg，身高172cm。发育正常，营养良好，皮肤黏膜未见黄染，全身浅表淋巴结未触及肿大。头颅未见畸形，结膜无充血，耳鼻外形正常，口唇无发绀，伸舌居中，颈软，颈动脉搏动正常，颈静脉充盈，肝颈静脉回流征阴性。气管居中，甲状腺未触及肿大。双肺呼吸音清，未闻及干湿啰音，心脏浊音界向两侧扩大，心率81次/分，心音遥远、减弱，心律绝对不齐，第一心音强弱不等，未闻及心包摩擦音，未闻及奔马律，各瓣膜听诊区未闻及病理性杂音。腹部平软，无压痛、反跳痛，肝脏未触及。四肢活动自如，双下肢无水肿。巴宾斯基征、克尼格征阴性。

思维提示：通过体格检查，寻找可能出现病史中主要症状的疾病，发现新的证据。进一步验证提出的假设；选择进一步验证原有假设的实验室检查。

患者体格检查主要表现为全身浅表淋巴结未触及肿大，脉搏73次/分，血压161/83mmHg，颈静脉充盈，心脏浊音界向两侧扩大，心率81次/分，心音遥远、减弱，心律绝对不齐，第一心音强弱不等。

根据体格检查结果，本例患者考虑心包积液原因待查。进一步根据患者病史及辅助检查提出假设。

本例患者无呼吸急促、心率明显增快、血压下降、脉压减小、奇脉等表现，目前无急性心脏压塞表现，暂不需急诊行心包穿刺引流。对于心包积液，病因学诊断尤其重要，常见引起心包积液的原因如下。

1. 结核性心包积液 通常由纵隔淋巴结结核、肺胸膜结核直接蔓延而来，病程经过较长。结核性心包炎通常有以下特点：①长期不规则发热、软弱、疲乏、盗汗、体重减轻，发热体温虽然较高，但患者往往无严重的中毒面容；②有心包外结核的存在，最常见者为肺结核、结核性胸膜炎与淋巴结结核；③心包渗出液为中等或大量，可达1000ml或更多，呈浆液纤维蛋白性或血性，虽经多次抽液，仍有重新积聚的倾向；④心包渗出液培养或动物接种可发现结核杆菌；⑤抗结核治疗后效果良好，易形成慢性缩窄性心包炎。本例患者为老年男性，既往有糖尿病，其为结核易发因素，且患者心包积液病史较长，均符合结核性心包积液特点，但本例患者无长期低热、疲乏、盗汗等表现，无明显体重下降，与结核性心包积液特点不太相符，可行心包穿刺进一步明确患者心包积液性质及病理。心包积液结核杆菌涂片等检查可进一步明确诊断。

2. 病毒性心包炎　此类患者多有以下表现。有病毒感染的病史，在病毒感染后1～3周产生心包积液；可与病毒性心肌炎和（或）心内膜炎同时发生；心包积液量不太多，可为一过性，但可以再发。一般无明显心脏压塞症状，积液可为血性；病程较短，一般为6～7周，可自行痊愈；根据血清与心包积液的补体结合试验效价增高，可进行诊断。柯萨奇病毒可从患者粪便与鼻咽部分泌物中分离出，也有助于此病的诊断。本例患者反复出现心包积液，心包积液病史较长，心包积液发生前无明显发热及病毒感染史，故本例患者病毒性心包炎可能性不大，可给患者行病毒检测以进一步鉴别。

3. 风湿性心包炎　多发生于青年人，而中老年人临床上诊断为单纯性风湿性心包炎少见，常合并风湿性心肌炎与心内膜炎，即所谓风湿性全心炎，且风湿性心肌炎与心内膜炎临床征象较突出。风湿性心包炎也常与心脏外风湿性病变并发，如多发性关节炎。风湿性心包炎可为干性（纤维素性）或渗出性。浆液纤维素性风湿病患者突然出现体温升高、红细胞沉降率加快、心脏搏动与呼吸明显加速，提示风湿病活动性加重。心包摩擦音常持续短暂时间而消失，或时隐时现，因此临床上可被忽略。风湿性心包炎渗出液通常为浆液性，极少为血性，液量一般为少量或中等量，不超过300ml，但偶尔也可为大量，达到或超过1000ml。如渗液量少，其通常在2～3周可自行吸收。本例患者为老年男性，病程中无关节疼痛等病史，故风湿性心包炎可能性不大，给患者行风湿性疾病组合检查以进一步鉴别。

4. 系统性红斑狼疮性心包炎　多发生在该病的急性期，但也可见于亚急性期或慢性期。心包炎多数为干性，主要体征为心包摩擦音，痊愈后遗留心包粘连增厚。如发生心包粘连积液，多为浆液纤维素性，少数为血性，积液可达数百毫升，细胞分类以中性分叶粒细胞为主。周围血液内和（或）心包渗出液内找到狼疮细胞，可确定此病的诊断。根据特征性面部红斑、白细胞减少、肾脏损害等，应考虑系统性红斑狼疮的可能。发现面部蝶形红斑及红斑狼疮细胞，则可肯定诊断。本病主要由于多个器官损害的征象、面部蝶形红斑和（或）狼疮细胞被发现，血清抗核抗体效价升高等，患者查体无游走性关节疼痛、发热，查体未见蝶形红斑，暂可排除此病，可行结缔组织系列检查以进一步鉴别。

5. 肿瘤性心包炎　肿瘤性心包炎近年有增多趋势，主要见于老年人。心包肿瘤往往为继发性，其原发肿瘤通常为乳腺癌、支气管癌与腹腔器官癌，但身体任何部位的癌瘤均可转移至心包。心包积液常为血性，可为大量，虽经反复穿刺抽液仍可再重新渗出积聚。如患者年龄较大，且体内有原发癌，发病缓慢隐匿，心前区疼痛轻微或不明显，心包积液为血性，应考虑心包转移癌的可能。如在心包积液中找到癌细胞，则诊断明确。患者为老年男性，反复出现心包积液与肿瘤性心包炎相符，但本例患者查体无肿大淋巴结，病史中无明显体重下降，给患者完善肿瘤标志物、全身浅表淋巴结B超、泌尿系B超、胸腹盆腔CT检查以进一步鉴别。

6. 其他原因引起的心包积液　心肌梗死后综合征、尿毒症心包炎、化脓性心包炎、甲状腺功能减退症所致心包积液等。

实验室及其他辅助检查：

血常规：白细胞计数 7.57×10^9/L，中性粒细胞百分比 59.5%，淋巴细胞百分比 31.25%，单核细胞百分比 7.8%，红细胞计数 5.71×10^{12}/L，血红蛋白 179g/L↑，血细胞比容 0.513%，平均红细胞体积 89.8fl，平均血红蛋白 31.3pg，血小板计数 190×10^9/L。

血气分析：pH 7.37，$PaCO_2$ 46mmHg↑，PaO_2 63mmHg↓，SO_2 90.1%，ABE 0.5mmol/L，SBE 1.3mmol/L，阴离子间隙 9.0mmol/L。

血生化：血钾 3.67mmol/L，血钠 141.8mmol/L，二氧化碳结合力 30.4mmol/L↑，肌酐 78.67μmol/L，尿酸 429mmol/L↑，甘油三酯 1.39mmol/L，总胆固醇 3.01mmol/L，高密度脂蛋白 1.76mmol/L↑，低密度脂蛋白 1.0mmol/L↓，总蛋白 69.2g/L，白蛋白 41.9g/L，天冬氨酸转氨酶 15U/L，丙氨酸转氨酶 15U/L，肌酸激酶 65.0U/L。

急诊肌钙肌红蛋白检测：肌红蛋白 100.632μg/L，肌钙蛋白 I 0.176μg/L↑。

甲状腺功能七项：游离三碘甲状腺素原氨酸 5.76pmol/L，三碘甲状腺原氨酸 2.05mmol/L，甲状腺素 82.55nmol/L，游离甲状腺素 15.26pmol/L，促甲状腺素 2.12mIU/L，抗甲状腺球蛋白抗体＜10IU/ml，抗甲状腺过氧化物酶抗体 8.73IU/ml。

艾滋病联合试验：艾滋病抗原抗体联合检测阴性。

B 型利钠肽：480.05ng/L↑。

红细胞沉降率：21mm/h↑。

急诊炎症因子：超敏 C 反应蛋白 89.847mg/L↑，白细胞介素-6 41.72pg/ml，降钙素原 0.04ng/ml。

结核感染 T 淋巴细胞：淋巴细胞培养+干扰素 1.902IU/ml，淋巴细胞毒+干扰素阳性对照 32.896IU/ml，淋巴细胞毒+γ 干扰素释放 32.896IU/ml，结核杆菌特异性细胞免疫反应结果阳性。

结核 DNA 测定：结核 DNA 未检出。

肿瘤标志物：胃泌素释放肽前体 44.35pg/ml，细胞角蛋白 19 片段 1.65ng/ml，鳞状细胞癌抗原 1.4ng/ml，总前列腺特异性抗原 0.72ng/ml，复合前列腺特异性抗原 0.41ng/ml，游离前列腺特异性抗原 0.31ng/ml，甲胎蛋白 2.26ng/ml，癌胚抗原 6.73ng/ml，糖类抗原 CA125 12.0U/ml，糖类抗原 CA199 17.97U/ml，糖类抗原 CA50 28.99U/ml，糖类抗原 CA72-4 0.63U/ml，铁蛋白 168.65ng/ml。

体液免疫：补体 C3 0.84g/L，补体 C4 0.273g/L，免疫球蛋白 G 9.35g/L，免疫

球蛋白 A 3.91g/L，免疫球蛋白 M 0.586g/L，总免疫球蛋白 E 3840kIU/L↑，κ 轻链 8.99g/L，L 轻链 4.12g/L，备解素 B 因子 0.406g/L。

风湿性疾病组合：C 反应蛋白 2.31mg/L，抗链球菌溶血素 O＜25.0kIU/L，铜蓝蛋白 266mg/L，α_1-抗胰蛋白酶 1.270g/L，类风湿因子＜20kU/L。

结缔组织病组合 17 项：抗核抗体阴性，抗双链 DNA 抗体阴性，抗 RNP/Sm 抗体阴性，抗 Sm 抗体阴性，抗 SSA 抗体阴性，抗 Ro-52 抗体阴性，抗 SSB 抗体阴性，抗 Sd-70 抗体阴性，抗 Jo-1 抗体阴性，抗着丝点 B 抗体阴性，抗核小体抗体阴性，抗组蛋白抗体阴性，抗核糖体 P 蛋白抗体阴性，抗中性粒细胞胞质抗体胞质型（C-ANCA）阴性，抗中性粒细胞胞质抗体核周型（P-ANCA）阴性，抗心磷脂抗体 11.7RU/ml，抗 β_2 糖蛋白抗体 9.88RU/ml。

尿生化：尿钾 24.8mmol/24h，尿微量白蛋白 32.52mg/24h↑，尿蛋白定量 0.26g/24h↑。

三次痰结核杆菌涂片：未找到抗酸杆菌。

心电图：异位心律，心房颤动（图 5-51）。

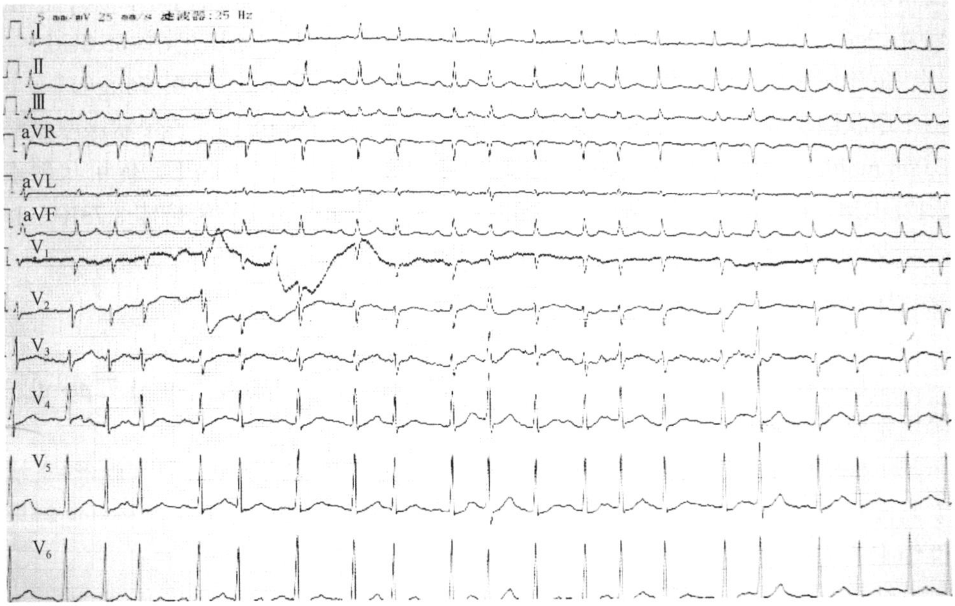

图 5-51 心电图

胸腹盆腔 CT：右肺中叶及左肺舌叶索条，考虑慢性炎症。右肺门陈旧性淋巴结结核，心影大，心包积液，主动脉硬化。胆囊结石、胆囊炎、副脾。双肾周炎性改变，左侧肾上腺增生，膀胱壁增厚。

腹部超声：肝脏弥漫性改变，符合轻度脂肪肝声像图。慢性胆囊炎并胆囊多发结石。脾、胰腺及双肾未见明显异常。

胸腹盆腔超声：双侧胸腔未见明显积液，腹盆腔未见明显积液。

全身浅表淋巴结超声：颈部、双侧腋窝、双侧腹股沟区等未见肿大淋巴结。

泌尿系超声：双肾形态大小正常，皮质、髓质分界清晰，双侧输尿管正常，前列腺增生。

心脏超声：符合高血压性心脏病改变，大量心包积液（图 5-52）。

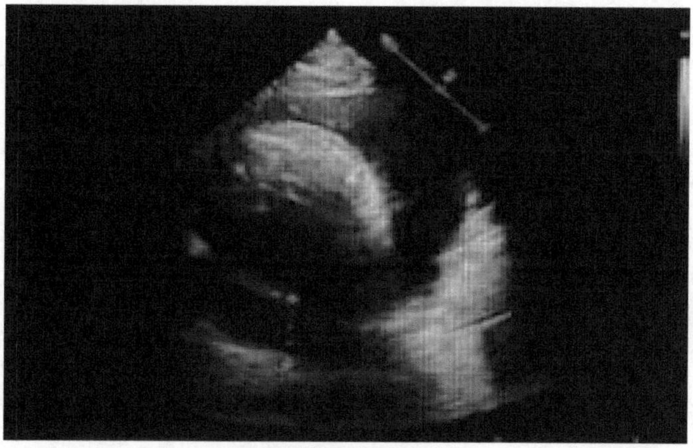

图 5-52 心脏超声

思维提示：根据病史、体格检查、实验室检查及有助于疾病诊断的其他检查，证实所提之假设；并进行验证。

患者病程中无游走性关节疼痛，既往无风湿病史，无系统性红斑狼疮病史，查体未见关节肿痛，无面部蝶形红斑，风湿性疾病组合、体液免疫及结缔组织病组合检查均为阴性，可排除风湿性心包炎及系统性红斑狼疮性心包炎所致心包积液。

患者病程中无便秘、懒言少语，查体无皮肤干燥粗糙，辅助检查中甲状腺功能正常，甲状腺超声也正常，可排除甲状腺功能减退所致心包积液。

本例患者为老年男性，既往有高血压、糖尿病病史，有长期吸烟史，冠心病危险因素较多，且入院后查肌钙蛋白升高，需排除心肌梗死后综合征引起心包积液，但患者病程中无剧烈胸痛病史，心电图未见心肌梗死表现，入院查肌酸激酶、肌酸激酶同工酶正常，心脏超声未见典型心肌梗死后节段性心肌运动减弱或心肌变薄等表现。可排除心肌梗死后综合征引起心包积液。

本例患者尿蛋白、尿微量白蛋白略微升高，但患者泌尿系超声正常，生化提示肌酐水平正常，否认既往肾炎病史，可排除尿毒症心包炎所致心包积液。

疑问 1：患者能否排除肿瘤性心包炎？患者为老年男性，病程中无体重减轻病史，查体未见肿大淋巴结，辅助检查中肿瘤标志物均正常，腹盆腔 CT 未见占位性病变，腹部、泌尿系超声也未见占位性病变，全身浅表淋巴结超声正常。目前尚无肿瘤性心包炎所致心包积液证据，但患者长期反复出现心包积液，可待心包穿刺引流后行心包引流液病理检查以进一步明确。

疑问 2：患者是否可以确诊为结核性心包积液？患者虽然病程中无明显低热、盗汗、体重减轻等结核中毒症状，结核感染 T 淋巴细胞阴性，患者否认既往有结核病史。但患者为老年男性，有糖尿病病史，易感染结核杆菌，且患者心包积液病史较长，且反复出现心包积液，结核杆菌特异性细胞免疫反应结果阳性。因此患者不能排除结核性心包炎所致心包积液。

根据病史、体征及实验室检查，依据可能性大小列出可能的诊断。

初步诊断：

心包积液原因待查

结核性心包积液？

肿瘤性心包炎？

原发性高血压 3 级（很高危组）

高血压性心脏病

心律失常

心房颤动

2 型糖尿病

二、诊断思路

1. 诊断 根据患者为老年男性，存在糖尿病、高血压等多种慢性病，结合患者病史、体格检查及现有的辅助检查结果，暂无明确的证据指向特定疾病引起的心包积液。需要进一步完善相关检查以明确诊断，必要时需行诊断性穿刺，结合心包积液的生物化学特点及有无异型细胞进一步辅助诊断。暂初步诊断为心包积液原因待查，结核性心包积液？肿瘤性心包炎？原发性高血压 3 级（很高危组），高血压性心脏病，心律失常，心房颤动，2 型糖尿病。

2. 学习讨论、验证及修订诊断 患者同时合并高血压、2 型糖尿病、心房颤动。相应的治疗方案给予厄贝沙坦/氢氯噻嗪片，晨起 1 片；硝苯地平控释片 30mg，每日 2 次；螺内酯 20mg，每日 2 次；呋塞米片 20mg，每日 1 次；氯化钾缓释片 1g，每日 2 次；比索洛尔 5mg，每日 1 次；利伐沙班 10mg，每日 2 次，格列美脲片（亚莫利）1mg，每日 1 次；达格列净片（安达糖）10mg，每日 1 次。

现有的临床证据不足以进行心包积液的病因学诊断，在降压、降糖、抗心律失常、抗凝治疗的同时需行心包穿刺置管引流，心包穿刺置管引流一方面可减轻患者胸闷、气短症状，避免出现急性心脏压塞，同时进一步直观了解穿刺液是否为血性心包积液，判断心包积液性质，也可行心包穿刺液生化+常规、心包穿刺液结核杆菌涂片、心包穿刺液病理检查以进一步明确心包积液原因。

3. 进一步完善相关辅助检查　入院第 2 日患者行心包穿刺置管引流，当日引流出淡黄色液体约 300ml，第 3 日引流出约 200ml 心包积液，第 4 日引流出约 100ml，第 5 日引流出约 100ml，第 6 日复查心脏超声（图 5-53）后引流出 120ml，第 7 日引流出约 40ml 心包积液后多次调整体位未再引流出心包积液后拔除心包引流管。

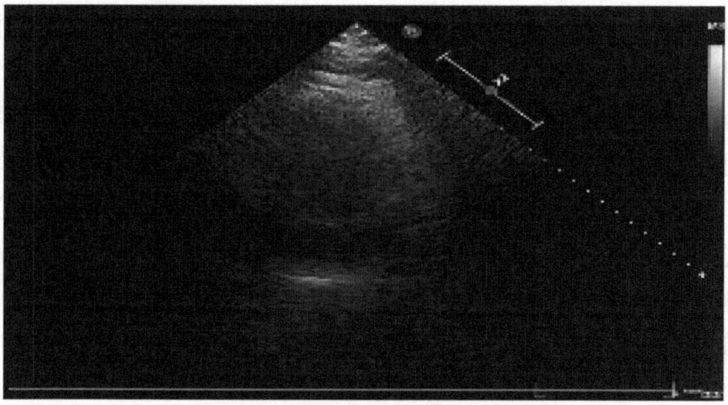

图 5-53　住院期间复查心脏超声

穿刺液常规+生化：外观黄色，透明度清晰，李凡他试验阳性，细胞总数 85×10^6/L，白细胞总数 80.0×10^6/L，分类单核细胞 95%，多核细胞 5%，蛋白定量 44.5g/L，乳酸脱氢酶 215.5U/L。

心包穿刺液结核杆菌涂片（3 次）：未找到抗酸杆菌。

心包积液病理：第 1 次心包积液病理显示大量淋巴细胞，组织细胞，增生的间皮细胞（彩图 10）。拔除心包引流管前再次行心包积液病理检查显示大量淋巴细胞，间皮细胞反应性增生（彩图 11）。

思维提示： 修正诊断。根据所有的检查结果及治疗效果判定所提出的假设是否正确；如不正确，选择相关实验室检查、影像学检查及有助于疾病诊断的其他检查，验证再次提出之假设；这些假设中，有一些可能要被排除，也可能增加新的诊断。

本例患者，根据穿刺液常规可见心包积液为淡黄色清亮液体，李凡他试验阳性，蛋白定量提示患者心包积液为炎性渗出液。肿瘤性心包炎所致心包积液多为血性心包积液，且患者反复送检心包积液病理未见肿瘤细胞，肿瘤标志物、超声及 CT 等均未获得肿瘤证据，可排除肿瘤性心包炎所致心包积液。

本例患者虽然在心包穿刺液结核杆菌涂片中未找到抗酸杆菌，但本例患者为老年男性，既往有糖尿病，为结核易发因素，且患者心包积液病史较长，反复出现心包积液，实验室检查提示红细胞沉降率增快，结核杆菌特异性细胞免疫反应结果阳性。心包穿刺液病理提示大量淋巴细胞，间皮细胞反应性增生。因此获得确定诊断“结核性心包积液，原发性高血压 3 级（很高危组），高血压性心脏病，心律失常，心房颤动，2 型糖尿病”。

三、治　　疗

1. 一般处理　注意休息，适度运动，在积极控制血压、血糖及抗凝治疗基础上给予抗结核治疗。

2. 抗结核治疗　异烟肼（雷米封片）0.2g，每日 1 次口服；利福平胶囊，0.45g，每日 1 次；吡嗪酰胺片 0.75g，每日 3 次口服；盐酸乙胺丁醇片 0.75g，每日 1 次口服。为减少抗结核治疗后心包缩窄的发生率，以及控制心包炎症反应，减少心包积液渗出，同时给予甲泼尼龙片 12mg，每日 2 次口服，并 1 个月后逐步减量。

四、治疗过程中进一步验证诊断

患者出院后规律服药，未再出现明显胸闷、气短症状。6 个月后复查心脏超声（图 5-54）。

根据患者出院后未再出现胸闷、气短症状，抗结核治疗后心包积液得到控制，提示抗结核治疗有效，进一步验证诊断为结核性心包积液。

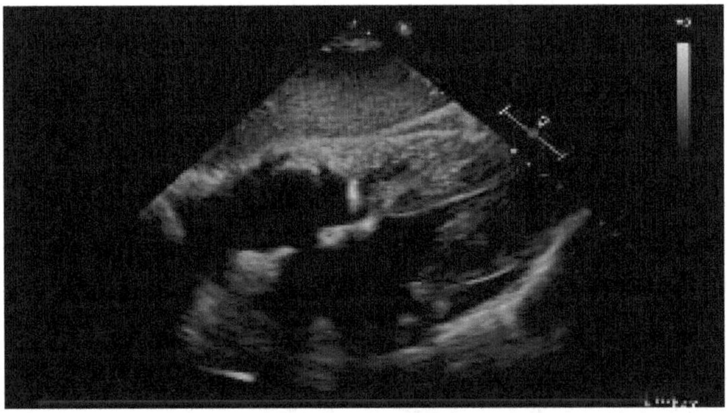

图 5-54　出院 6 个月后复查心脏超声

五、点　　评

结核性心包炎临床上多有长期不规则发热、软弱、疲乏、盗汗、体重减轻等症状，且本病多有心包外结核的存在，最常见者为肺结核、结核性胸膜炎与淋巴结结核等。渗出液多为大量，病程经过较长，最后常发展为慢性缩窄性心包炎。本例患者病程中无典型结核杆菌感染症状，且心包穿刺液中未能找到抗酸杆菌。但患者为老年男性，有糖尿病病史，自身免疫力低下，为结核易患因素，肺 CT 提示右肺门陈旧性淋巴结结核，红细胞沉降率增快，结核杆菌特异性细胞免疫反应结果阳性。心包穿刺液病理提示大量淋巴细胞，间皮细胞反应性增生。以上均可提示患者为结核性心包炎。患者在正规四联抗结核治疗半年后复查心脏超声仅有少量心包积液，进一步验证患者结核性心包炎诊断正确。由于结核性心包炎易复发，使用激素可减少心包穿刺次数、降低病死率。本例患者在治疗过程中使用糖皮质激素（甲泼尼龙片）口服，在随访过程中患者未再出现明显胸闷、气短症状，复查心脏超声心包积液明显减少，且未出现缩窄性心包炎，但患者复查时限较短，仍需定期随访心脏超声。

（张俊仕）

参考文献

葛均波，徐永健，王辰，等，2018. 内科学. 9 版. 北京：人民卫生出版社.
万学红，卢雪峰，2018. 诊断学. 9 版. 北京：人民卫生出版社.

病例二十六　口干、多饮、多尿 3 个月，发现血糖升高 3 日

一、病 史 资 料

患者，女性，74 岁。

主诉：口干、多饮、多尿 3 个月，发现血糖升高 3 日。

现病史：患者自述 3 个月前无明显诱因出现口干、多饮（每日饮水量约 3500ml）；多尿（每日尿量约 3000ml），小便次数明显增加，白天小便次数 6～7 次，夜尿 2～3 次；近 3 个月体重下降 3kg；常感疲乏无力。3 日前社区测随机指尖血糖 20.8mmol/L，遂就诊于笔者所在医院门诊。门诊检查：随机血清葡萄糖 30.66mmol/L↑，糖化血红蛋白 7.70%↑；尿液分析+尿沉渣：尿葡萄糖阳性（4+）↑，尿酮体（2+）↑；门诊以“2 型糖尿病 酮症”收入笔者所在科室。病程中患者神志清，精神可，睡眠欠佳，饮食正常，大便正常，近 3 个月体重下降 3kg，体力下降。

既往史：2009 年诊断高血压，目前服用氯沙坦钾片（科素亚）50mg 每日 1 次。2013 年 3 月行左眼白内障手术。药物过敏史：青霉素、头孢、磺胺类药物过敏；过敏表现：皮疹。

家族史：哥哥及儿子患有高血压，否认糖尿病家族史。

思维提示：

患者以前是否检查过血糖、发现过血糖异常？

这次出现口干、多饮、体重下降有无诱因？是否存在导致上述症状的其他疾病的病史？

是否服用过影响葡萄糖代谢的药物？

是否存在发生酮症的诱因？是否有酮症的临床表现？

临床决策：

通过问诊可明确，患者为老年女性，出现三多一少症状3个月，血糖升高3日。患者症状典型、高血糖明确，糖尿病诊断可以确定。最常见的糖尿病类型是2型糖尿病；但患者病程短、症状重、血糖显著升高且伴有酮症，需进一步除外1型糖尿病及其他特殊类型糖尿病。

补充病史：患者每年进行1次常规体检，既往没有发现血糖异常。3个月前，没有明确的诱因出现三多一少症状，同时自己发现特别想进食甜食（既往不喜甜食）。病程中否认发热、恶心、呕吐、腹泻；否认怕热、多汗、心悸、大便次数增加；否认有面容变丑、手足变大；否认有脸变圆、皮肤瘀斑或紫纹；否认有关节红肿疼痛、皮疹、间断发热。除了降压药，服用深海鱼油，否认服用其他药物或保健品。再次否认有糖尿病家族史。

体格检查：体温36.6℃，脉搏94次/分，呼吸21次/分，血压135/83mmHg，身高154cm，体重45kg，BMI 19.0kg/m²。发育正常，神志清，自主体位，查体合作。牙齿可，无满月脸、水牛背、向心性肥胖。全身皮肤黏膜无色素沉着、无紫纹，无皮肤菲薄。毛发分布正常。全身淋巴结未触及肿大。眼睑无水肿。甲状腺无肿大。胸廓对称，双侧呼吸音正常。心界不大，心率94次/分，心律齐，未闻及奔马律，各瓣膜区无杂音。腹软，肝脾肋下未触及，双上腹未闻及血管杂音，肠鸣音正常。双下肢无水肿、无色素沉着萎缩斑，双下肢痛温觉正常，双侧足部动脉搏动可触及。神经系统检查未见异常。

思维提示：

对患者进行系统全面的体格检查时，应重点注意：①患者体重，是否存在腹型肥胖；②有无糖尿病大血管和微血管并发症的线索，对心脏、眼底、肾脏、双下肢动脉、感觉运动神经系统、牙齿等靶器官进行评价；③是否存在酮症酸中毒的阳性体征，意识情况、呼吸频率和深度、呼吸是否有烂苹果味道、血压是否平稳、是否存在脱水情况、腹部是否有压痛；④是否存在继发糖尿病的体征，有无甲状腺功能亢进症体征、肢端肥大症体征、糖皮质激素增多症体征；⑤是否存在特殊类型糖尿病体征，身高（特别高或特别矮）、特殊面容，伴有耳聋、皮下脂肪分布（特别少或特别多，或者分布异常）。

临床决策：

患者身高正常、无特殊面容、皮下脂肪分布正常、既往月经正常、有正常妊娠分娩史；特殊类型糖尿病可能性小。患者没有甲状腺功能亢进症、肢端肥大症及糖皮质激素增多症的阳性体征；升血糖激素异常导致的继发糖尿病的可能性小。患者视力可、牙齿基本正常、未见双下肢色素萎缩沉着斑，提示糖尿病病程可能不长。需注意，患者 BMI 19.0kg/m²，起病时血糖非常高并伴有酮症；多数2型糖尿病患者以超重/肥胖起病，血糖逐渐升高，不易发生酮症；故仍需进行分型鉴别诊断。

实验室及其他辅助检查：

（一）初步检查

1. 一般检查 粪便常规+潜血：正常。炎症因子、红细胞沉降率正常。血常规：血小板计数 106.00×10^9/L↓。尿液分析+尿沉渣，尿葡萄糖阳性（4+）↑，尿酮体（2+）↑。生化全项：血浆葡萄糖 17.50mmol/L↑，血清天冬氨酸转氨酶 65.30U/L↑，血清丙氨酸转氨酶 51.00U/L↑，血清 γ-谷氨酰基转移酶 406.60U/L↑，碱性磷酸酶 384.20U/L↑；钠 128.54mmol/L↓；肾功能、血脂、肌酶未见异常。入院：随机末梢血葡萄糖测定 28.3mmol/L↑，末梢血酮体测定 0.8mmol/L↑。糖化血红蛋白 8.80%↑。

2. 特殊检查 动脉血血气分析：pH 7.389。皮质醇节律、醛固酮测定、胰岛素样生长因子-1（IGF-1）、血儿茶酚胺均正常；女性内分泌激素测定符合绝经后状态。甲状腺功能五项组合（发光法）：抗甲状腺球蛋白抗体（TG-Ab）500IU/ml↑，抗甲状腺过氧化物酶抗体（TPO-Ab）600IU/ml↑，余正常。

3. 其他检查 腹部超声：肝脏轻度弥漫性改变；慢性胆囊炎；脾旁实质性回声符合副脾声像图表现；脾、胰腺及双肾未见明显异常。肺部 CT：两肺间质性改变，主动脉硬化。

4. 入院动态血糖检测结果 早上 11：00 给予胰岛素泵皮下胰岛素持续注射（门冬胰岛素），临时追加 8U，基础量 9.6U，三餐追加量 8-6-6U（图 5-55）。

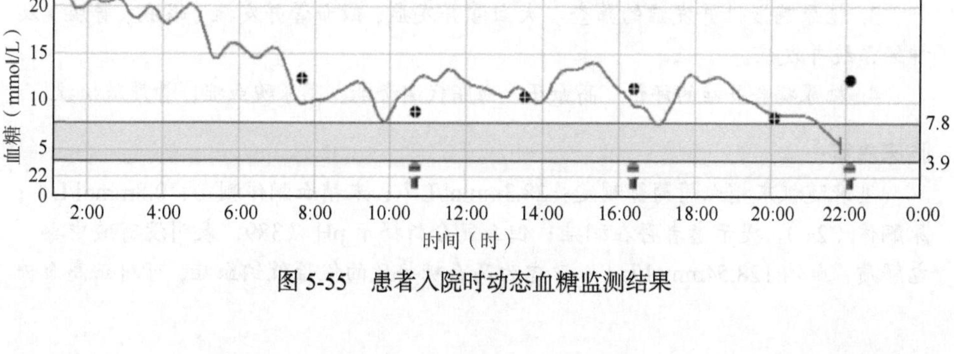

图 5-55 患者入院时动态血糖监测结果

5. 糖尿病慢性并发症检查

（1）大血管并发症：心脏超声，主动脉硬化。脑血管多普勒超声显示脑动脉硬化血流频谱改变，双侧椎动脉血液流速减慢。颈部超声显示双侧颈动脉斑块形成，无名动脉分叉部及右侧锁骨下动脉斑块形成（单发）。双下肢动静脉超声显示双下肢动脉硬化伴多发斑块形成。

（2）微血管并发症：肾脏，肾功能显示尿素氮4.3mmol/L，血肌酐53.48μmmol/L。蛋白尿：第一次，尿量1.80L/24h，24小时尿微量白蛋白6.840mg/24h。第二次，尿量1.30L/24h，24小时尿微量白蛋白10.53mg/24h。眼底照相：高血压眼底改变。

（3）神经系统及足部：肌电图显示腕管综合征。糖尿病足风险筛查显示痛温觉、震动觉正常；踝臂指数正常。

6. 糖尿病合并症检查

（1）高血压：动态血压显示血压均值145/86mmHg，最高血压值171/112mmHg，白天收缩压、舒张压及夜间收缩压、舒张压负荷值超过正常范围，全天血压变化曲线呈非杓型改变。心、脑、肾靶器官的评价见糖尿病慢性并发症检查。

（2）其他代谢紊乱：血脂分析正常；血尿酸263.86μmol/L。

（3）骨质疏松检查：见表5-19。

表5-19 腰椎骨密度测定

骨密度测定	L_1	L_2	L_3	L_4	$L_{1\sim4}$
*T*值	−2.7	−3.6	−3.3	−4.2	−3.7

甲状旁腺激素（PTH）测定正常，25-羟维生素D 16.95nmol/L↓。

思维提示：

1. 甲状腺功能、皮质醇节律、儿茶酚胺、生长激素测定　除外其他升血糖激素异常导致的继发糖尿病。

2. 糖尿病急性并发症的判断　查血糖、血酮体、尿常规、血气分析、血电解质、血常规、炎症因子、红细胞沉降率。

3. 糖尿病慢性并发症的筛查　大血管并发症、微血管并发症（眼底、肾脏）及神经系统并发症。

4. 糖尿病合并症的评估　高血压、血脂代谢紊乱、高尿酸血症、骨质疏松症。

临床决策：

患者随机末梢血葡萄糖测定：28.3mmol/L↑；末梢血酮体测定：0.8mmol/L↑；尿酮体（2+）。提示患者存在酮症；但血气分析提示pH 7.389，表明没有酸中毒。电解质：血钠128.54mmol/L↓；考虑为高血糖导致的假性低钠血症，可纠正高血糖后复查。患者体温、炎症因子、红细胞沉降率均正常，未发现明确的酮症诱因；考虑酮症为患者糖尿病的首发症状之一，提示患者存在严重胰岛功能缺陷；需进一步进行胰岛功能测定。通过糖尿病慢性并发症评估，未发现患者已经合并糖尿病慢性并发症的线索；提示患者血糖高时间较短。2 型糖尿病常合并肥胖（特别是腹型肥胖）、高血压、血脂代谢紊乱、高尿酸血症等；患者既往高血压 11 年，但体型偏瘦，没有合并血脂代谢紊乱、高尿酸血症。由此，患者还需进一步评价胰岛功能，完善糖尿病分型的相关检查。

患者为老年女性，孕 4 产 3，46 岁绝经，虽然否认有骨折史，也没有特别的腰背不适主诉；但仍需进行骨质疏松症筛查。完善骨密度检查，提示患者存在骨质疏松；除外继发性骨质疏松原因后，诊断 Ⅰ 型原发性骨质疏松症。患者 25-羟维生素 D 低，提示维生素 D 缺乏。

患者常规检查中发现肝功能异常，否认既往有输血史及肝炎病史，否认特殊用药史；需进一步检查明确肝功能异常的病因。血常规中血小板低，需复查。患者甲状腺功能中，TG-Ab 和 TPO-Ab 升高，提示可能存在桥本甲状腺炎。桥本甲状腺炎属于自身免疫性疾病，容易合并其他自身免疫性疾病；需进一步进行自身免疫性疾病筛查。

（二）重点检查

1. 糖尿病分型相关检查

（1）胰岛功能测定：见表 5-20。

表 5-20 馒头餐试验（血糖+C 肽）

时间	0 分钟	30 分钟	60 分钟	120 分钟	180 分钟
血糖（mmol/L）	8.02	13.6	17.85	21.27	23.74
血清 C 肽（ng/ml）	0.11	0.14	0.14	0.13	0.23

（2）糖尿病相关抗体测定：见表 5-21。

表 5-21 血清胰岛素抗体检测

项目名称	结果	参考范围
抗胰岛细胞抗体（40kD）	阴性	阴性
抗胰岛细胞抗体（60kD）	阴性	阴性
抗胰岛细胞抗体 IA-2A（抗酪氨酸抗体）	阴性	阴性
抗胰岛素（IAA）抗体	阴性	阴性
抗谷氨酸脱羧酶抗体	阳性	阴性

（3）胰腺 CT：未见异常。

2. 异常指标的复查及其相关检查

（1）复查电解质：血钠 139.21mmol/L，恢复正常。

（2）复查血常规：血小板计数 98.00×10^9/L↓。

（3）复查肝功能：总蛋白、白蛋白、球蛋白正常；血清天冬氨酸转氨酶 70.20U/L↑，血清丙氨酸转氨酶 68.00U/L↑，血清 γ-谷氨酰基转移酶 395.60U/L↑，碱性磷酸酶 184.20U/L↑。

（4）乙肝：表面抗体阳性，余阴性；丙肝：抗体阴性。甲胎蛋白（AFP）正常。肝纤维化无创诊断：8.8kPa。腹部超声：肝脏轻度弥漫性改变。腹部 CTA：肝脏弥漫性病变，提示早期肝硬化；慢性胆囊炎；副脾。胃镜：慢性非萎缩性胃炎，未见食管胃底静脉曲张。

3. 甲状腺相关检查 甲状腺超声：甲状腺弥漫性病变；甲状腺右侧叶混合性结节，低度可疑恶性。甲状腺超声造影：甲状腺弥漫性病变；甲状腺右侧叶混合性结节，结合超声造影考虑良性可能性大。

4. 免疫相关指标检查 见表 5-22。

表 5-22 免疫相关指标检查

指标	结果	参考值
抗核抗体（IIF）	1∶1000 胞质颗粒型	<1∶100
抗中性粒细胞胞质抗体胞质型（C-ANCA，IIF）	阴性	阴性
抗中性粒细胞胞质抗体核周型（P-ANCA，IIF）	阴性	阴性
抗线粒体抗体（IIF）	阳性	阴性
抗平滑肌抗体	阴性	阴性
抗线粒体亚型 2 型抗体（印迹）	阳性（+++）	阴性
抗肝肾微粒体 1 型抗体	阴性	阴性
抗肝细胞胞质 I 型抗体	阴性	阴性
可溶性肝抗原/肝胰抗体	阴性	阴性

思维提示：

进一步的检查发现：患者免疫性疾病倾向更加明显，除了 TG-Ab 和 TPO-Ab 升高外，抗谷氨酸脱羧酶抗体阳性、抗线粒体抗体阳性、抗线粒体亚型 2 型抗体阳性（+++）。馒头餐试验：患者胰岛功能很差，基线 C 肽水平非常低，刺激后无任何高峰。复查后，电解质正常，血小板仍然低。肝脏相关检查：存在早期肝硬化。

临床决策：

虽然患者为老年人，但起病时不胖、症状典型、血糖非常高且伴酮症；实验室检查：胰岛功能很差；抗谷氨酸脱羧酶抗体阳性；筛查没有发现糖尿病慢性并发症；故最终诊断缓发型免疫介导性1型糖尿病、糖尿病酮症。患者还合并其他自身免疫性疾病：桥本甲状腺炎和自身免疫性肝病。患者目前甲状腺功能正常，不需要干预甲状腺功能。请肝病科会诊后，考虑自身免疫性肝病、原发性胆汁性胆管炎（又称原发性胆汁性肝硬化），可以解释血小板降低，建议终生口服熊去氧胆酸（优思弗）。

二、治疗及随访经过

1. 治疗方案

（1）血糖控制：①门冬胰岛素，三餐前 6-4-4U，根据饮食可适当增减 1～2U，德谷胰岛素，睡前皮下注射 12U；②嘱患者定时定量进餐，特别注意低血糖，一定随身携带糖块；③按时进行自我血糖监测，2 周后内分泌科门诊随访（图 5-56）。

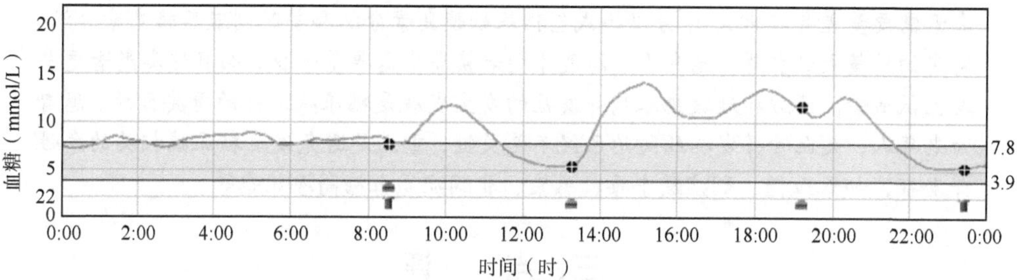

图 5-56　患者出院时动态血糖监测结果

（2）高血压：氯沙坦钾片（科素亚）100mg，每日 1 次口服，1 周后监测 3 次血压并记录，心内科门诊随访。

（3）原发性胆汁性胆管炎：熊去氧胆酸（优思弗）0.25g，每日 3 次（长期口服），定期复查肝功能、血常规，肝病科门诊长期随访。

（4）Ⅰ型原发性骨质疏松症：口服维生素 D 胶囊 800U/d，碳酸钙 D_3 咀嚼片（钙尔奇），1 片/日，阿仑膦酸钠（福善美），1 片/周。

（5）桥本甲状腺炎及甲状腺结节：半年复查甲状腺超声及甲状腺功能。

2. 随访　出院后，患者多次因发生低血糖在门诊就诊；反复调整胰岛素剂量，最终，门冬胰岛素，三餐前 4-2-2U，德谷胰岛素，睡前皮下注射 7U。出院半年后，患者体重 48kg，否认有三多一少症状，偶有低血糖反应，复查糖化血红蛋白 7.40%（图 5-57）。

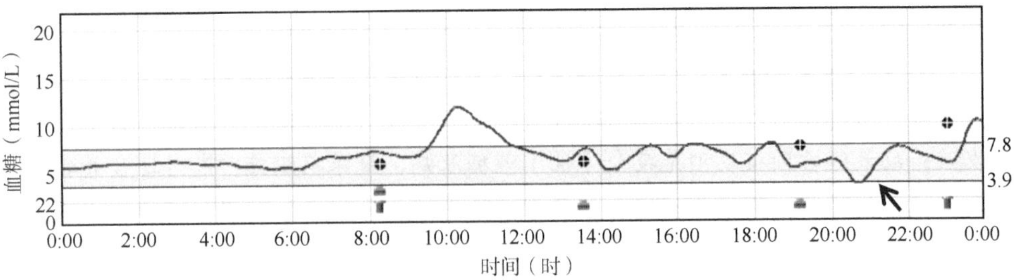

图 5-57 患者出院 1 个月后门诊动态血糖监测结果（可见晚餐后低血糖）

思维提示：

确诊的 1 型糖尿病患者，胰岛素是治疗的主体。这类患者由于自身胰岛素分泌非常少，完全依赖外源胰岛素控制血糖，血糖很容易受饮食、运动、情绪等因素影响，血糖控制难、波动大，容易发生低血糖。

临床决策：

功能低下的内分泌系统疾病的治疗是给予相应激素替代，并且是尽可能模拟正常生理模式的激素替代。1 型糖尿病病理生理改变是胰岛功能衰竭，故必须进行胰岛素替代治疗。正常人胰岛素分泌总量为 30～50U/d（由于胰岛素抵抗，每个人胰岛素需要量差异非常大），分泌模式包括基础胰岛素分泌和餐时刺激后胰岛素分泌，两者的总量大致相等。老年人、消瘦体型者胰岛素需要量较少，而且这类患者更易发生低血糖。预防和延缓糖尿病并发症的发生发展是糖尿病治疗的重要目的。患者为老年人，大血管并发症的防治已经不是关键，重点是避免发生糖尿病相关的急性并发症，如低血糖、酮症酸中毒、感染、非酮症高血糖高渗状态等。

三、点　　评

糖尿病在临床上很常见，貌似简单，暗藏机关。对每一名糖尿病患者，我们需从以下 4 个方面进行梳理：①糖尿病分型，糖尿病中约 90%是 2 型糖尿病，1 型糖尿病占 5%，其他特殊类型糖尿病占 5%（表 5-23）。对于那些不同于寻常的糖尿病患者，需提高警惕，除外特殊类型糖尿病；这些类型糖尿病的治疗与众不同。②并发症情况，糖尿病急性并发症可以迅速导致死亡，但最终 80%的糖尿病患者是由于糖尿病大血管并发症死亡。因此，每一名糖尿病患者都需要评估并发症的风险、并发症的严重程度。③血糖控制，虽然糖尿病的治疗绝对不是仅仅控制血糖，但血糖控制是治疗中最基础的部分。根据患者糖尿病分型、并发症情况、血糖控制目标、低血糖风险、预期寿命等，选择合适的降糖方案。④合并症的情况，糖尿病是慢性病，患者常合并很多其他系统的疾病，有时其他系统的疾病更为严重；一个合理的降糖治疗方案必须综合考虑患者其他合并症的情况。

表 5-23　1 型糖尿病与 2 型糖尿病的鉴别

	1 型糖尿病	2 型糖尿病
起病年龄	儿童、青少年常见（可见于任何年龄）	40 岁以上成人常见（可见于青春发育后青少年）
起病方式	急性起病	隐匿起病
起病时三多一少症状	典型	不典型
起病时体重	正常或消瘦	超重/肥胖常见，特别是腹型肥胖
起病时慢性并发症情况	无	50%可以合并
家族史	少见	常见
胰岛素及 C 肽释放试验	水平低下或缺乏	峰值延迟或不足
胰岛素相关抗体	起病时 80%～90%阳性	阴性
急性并发症	易发生酮症酸中毒	不易发生酮症酸中毒，老年人易发生非酮症高渗性状态
胰岛素治疗	依赖	不依赖
伴有自身免疫性疾病	常见	罕见
伴有其他代谢性疾病	不常见	常见

（张明琛）

参 考 文 献

中华医学会糖尿病学分会，2018. 中国 2 型糖尿病防治指南（2017 年版）. 中华糖尿病杂志，10（1）：4-67.

American Diabetes Association，2020. The 2020 Standards of Medical Care in Diabetes. Diabetes Care，43（Suppl 1）：S1-S212.

Jia W P, Wen J P, Zhu D L, et al, 2019. Standards of medical care for type 2 diabetes in China 2019. Diabetes Metabolism Research and Reviews，35（6）：e3158.

病例二十七　间断下腹胀痛半个月

一、病 史 资 料

患者，女性，27 岁，汉族，已婚。

主诉：间断下腹胀痛半个月。

现病史：患者于半个月前无明显诱因出现下腹疼痛，位于右下腹，呈隐痛，不伴恶心、呕吐、腹泻、便秘等症状，每次持续数小时，同时伴发热不适，当时体温未测，3 日后再次出现发热症状，体温最高达 39℃，曾就诊于上海市某医院，诊断为“盆腔炎”，给予“头孢唑林钠+甲硝唑针”抗炎治疗，效果欠佳，换用“头孢曲松钠（罗氏芬）+甲硝唑针”，效果尚可，体温逐渐恢复正常，腹痛症状明显缓解。后改口服头孢拉定片+甲硝唑片抗炎治疗，但患者自感口服抗生素期间下腹腹胀，大便为黄色稀便，5 日后自行停用口服抗生素。停药后患者再次出现发热及下腹部隐痛症状，以右下腹为甚，夜间体温最高 38.3℃，白天体温正常。患者为求进一步诊治就诊于笔者所在医院，门诊以“腹痛待查，阑尾炎待诊”收入笔者所在医院胃肠外科，患者患病以来食欲欠佳，睡眠可，小便色黄，间断有里急后重感，排黄绿色稀便，有乏力、小腿肌肉酸胀感，体重未见明显改变。

既往史：患者平素健康状况一般，患者于 1 个月前因“稽留流产”行“人工流产术”，术后患者阴道间断出血 20 余天，逐渐干净；否认高血压、冠心病及脑血管病史，否认糖尿病病史，否认肝炎史及结核病史，预防接种史不详，否认外伤、输血史，否认食物或药物过敏史。

个人史：生于新疆，职业为医生，无疫区居留史及疫水接触史，否认化学性物质、放射性物质、有毒物质接触史。

月经史：初潮 14 岁，5/30 日，经期不规律。末次月经日期不详，既往经量正常，无痛经。

婚育史：26 岁结婚，妊娠 1 次，人工流产 1 次。

家族史：父母体健，独女，无特殊家族遗传病史。

思维提示：根据病史提出假设。

1. 从患者的主要临床症状入手分析，主要的临床症状为下腹痛及发热。分述如下。

（1）腹痛：为临床常见症状，常由腹腔器官病变引起，但腹腔外疾病及全身性疾病也可引起，腹痛分为急性和慢性，本例患者下腹痛时发时愈，属慢性腹痛。慢性腹痛的常见病因有以下 7 个方面：①腹腔器官慢性炎症，上腹部疼痛常见于慢性胃炎、十二指肠炎、慢性胆囊炎及胆道感染、慢性胰腺炎；下腹部及全腹疼痛常见于结核性腹膜炎、溃疡性结肠炎、克罗恩病、慢性盆腔炎、慢性阑尾炎、卵巢黄体破裂、异位妊娠破裂等。②消化道运动障碍，如功能性消化不良、肠易激综合征及胆道运动功能障碍等。③胃、十二指肠溃疡或穿孔。④腹腔器官扭转或梗阻，如慢性胃扭转、肠扭转、十二指肠壅滞症、慢性肠梗阻。⑤器官包膜的牵张，实质性器官疾病因病变肿胀，从而包膜张力增加而引发腹痛，如肝淤血、肝炎、肝脓肿、肝癌等。⑥中毒与代谢障碍，如铅中毒、尿毒症等。⑦肿瘤压迫及浸润，以恶性肿瘤居多，与肿瘤不断生长、压迫和侵犯感觉神经有关。

（2）发热：在临床上将发热分为感染性发热和非感染性发热。首先考虑是否为感染性发热，以细菌性感染最多见，如为感染性发热，病原体是什么？可根据症状、体征、辅助检查确定感染部位。其次排除非感染性发热，女性可见于系统性红斑狼疮、内分泌性疾病、变态反应及药物热、结缔组织疾病等。

2. 结合病史综合分析，以下需重点鉴别 ①患者 1 个月前有人工流产病史，术后间断发热及下腹胀痛，抗生素治疗有效，有清宫术后细菌逆行性感染至慢性盆腔炎或盆腔脓肿的可能；②患者停服抗生素后夜间体温升高，白天体温正常，需排除结核性腹膜炎、肠结核、女性生殖系统结核的可能；③患者有右下腹压痛，需排除阑尾炎的可能；④患者需排除有无肿瘤性发热的可能。

3. 下一步诊疗　进行全面仔细的体格检查。

体格检查：体温36.6℃，呼吸20次/分，脉搏76次/分，血压100/70mmHg，体重45kg。发育正常，营养状态良好，正常面容；无被动体位，未见皮疹，无皮肤及巩膜黄染，心肺检查未见异常，腹部平坦、对称，呼吸运动正常，未见胃肠型及蠕动波，无腹壁静脉曲张，无手术瘢痕，无疝。右下腹触及深压痛，反跳痛不明显，无明显腹肌紧张，无揉面感，闭孔试验阴性，麦氏点压痛阳性，移动性浊音可疑阳性，无液波震颤，未闻及振水声。肝未触及，胆囊未触及，Murphy征阴性。脾未触及，肾脏未触及，输尿管压痛点（–），肋脊点（–），肋腰点（–）。肝浊音界正常，位于右锁骨中线第5肋间，肝区无叩击痛，双侧肾区无叩痛，肠鸣音正常，4次/分，未闻及血管杂音，四肢活动自如，生理反射存在，病理反射未引出。

思维提示：通过体格检查，发现新的证据。进一步验证提出的假设，并验证原有假设。

（1）查体可触及右下腹深压痛，需着重排除慢性阑尾炎、右侧附件炎及肿瘤、卵巢蒂扭转、卵巢黄体破裂、克罗恩病、回盲部肿瘤、阑尾黏液性肿瘤等疾病。

（2）患者无转移性右下腹痛的典型临床表现，也无恶心、呕吐等消化系统症状，发热为中等热度，且查体右下腹深压痛并未固定于麦氏点，闭孔试验阴性，反跳痛不明显，应进一步行阑尾区超声及血象检查以明确诊断。

入院初步诊断：

腹痛待查

　慢性盆腔炎

　慢性阑尾炎

盆腹腔积液

人工流产术后

鉴别诊断：

（1）妇科良性疾病：卵巢黄体或黄体囊肿破裂、卵巢囊肿蒂扭转、急性输卵管炎、盆腔炎、异位妊娠等。

（2）妇科肿瘤：内胚窦瘤、卵巢间质–支持细胞肿瘤、子宫恶性肿瘤等。

（3）结核病：回盲部肠结核、结核性腹膜炎、右侧附件区生殖系统结核等。

（4）消化系统良性疾病：克罗恩病、溃疡病穿孔（穿孔溢液可沿结肠旁沟流至右下腹引起疼痛）。

（5）消化系统恶性肿瘤：回盲部肿瘤、阑尾黏液性肿瘤、升结肠肿瘤等。

进一步诊疗重点：需进一步行血常规、生化、凝血功能、尿十项+尿镜检、粪便常规、血人绒毛膜促性腺激素（HCG）、肿瘤标志物、胸部X线片及腹部立位平片、心电图、盆腹腔积液及阑尾区超声、妇科超声检查明确诊断的同时，密切观察患者的病情变化，注意监测体温及腹水量的变化。

（一）第一阶段（2009 年 9 月 4 日至 9 月 7 日）

（1）体温：每日夜间出现发热，出汗后可缓解，白天退热，体温最高为 38.3～38.5℃。

（2）腹部体征变化：查体出现移动性浊音，体征变化为腹部平坦（9 月 4 日）→略膨隆，下腹呈鼓音（9 月 6 日）→全腹轻度膨隆（9 月 8 日）。

（3）症状变化：仍为腹胀、间歇性下腹隐痛。

（4）实验室检查

血常规（9 月 5 日）：白细胞计数（WBC）$8.60\times10^9/L$，中性粒细胞百分比 73.40%，淋巴细胞百分比 14.40%↓，血红蛋白（Hb）126g/L，血小板计数（PLT）$198\times10^9/L$。生化检查：钾 4.17mmol/L，钠 140.10mmol/L，白蛋白 32g/L↓，AST 19.30U/L，ALT 22.90 U/L，肌酐 67μmol/L。

尿十项+尿镜检：尿酮体（+），比重 1.030↑，尿蛋白（+），上皮细胞镜检（+++）。

凝血功能：血浆纤维蛋白原 4.93g/L↑，余均正常。

血 HCG：3.00mIU/ml↑。

粪便常规：未见异常。

（5）其他辅助检查

妇科超声检查（9 月 4 日）：子宫大小正常，后位，内膜厚约 0.6cm，前壁肌层可见 3.3cm×3.1cm×2.9cm 大小的子宫肌瘤；右侧卵巢可见，左侧显示欠佳，右侧附件区未见明显占位灶，可见盆腹腔积液，内可见肠管漂浮。

动态心电图：窦性心动过速，ST-T 异常。

胸部 X 线片：心肺膈未见异常。

盆腹腔积液及阑尾区超声（9 月 7 日）：盆腹腔积液，较深处位于下腹部，深约 7.6cm。右下腹阑尾区未见明显包块。

思维提示：根据对入院后病情变化的观察及相关辅助检查的完善，进一步分析病情并制订下一步诊疗方案。

（1）患者为年轻女性，有人工流产病史，现出现发热及下腹痛症状，且有中性粒细胞百分比增加，抗生素治疗有效，由此加用头孢替安 2.0g，每 12 小时 1 次，奥硝唑 100ml，每 12 小时 1 次静脉滴注抗炎治疗，并继续监测体温及血常规变化，评估抗炎治疗效果。

（2）移动性浊音阳性：腹水大于 1000ml 移动性浊音叩诊呈阳性。比较常见产生腹水的疾病有肝病、腹膜病、心血管病、肾脏病、恶性肿瘤腹腔转移、卵巢肿瘤、营养障碍病、结缔组织疾病等。

（3）体温以中等度热为主，夜间发热，白天退热，需着重排除结核，但患者盗汗、消瘦等结核中毒症状不明显，需完善结核相关检查。

（4）阑尾区超声回报未见异常，血象正常，疾病临床症状及体征均不典型，暂不考虑慢性阑尾炎诊断。根据妇科超声及血 HCG 结果，可排除异位妊娠、卵巢蒂扭转及卵巢黄体破裂等疾病。

（二）第二阶段（2009 年 9 月 8 日至 9 月 13 日）

（1）患者进一步行腹腔穿刺置管引流术，连续引流出黄色浑浊液共 5830ml，其间体温波动于 36.8～38.4℃。

（2）症状变化：腹胀明显减轻。新症状：左侧颈部胀痛。

（3）体征变化：腹部变为平软，移动性浊音阳性，压痛、反跳痛不明显。新体征：左侧颈部可触及 3cm×3cm 包块，质软，边界清，活动度尚可，有压痛。

（4）实验室检查

肿瘤标志物（9 月 8 日）：AFP 18.74ng/ml，CA199 404.3kU/L↑，CEA 5.54ng/ml↑，CA242＞200.00kU/L↑，CA125 126.64kU/L↑。

腹水抗酸杆菌涂片检查：未找到抗酸杆菌。

结核菌素试验（PPD 试验）：阴性。

一般腹水细菌培养及鉴定：无细菌生长。

腹水脱落细胞学检查：大量反应性增生性间皮细胞，部分间皮细胞呈不典型改变伴腺样分化，建议再送。

（5）其他辅助检查

盆腹腔增强 CT：腹盆腔积液并大网膜增厚，腹腔内可见肿大淋巴结，结合病史考虑腹膜炎（结核性腹膜炎），建议行腹水检查，腹膜肿瘤待排，左侧少量胸腔积液。子宫肌瘤，子宫腔略扩大，双侧附件区囊实性影像，考虑为卵巢影像，建议妇科超声随诊。

思维提示：根据对病情变化的观察及相关辅助检查的完善，进一步分析病情并制订下一步诊疗方案。

（1）新出现左侧颈部可触及 3cm×3cm 包块体征，其是否为恶性肿瘤转移、反应性增生、淋巴结核所致，应进一步完善甲状腺及颈部淋巴结 B 超，明确诊断。

（2）腹水常规及生化的结果，腹水为渗出液，白蛋白下降明显可能与疾病消耗和腹水丢失有关，同时细菌培养未见细菌生长，考虑无菌性腹膜炎可能性大，CT 考虑为结核性腹膜炎，而结核菌素试验阴性，未见抗酸杆菌，活动性结核诊断不成立，应继续送检腹水寻找抗酸杆菌，并加做红细胞沉降率及结核抗体检查，腹膜炎病因仍待确定。

（3）穿刺引流术后患者发热、腹胀症状缓解，白细胞接近正常，治疗有效，继续抗炎治疗。

（4）肿瘤标志物：AFP 18.74ng/ml，CA199 404.3kU/L↑，CEA 5.54ng/ml↑，CA242 >200.00kU/L↑，CA125 126.64kU/L↑，但盆腹腔增强 CT、妇科超声及病理均未回报生殖系统肿瘤，可继续送检腹水病理，排除结核后行淋巴结活检，同时重做肿瘤标志物、血 HCG、妇科超声检查。

（5）病理回报可见大量反应性增生性间皮细胞，需进一步排除腹膜间皮恶性肿瘤。

（三）第三阶段（2009 年 9 月 14 日至 9 月 21 日）

（1）患者再次出现腹胀不适，间断每日引流腹水，共引流出 4100ml 淡黄色液体，底部可见絮状沉淀。体温波动于 36.8～38.8℃。

（2）症状变化：夜间出现低热、盗汗症状。新症状：9 月 16 日 18：30 患者诉胸闷、发热不适，于第 9 月 17 日 20：30 出现寒战不适，最高体温 38.5℃。

（3）体征变化：体征同前。

（4）实验室检查

红细胞沉降率：8.0mm/h。

结核抗体检测：阴性。

腹水脱落细胞学检查：间皮细胞重度增生，见多核样间皮细胞及退变间皮细胞。

腹水病理检查免疫组化结果：CEA 非特异性阳性：D-240+/−，CK−，WT-1+/−，提示间皮可能性大。

抗酸杆菌涂片检查（痰液）：未找到抗酸杆菌。

肿瘤标志物（9 月 17 日）：AFP 8.25 ng/ml，CA199 247.85kU/L↑，CEA 2.35ng/ml，CA242 187.59kU/L↑，CA125 15.36kU/L。

腹水常规+生化（9 月 18 日）：李凡他试验（+），透明度为浑浊，细胞总数 3000×10^6/L，白细胞总数 80×10^6/L，单核细胞百分比 70%，多核细胞百分比 30%。蛋白质定量 26g/L。

（5）其他辅助检查：甲状腺及颈部淋巴结 B 超提示左侧颈部及锁骨上窝多发淋巴结肿大并部分液化，考虑结核可能性大，甲状腺未见明显异常，右侧颈部及右侧锁骨上窝未见淋巴结肿大。

思维提示：根据对病情变化的观察及相关辅助检查的完善，进一步分析病情并制订下一步诊疗方案。

患者腹水常规+生化提示李凡他试验（+），呈渗出性表现，临床上有结核中毒症状（盗汗、发热），结核性腹膜炎可能性大，给予抗结核治疗（雷米封片 0.3g 每日 1 次+利福平胶囊 0.45g 每日 1 次+乙胺丁醇 0.75g 每日 1 次）。但患者腹水病理检查提示间皮细胞重度增生，不能用结核性腹膜炎解释，腹水中有大量间皮细胞，需进一步排除腹部间皮肿瘤。

（四）第四阶段（9 月 22 日至 9 月 24 日）

（1）共引流出 850ml 淡黄色液体，体温波动于 36～36.4℃。

（2）仍有腹胀不适、夜间盗汗，睡眠、精神及食欲欠佳。

（3）体征变化：左侧颈部淋巴结较前减小，疼痛减轻；腹部膨隆，移动性浊音阳性。新体征：左侧胸壁可见静脉显露。

（4）实验室检查：D-二聚体 1052ng/ml↑。

（5）辅助检查：

甲状腺及颈部淋巴结 B 超：双侧锁骨上窝及左侧颈部淋巴结肿大（左侧多发），左侧较大者位于锁骨上窝，大小约 2.8cm×1.3cm，右侧颈部未见肿大淋巴结。

妇科超声（9 月 22 日）：子宫肌瘤；右侧附件区囊性占位灶，性质待定，右侧卵巢大小约 3.8cm×2.2cm，右侧附件区可见约 2.4cm×4.4cm 的无回声区，内可见多个带状分隔；左侧附件区未见异常。盆腹腔积液。

颈、胸、腹、盆腔 CTA：①多发性浆膜腔积液，伴大网膜饼征及腹膜和肠系膜增厚，纵隔、腹腔内及腹膜后多发淋巴结肿大，病因首先考虑肿瘤（转移瘤）。②盆腔内子宫及附件异常征象，子宫未见正常形态显示，局部异常分叶状混合型软组织块影；大小约 2.46cm×3.22cm，增强后呈囊实性表现，强化不均匀，盆底腹膜明显增厚。卵巢或子宫恶性肿瘤较炎性病灶可能性大。③左侧颈总静脉及颈内静脉栓子；上腔静脉及右心房内栓子。④右肺下叶后基底段肺栓塞伴右下叶后段肺梗死。⑤肝脏左叶内局限性血供异常。

双侧颈部血管超声：左侧颈内静脉闭塞不能除外。

思维提示：根据对病情变化的观察及相关辅助检查的完善，进一步分析病情并制订下一步诊疗方案。

1. 综上辅助检查及患者症状、体征，目前诊断考虑如下。

（1）结核性腹膜炎。

（2）低钠血症。

（3）低蛋白血症。

（4）静脉血栓（左颈总静脉及颈内静脉、上腔静脉、右心房）。

（5）生殖系统肿瘤（绒毛膜癌）待诊。

（6）腹膜间皮恶性肿瘤待诊。

（7）颈部淋巴结肿大（转移瘤）待诊。

2. 下一步需行淋巴结活检、腹腔镜下淋巴结活检、PET-CT 检查以进一步明确诊断。

3. 加强支持治疗。

（五）第五阶段（9月24日至9月28日）

患者于9月24日行左侧颈部淋巴结切除活检术，当日凌晨输注新鲜去病毒血浆360ml→9月25日抢救性输注人血白蛋白20g→9月26日抢救性输注人血白蛋白20g→9月27日腹腔引流不畅，患者诉腹胀难耐，全腹膨隆，再次置管后引流出200ml深黄色液体，静置后呈胶冻状沉积，并于当日输注新鲜去病毒血浆390ml+人血白蛋白20g→9月28日引流出500ml腹水，当日输注新鲜去病毒血浆340ml+人血白蛋白20g。

实验室检查：

真菌涂片检查：未找到真菌。

凝血功能：国际标准化比值 1.32↑，血浆纤维蛋白原 5.69g/L↑，D-二聚体1174ng/ml，余均正常。

C反应蛋白（9月25日）：109mg/L↑。

肿瘤标志物检测（9月25日）：AFP 16.69ng/ml，CA199 339.94kU/L↑，CEA 3.91ng/ml，CA242＞200kU/L↑，CA125 17.51kU/L。

腹水病理检查（9月25日）：散在淋巴细胞，间皮细胞明显增生，其中少许细胞核不典型，建议再送，排除淋巴造血系统疾病。

左侧颈部淋巴结病理结果：（左侧颈部）结合免疫组织化学及组织学形态检查，判断本例符合上皮来源恶性肿瘤淋巴结转移。

思维提示：根据对病情变化的观察及相关辅助检查的完善，进一步分析病情并制订下一步诊疗方案。

1. 根据淋巴活检病理免疫组化结果，恶性肿瘤诊断明确，滋养层细胞肿瘤不除外，再次行免疫组化确定。

2. 综合目前病史资料，恶性肿瘤伴淋巴结转移诊断明确，考虑妇科肿瘤基础上合并腹腔感染。病程中患者AFP正常，不考虑内胚窦瘤可能，且HCG增高幅度不支持绒毛膜癌诊断。目前患者已有全身淋巴结多发转移，颈内静脉、颈总静脉、右心房栓子形成，属恶性肿瘤Ⅳ期，已基本无治愈可能，不考虑根治性手术治疗，目前治疗方案应以提高患者生存期及生活质量为目的。患者起病急，病情发展快，腹水控制欠佳，虽目前病理诊断尚未明确，但患者一般情况进行性下降，可使用铂类+紫杉醇化疗方案进行诊断性化疗，若化疗方案有效，根据患者身体状况再决定下一步方案。

3. 化疗过程中应注意不良反应的发生。化疗过程中有栓子脱落致急性肺栓塞、猝死等危险，且化疗效果不能预期。

4. 因患者腹膜感染给予莫西沙星静脉滴注抗炎治疗1周。继续给予人血白蛋白、血浆支持治疗，同时纠正电解质紊乱。

下一步诊疗重点：①诊断性化疗，铂类+紫杉醇；②待病理报告回报调整化疗方案。

（六）第六阶段（9 月 28 日至 9 月 29 日）

患者于 9 月 28 日突发心悸→9 月 29 日腹腔引流 500ml 液体，患者诉腹胀难耐，通便灌肠 1 次，抗结核治疗 2 周效果欠佳，停用。

实验室检查：

动脉血气分析（9 月 28 日）：pH 7.556↑，$PaCO_2$ 31.60mmHg↓，PaO_2 162.00mmHg↑，血钾 2.80mmol/L↓，血钠 117mmol/L↓，AB 5.90mmol/L↑，SBE 5.40mmol/L↑，HCO_3^- 28mmol/L。

心电图：窦性心动过速。

左侧颈部淋巴结病理补充报告（9 月 29 日）：（左侧颈部）结合免疫组织化学及组织学形态检查判断本例符合上皮来源恶性肿瘤淋巴结转移。补充报告：恶性肿瘤淋巴转移，结合组织学形态首先考虑为恶性 Sertoli-Leydig 细胞瘤，CA125–，D240–，WT1–，CK20$^+$，CEA–，CK7–（图 5-58）。

思维提示：

本例患者确定诊断：卵巢恶性肿瘤Ⅳ期：Sertoli-Leydig 细胞瘤；腹腔、腹膜后、纵隔、颈部多发淋巴结转移癌；盆腹腔感染；腹水（大量）；胸腔积液（少量）；左侧颈内静脉、颈总静脉、右心房内栓子；低蛋白血症；低钠血症；低钾血症；右肺背段肺栓塞。

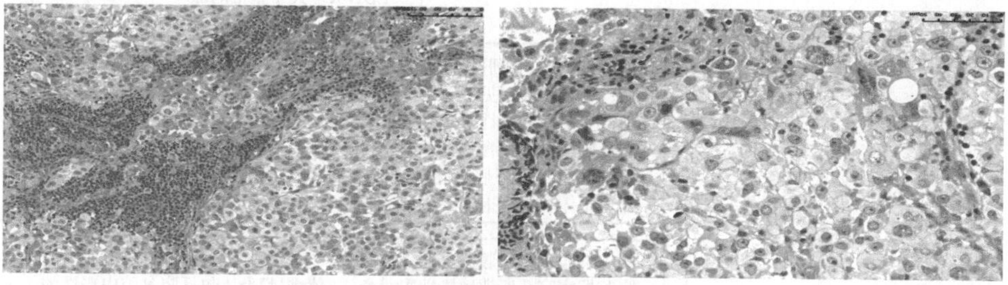

图 5-58 左侧颈部淋巴结病理补充报告

特殊染色：

免疫组化：Vim+，EMA+，CK+，LCA–，CD3–，CD30–，CD43–，ALK+，S100+/–，Pax-5–，CK5/6–，CgA–，Syn–，Calretemin+，TIA-1–，GB–，CD20–，HMB-45–

诊断意见：（左侧颈部）结合免疫组织化学及组织学形态检查判断本例符合上皮来源恶性肿瘤淋巴结转移

补充报告：恶性肿瘤淋巴结转移，结合组织学形态首先考虑为恶性 Sertoli-Leydig 细胞瘤，CA125–，D240–，WT1–，CK20+，CEA–，CK7–

二、点 评

本例病例描述了 1 例疑难罕见病例的修正诊断过程，其间走了一些弯路，因腹水以间皮细胞增生为主，造成了腹水呈渗出性，李凡他试验阳性，掩盖了腹水真实原因；另患者有人工流产清宫术后细菌逆行性感染致慢性盆腔炎或盆腔脓肿引起发热可能，两者均影响了医生的诊疗思路。本例病例病程发展迅速，以腹痛、发热为主要症状入院，随着病情进展，查明腹水病因成了主要线索，治疗以控制感染和引流腹水为主，逐步排除了慢性阑尾炎、结核性腹膜炎、腹膜间皮瘤等疾病，最终确诊。

查找腹水病因是诊断本例病例的关键线索，具体诊断流程见图 5-59，本例诊疗过程中一直在重复找寻鉴别结核性腹膜炎、细菌性腹膜炎、恶性肿瘤所致腹膜炎的证据。

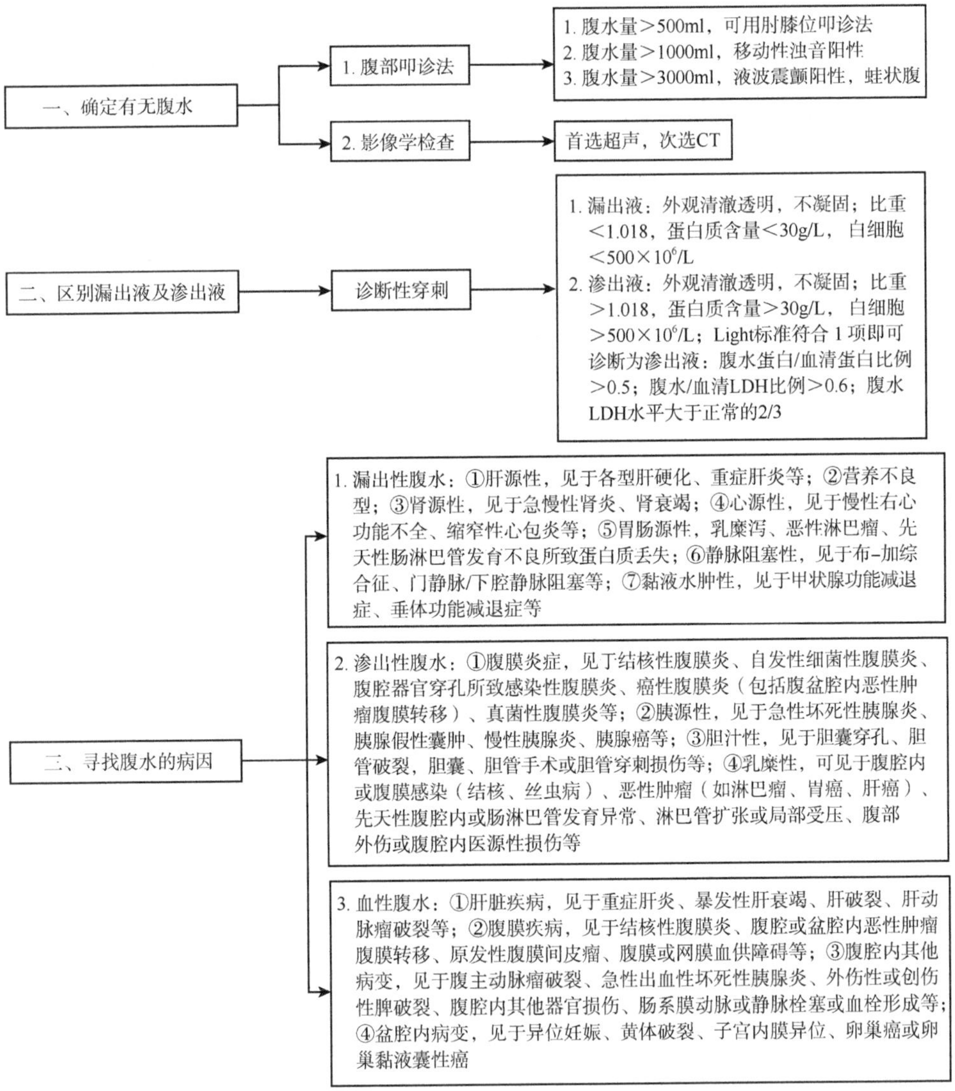

图 5-59　腹水诊断流程

Sertoli-Leydig 细胞瘤（SLCT）属于罕见的卵巢肿瘤，占所有原发性卵巢肿瘤的 0.41%。超过 75%的 SLCT 发生于 20～30 岁年轻育龄期女性，青春期前或绝经期后少见。97.5%的 SLCT 位于单侧卵巢。卵巢 SLCT 是卵巢中不同分化程度的 Sertoli 细胞和 Leydig 细胞增殖失控的表现，临床症状多与内分泌失调相关。1/3～2/3 的卵巢 SLCT 表现为去女性化或男性化，首先表现为乳房萎缩和女性化的身体轮廓消失，随后逐步出现声音低沉、阴蒂增大，通常同时伴有血清睾酮水平升高；偶尔 SLCT 具有雌激素增多表现，如月经过多、绝经后阴道出血等。CA125 升高可见于 27.3%的患者，但 CA125 升高与卵巢 SLCT 的生物学行为及预后关系还不明确。病理免疫组织化学染色是诊断 SLCT 的金标准。SLCT 最重要的遗传学特征为 *DICER1* 基因突变。大多数肿瘤的生物学行为是良性的，少数病例有恶性行为，本例病例具有恶性行为，可以推测患者的稽留流产与肿瘤的内分泌失调相关，患者的感染与清宫术相关。

综上，本例 Sertoli-Leydig 细胞瘤以稽留流产为首要表现，清宫术为腹腔感染诱因，肿瘤播散导致了全身淋巴结肿大及大量顽固性腹水，患者疾病进展迅速，提示在临床诊断实践过程中，疾病的确定诊断通常不是一蹴而就的，而通常要根据病情的变化不断修正诊断和鉴别诊断，有时诊断并不明确，但患者病情进展迅速时，可根据当时怀疑诊断的结果进行诊断性治疗，并积极寻找病因，该患者的诊疗思路可为罕见疑难病例的诊断流程提供借鉴。

（谷　昊）

参考文献

陈孝平，汪建平，赵继宗，2018. 外科学. 9 版. 北京：人民卫生出版社.
万学红，卢雪峰，2018. 诊断学. 9 版. 北京：人民卫生出版社.
中国临床肿瘤学会指南工作委员会，2019. 中国临床肿瘤学会（CSCO）卵巢癌诊疗指南 2019. 北京：人民卫生出版社.

病例二十八　间断心悸、胸闷 1 年，伴不规则发热 2 个月

一、病史资料

患者，女性，49 岁。

主诉：间断心悸、胸闷 1 年，伴不规则发热 2 个月。

现病史：患者于 1 年前活动后出现心悸、胸闷，劳累后明显，位于心前区，持续半小时左右，伴有乏力、食欲缺乏，休息后逐渐缓解，夜间可平卧入睡，未行进一步诊治。2 个月前感冒后出现咳嗽、咳白痰、不规则发热，体温最高达 40℃，

发热时伴寒战、发冷、乏力，就诊于当地医院，完善相关检查，诊断为“心功能不全、肾功能不全、肺部感染、贫血”，给予青霉素抗感染等对症治疗（具体剂量不详，疗程达 20 余日），其间曾因贫血输血 2 次（具体不详），后上述症状略缓解，但肾功能不全呈进行性加重，患者曾多次就诊于当地医院，均未查出病因，此次为进一步诊治转入笔者所在医院。

既往史：患者平素体健，否认高血压、冠心病及脑血管病史，否认糖尿病病史，否认肝炎史及结核病史，预防接种史不详，否认手术、外伤、输血史，否认食物或药物过敏史。

个人史：生于新疆，久居乌鲁木齐市，小学文化程度，农民，有牛、羊养殖史，无疫区居留史、疫水接触史，否认牧区、矿山工作史，否认化学性物质、放射性物质、有毒物质接触史，否认吸毒史，否认吸烟、饮酒史。

婚育史：已婚，17 岁结婚，育有 3 个子女，其中 1 子 14 岁时因白血病去世。

月经史：13 岁初潮，已绝经 2 年。

家族史：父母已故，死因不详，兄弟姐妹共 12 人，否认家族遗传病史。

思维提示：

患者病史中主要临床症状为心悸、胸闷、发热等，同时合并贫血、肾功能不全等疾病。目前困扰患者最主要的问题为发热，病程 2 个月，故暂将发热作为本次就诊的主要临床症状。

患者反复发热已 2 个月，院外经 20 余日的青霉素抗感染治疗后发热未控制，根据 2017 年《发热待查诊治专家共识》，本例患者可归属于经典型发热待查。引起经典型发热待查的病因超过 200 种，可归纳为以下 4 类。

（1）感染性疾病：长期以来其一直是引起发热待查的最主要的病因，以细菌感染占多数，病毒次之。近年来此类疾病有所下降，尤其在经济发达地区，其所占比例已降至 30%左右。在老年发热待查患者中，感染性疾病所占比例也相对较低，可能在发热待查的病因中占第 2 位或第 3 位。

（2）非感染性炎症性疾病（non-infectious inflammatory disease，NIID）：该组疾病在发热待查中所占的比例近年来有所上升，占 20%～30%。成人 Still 病、系统性红斑狼疮（systemic lupus erythematosus，SLE）等是年轻发热待查患者的常见病因；而老年发热待查患者中，风湿性多肌痛、颞动脉炎等的发病率日渐上升。值得注意的是，类风湿关节炎等非感染性炎症性疾病虽为该类型疾病中的常见疾病，但由于这些疾病症状典型，诊断较为简单，在发热待查患者中所占比例较小。

（3）肿瘤性疾病：血液系统肿瘤、实体肿瘤中的肾上腺样瘤、胃肠道肿瘤（尤其是结直肠肿瘤）和中枢系统肿瘤相对常见。随着 CT、MRI 等影像学检查技术的普及，肿瘤性疾病易于被早期发现，在发热待查中所占比例有所下降。

（4）其他疾病：约占 10%，包括药物热、肉芽肿性疾病、栓塞性静脉炎、溶血发作、隐匿性血肿、周期热、伪装热等。

本例患者有明确的受凉之后出现发热的病史，仍考虑感染性疾病可能性大。院外已用 20 余日的青霉素抗感染治疗，效果欠佳。如为细菌感染，考虑感染细菌对青霉素不敏感，另不排除其他病原学感染的可能，如病毒、真菌、衣原体等。患者除发热以外，同时伴有其他系统的临床表现，包括心功能不全、肾功能不全及贫血，能否用一元论解释患者发热合并多系统功能异常呢？还是多种疾病合并呢？通过病史的采集，本例患者应考虑如下问题。

（1）此次发热是否为感染所致？病毒？细菌？

（2）患者合并心功能不全，是否并发亚急性细菌性心内膜炎呢？

（3）患者同时合并肾功能不全，有感染病史，是否并发急性肾小球肾炎？

（4）患者同时并发贫血，是否为重度感染所致？是否为血液系统疾病所引起的发热？

（5）感染同时合并多器官功能损害，是否存在菌血症可能？

临床决策：

1. 患者倾向于感染性疾病，需对口、咽、肺、泌尿系等常见感染部位进行针对性的体格检查。

2. 患者合并心功能不全，结合感染、发热病史，考虑感染性心内膜炎不能除外，心脏查体要全面，尤其是重点评估有无心脏杂音。同时针对感染性心内膜炎引起的外周微血管栓塞体征也应进行重点检查，如 Osler 结节、Roth 斑、Janeway 损害等。

3. 密切监测体温，评估发热热型。

4. 再次明确居住地有无传染病流行史，患者有无疫区居留史、疫水接触史。

5. 通过实验室检查、影像学检查、细菌学检查等临床辅助检查进一步明确患者的感染部位、感染原因等。

体格检查：体温 36.3℃，脉搏 80 次/分，呼吸 18 次/分，血压 101/50mmHg，贫血貌，皮肤黏膜苍白，口咽无红肿，扁桃体未见肿大，未见咽壁脓性分泌物，浅表淋巴结未扪及肿大，甲状腺未扪及肿大，无血管杂音，颈静脉无怒张，肝颈静脉回流征阴性，胸廓外形正常，双肺呼吸音清，未闻及明显的干湿啰音，心前区可见抬举样搏动，心界未见扩大，心率 79 次/分，主动脉瓣听诊区可闻及舒张期叹气样杂音，以第二听诊区明显，心尖部可闻及舒张晚期杂音，性质较弱，心尖部可闻及收缩期 3/6 级吹风样杂音，未触及震颤，腹软，无明显压痛、反跳痛，脾脏可触及，肝未触及。双下肢无水肿。肱动脉、股动脉可闻及枪击音，水冲脉、毛细血管搏动征等周围血管体征阳性，未见 Osler 结节、Roth 斑、Janeway 损害等体征。

思维提示：

通过进一步的查体，结合患者的病史，我们可以得到以下分析。

患者口咽部查体未见红、肿、分泌物，未见扁桃体肿大、脓点，结合患者无咽痛、流涕、闭塞，且发热时间较长，一般上呼吸道感染均有自限性，但本例患者发热病史已有2个月，目前考虑上呼吸道感染可能性较小，需结合实验室检查、影像学检查等进一步明确。

患者心脏查体可闻及主动脉瓣舒张期杂音，结合周围血管体征阳性，提示存在主动脉瓣关闭不全，二尖瓣舒张期杂音性质不强，无震颤，无开瓣音，考虑Austin-Flint杂音，二尖瓣收缩期杂音，考虑存在二尖瓣关闭不全。但杂音既往是否存在尚不明确。如杂音为既往存在，无新发部位杂音或无原有杂音增强，则考虑为瓣膜病基础上合并感染；如杂音为感染后出现，或感染后杂音性质增强，或出现新部位的杂音，则高度考虑感染性心内膜炎可能。需结合心脏超声、血常规、血培养等检查结果进一步明确。

患者查体可见贫血貌，但浅表淋巴结未扪及肿大，胸骨后无压痛，血液系统疾病查体未见明显异常，考虑原发性血液系统恶性疾病可能性较小，贫血的具体分型有待于血常规结果进一步评估。

患者查体可触及脾大，但查体未见肝掌、蜘蛛痣、腹水等肝硬化门静脉高压的其他临床表现，考虑肝硬化脾大的可能性较小，由感染继发引起脾脏增大的可能性较大，需进一步完善相关辅助检查明确。

患者病史当中存在肾功能不全，但目前查体仅可见贫血貌，且是否为肾性贫血尚未可知，未见肾区叩击痛、脐周血管杂音等其他体征，需通过进一步的临床辅助检查明确。

实验室及其他辅助检查：

血常规：白细胞计数6.93×10^9/L，中性粒细胞百分比83.4%↑，淋巴细胞百分比12.3%↓，中性粒细胞计数5.78×10^9/L，淋巴细胞计数0.85×10^9/L，红细胞计数3.34×10^{12}/L↓，血红蛋白91g/L↓，血细胞比容0.288↓，平均红细胞体积86.2fl，平均血红蛋白27.2pg，血小板计数146×10^9/L。

炎症因子组合：降钙素原42.32ng/ml↑，白细胞介素6 25.140pg/ml↑，超敏C反应蛋白98.127mg/L↑。

凝血功能：凝血酶原时间14.3秒，凝血酶原时间（PT）活动度74.78%，国际标准化比值1.13，纤维蛋白原3.97g/L，D-二聚体3270ng/ml，纤维蛋白原降解产物11.9μg/ml。

生化：血钾4.00mmol/L，血钠125.18mmol/L↓，血氯99.3mmol/L↓，二氧化碳结合力 9.48mmol/L↓，尿素氮 26.69mmol/L，肌酐 456.66μmol/L，尿酸434.74μmol/L，血糖6.8mmol/L，白蛋白33.56g/L↓，天冬氨酸转氨酶23.96U/L，丙氨酸转氨酶22.87U/L，肌酸激酶20.18U/L，肌酸激酶同工酶8U/L。

血气分析：pH 7.317↓，PCO_2 33mmHg，PO_2 97mmHg，SO_2 98.6%，ABE-15.7mmol/L↓，SBE-16.3mmol/L↓，HCO_3^- 8.9mmol/L↓。

心脏超声（图5-60）：二叶式开放主动脉瓣，右冠瓣与无冠瓣根部融合形成一大小约 17mm×13mm 强回声团块影，表面不光滑，左心室面可见活动度较大的强回声团块影飘动，提示赘生物形成，瓣膜开放呈斜向二叶式，合并主动脉瓣关闭不全（中度）、主动脉瓣狭窄（中度）、二尖瓣关闭不全（中度）、二尖瓣狭窄（轻微），肺动脉增宽，少量心包积液。左心房（LA）43mm，左心室（LV）56mm，右心房（RA）34mm，右心室（RV）16mm，射血分数 65%。

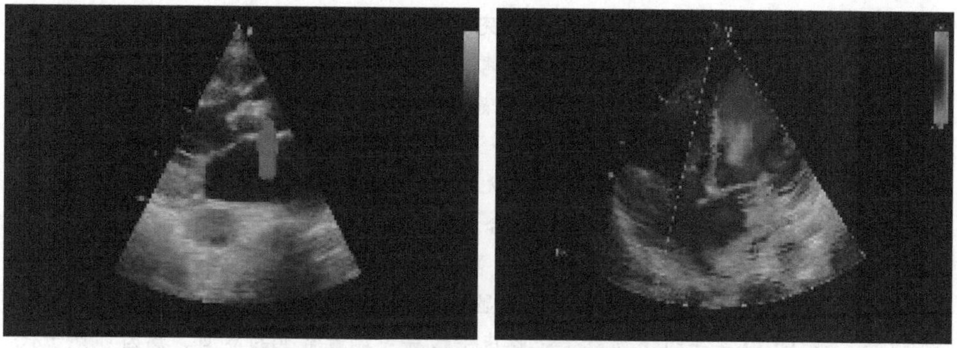

图 5-60 心脏超声提示主动脉瓣赘生物

思维提示：

1. 患者心脏超声显示主动脉瓣赘生物并主动脉瓣关闭不全、二尖瓣关闭不全，可解释患者心脏杂音。但根据目前检查结果，能否诊断感染性心内膜炎呢？根据感染性心内膜炎的 Duke 诊断标准，满足 2 项主要诊断标准，或 1 项主要诊断标准+3 项次要诊断标准，或 5 项次要诊断标准，可确定诊断。满足 1 项主要标准+1 项次要标准，或 3 项次要标准，考虑疑似诊断。

主要标准内容如下。

（1）血培养阳性：①2 次不同时间的血培养检出同一典型感染性心内膜炎（IE）致病微生物（如草绿色链球菌、金黄色葡萄球菌）；②多次血培养检出同一 IE 致病微生物（2 次至少间隔 12 小时的血培养阳性；所有 3 次血培养均阳性，或 4 次或 4 次以上的多数血培养阳性）；③Q 热病原体 1 次血培养阳性或其 IgG 抗体滴度＞1∶800。

（2）影像学阳性证据（符合以下至少 1 项标准）：①超声心动图异常（赘生物；脓肿、假性动脉瘤、心脏内瘘；瓣膜穿孔或动脉瘤；新发生的人工瓣膜部分破裂）；②通过 ^{18}F-FDG PET/CT（仅在假体植入＞3 个月时）或放射标记的白细胞单光子发射计算机断层成像（SPECT）/CT 检测出人工瓣膜置入部位周围组织异常活性；③由心脏 CT 确定的瓣周病灶。

次要标准内容如下。

（1）易患因素：心脏本身存在易患因素或静脉药物成瘾者。

（2）发热：体温≥38℃。

（3）血管征象：主要动脉栓塞、感染性肺梗死、细菌性动脉瘤、颅内出血、结膜瘀点及 Janeway 损害。

（4）免疫性征象：肾小球肾炎、Osler 结节、Roth 斑及类风湿因子阳性。

（5）致病微生物感染证据：不符合主要诊断标准，或与 IE 一致的活动性致病微生物感染的血清学证据。

本例患者主要诊断标准中满足心脏超声异常，暂无血培养证据，次要标准中满足易患因素（二叶式主动脉瓣）、发热，故 1 条主要标准+2 条次要标准，暂不能明确诊断，仅考虑疑似诊断，需要进一步完善相关检查明确。

2. 患者存在轻度贫血、脾大。如考虑感染性心内膜炎可能，则在亚急性细菌性心内膜炎（SBE）患者中，可出现感染的一些非特性症状，其中 10%～40% 的患者可出现脾大，病程＞6 周患者多见，急性者少见。贫血在 SBE 患者较为常见，尤其多见于亚急性者，有苍白无力和多汗，多为轻度、中度贫血，晚期患者有重度贫血。对于本例患者，结合目前情况，高度考虑 SBE 继发贫血、脾大可能性最大。

患者血气分析提示代谢性酸中毒明显，代谢性酸中毒系体内酸性物质积聚或产生过多，或 HCO_3^-丢失过多所致，是临床中酸碱失调最常见的类型。病因可见于代谢产酸增多（常见于严重的损伤、感染、高热或休克、酮症酸中毒）、碱性物质丢失过多（见于腹泻、胆瘘、肠瘘或胰瘘等）、肾功能不全（影响 H^+的排出或 HCO_3^- 的重吸收）。对于本例患者，与感染、肾功能不全的双重作用有关，给予积极纠酸治疗，同时需进行原发病的治疗。

临床决策：

患者目前高度考虑亚急性感染性心内膜炎的诊断，结合患者目前情况，患者初步诊断：

亚急性感染性心内膜炎（可疑）

　　主动脉瓣赘生物

　　二叶式主动脉瓣

　　　　主动脉瓣关闭不全

　　　　主动脉瓣狭窄

二尖瓣关闭不全

肾功能不全

贫血

需进一步监测体温明确热型，完善血培养明确细菌学证据，完善头颅 CT、腹盆腔 CT 判断有无外周器官栓塞的证据，评估肾小球肾炎的诊断是否成立。以此进一步丰富感染性心内膜炎的诊断依据。

二、诊断及治疗

因患者代谢性酸中毒明显，需立即纠正，给予碳酸氢钠（12.5g）注射液，250ml，每日 1 次静脉滴注，密切随访血气分析。同时因高度怀疑亚急性感染性心内膜炎的诊断，需进行抗微生物的治疗，目前细菌学证据不充分，结合流行病学研究，引起亚急性感染性心内膜炎最常见的细菌为草绿色链球菌，对于链球菌感染的抗生素选择，青霉素仍作为首选，故给予青霉素 400 万 U，每 8 小时 1 次给药。另给予其他扩血管、利尿等改善心功能治疗。

患者入院第 2 日后开始出现发热，体温最高达 38.9℃，经给予退热治疗后体温可下降，但次日再次出现发热，体温波动情况见图 5-61，呈间歇热，但因存在退热药物的影响因素，仅作为参考。间歇热可见于疟疾、急性肾盂肾炎等，患者无疟疾病原虫接触史，除发热外，无疟疾相应的其他临床表现，故不考虑疟疾。另患者无尿频、尿急、尿痛等尿路感染的临床症状，考虑肾盂肾炎的可能性也不大。此发热情况连续持续 5 日，结合院外连续应用 20 余日青霉素，发热仍未控制，需进一步考虑以下情况可能。

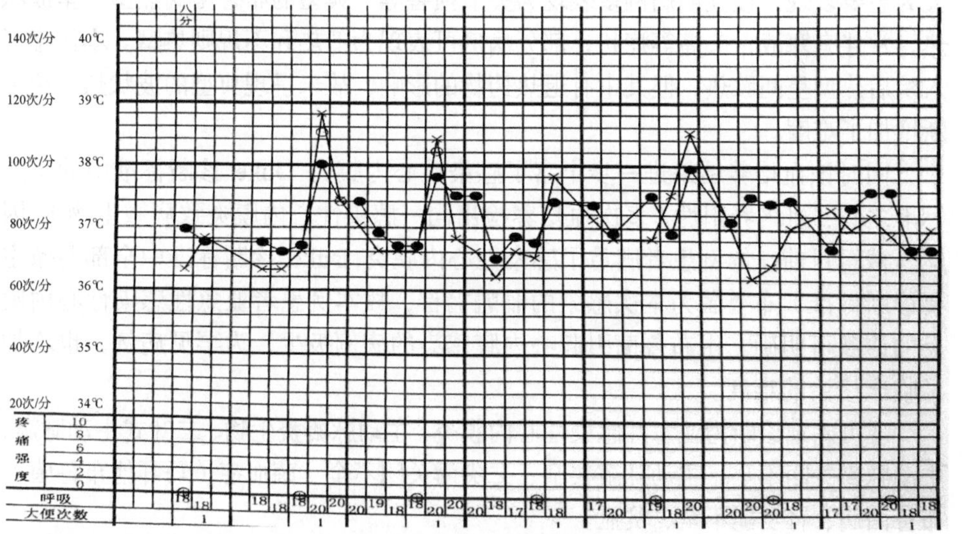

图 5-61 入院 1 周体温曲线

1. 如仍为球菌感染，考虑该致病菌对青霉素不敏感，需加用其他抗球菌类抗生素，或应用针对球菌的强力抗生素万古霉素静脉滴注，调整治疗后进一步评估体温、血常规等感染情况。

2. 如不考虑球菌感染，可考虑为其他类细菌（革兰氏阴性菌等）感染引起的发热、感染性心内膜炎，但由阴性杆菌引起感染性心内膜炎并不多见，有待于血培养等细菌学检查进一步明确。

3. 药物热：部分患者应用一些药物之后出现的发热，考虑为药物热，常见的药物有磺胺类、青霉素、抗组胺药、巴比妥类、水杨酸类、碘制剂等。本例患者应用青霉素，不能完全排除，但患者降钙素原等炎症指标明显高于正常，故仍将感染放在临床考虑的第一位，药物热需排除临床感染因素后方可考虑。

因此，为验证诊断，进行了进一步的辅助检查，结果如下。

头颅 CT、腹盆腔 CT 未见明显异常，无感染性心内膜炎所致外周器官栓塞的临床证据。

血培养（2 次，间隔 24 小时）：马耳他布鲁菌。

由此，2 次血培养结果均提示同一种细菌，诊断布鲁菌病明确，结合患者为农牧民，家中蓄养牛、羊等，有布鲁菌病的流行病学基础，进一步丰富了布鲁菌病的诊断依据。

布鲁菌病是由布鲁菌感染引起的一种人畜共患病。患病的羊、牛等疫畜是布鲁菌病的主要传染源。布鲁菌可通过破损的皮肤黏膜、消化道和呼吸道等途径传播，急性期病例以发热、乏力、多汗、肌肉疼痛、关节疼痛和肝、脾、淋巴结肿大为主要表现。慢性期病例多表现为关节损害等。典型的布鲁菌病热型可呈波状热，常伴有寒战、头痛等症状，部分病例可表现为低热和不规则热型。本例患者入院后热型呈间歇热，但其中有退热药物的影响，故未呈现典型的波状热，给诊断增加了难度。

同时该血培养结果进一步丰富了感染性心内膜炎 Duke 诊断标准中的主要标准之一：血培养阳性（多次血培养检出同一感染性心内膜炎致病微生物）。因此，截至目前，本例患者满足了感染性心内膜炎 Duke 诊断标准中全部两条主要诊断标准，布鲁菌为本次感染的罪魁祸首，故本例患者亚急性感染性心内膜炎的诊断可明确。由布鲁菌引起心内膜感染的病例极少，为罕见病例，也增加了临床诊治的难度。

现可确定诊断为亚急性感染性心内膜炎、主动脉瓣赘生物、二叶式主动脉瓣、主动脉瓣关闭不全、主动脉瓣狭窄、二尖瓣关闭不全、菌血症（马耳他布鲁菌）、布鲁菌病、肾功能不全、贫血。

对于布鲁菌病的治疗，青霉素显然是无效的。由此，我们进行了抗生素治疗方案的调整，由抗球菌转为抗杆菌的治疗。停用青霉素，改为头孢曲松 1.0g，每日 1 次，静脉滴注，利福平胶囊 0.3g，每日 2 次，口服。调整治疗后，患者于入院后第 7 日开始体温趋于平稳，未再出现明显发热（图 5-61，图 5-62）。血气分析提示酸中毒纠正，临床症状缓解，也通过治疗效果进一步验证了我们的诊断。对于感染性心内膜炎的治疗，感染控制后应尽早行外科手术干预，本例患者因个人原因未行进一步的外科手术，转回当地继续治疗。

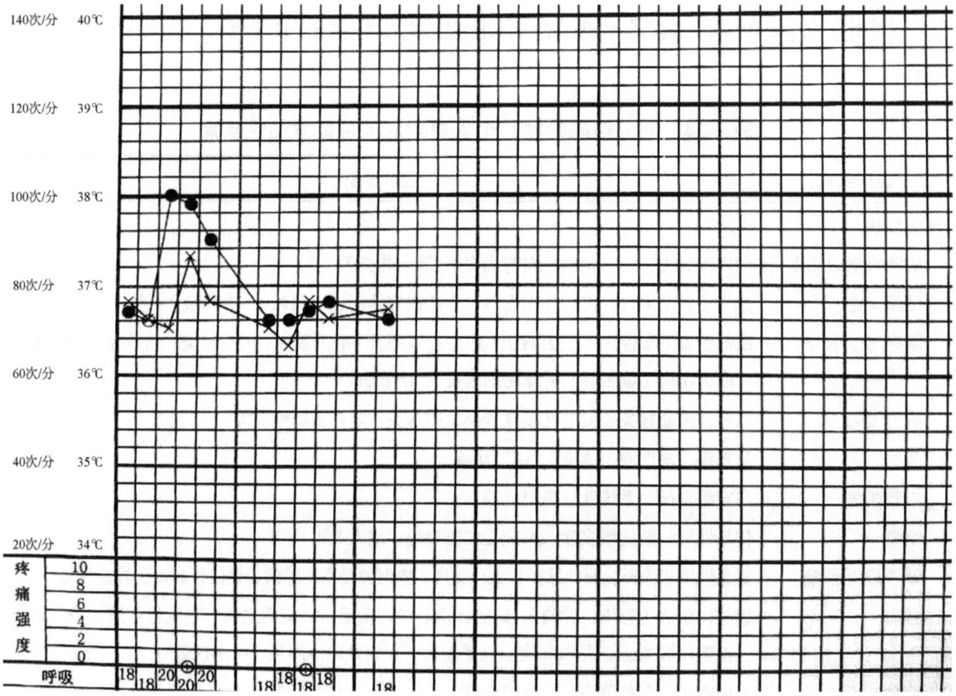

图 5-62　入院第 8～10 日体温

三、点　　评

本病例是极其少见的布鲁菌导致的感染性心内膜炎，与常见的草绿色链球菌引起的感染性心内膜炎在症状、体征及辅助检查上均有一定差别，大大增加了诊治难度。本病例以“发热待查”为主线，通过详尽的病史采集、体格检查，以及辅助检查进一步明确，通过治疗效果的评价逆向进一步验证，最终回归了正确的诊断。临床医生在面对具体患者时，应根据自己的专业知识、临床经验和可利用的医疗资源，制订全面合理的诊疗方案。本例患者发热病史 20 余日，通过体格检查、心脏超声不难得出感染性心内膜炎的诊断，但经验性应用青霉素治疗并未得到很好的治疗效果，需引起我们的思考，不能因为某一项辅助检查结果就限制了我们的诊断思维。根据感染性心内膜炎的诊断标准，进一步逆向思考，考虑除了心脏超声以外，还有哪些结果支持诊断，哪些结果不支持诊断。最终在进一步的检查中，由血培养结果丰富了诊断标准，同时也检出临床上极其罕见的引起感染性心内膜炎的致病菌，拓展了诊断思维，提高了诊治能力。

同时，对待发热待查的患者，要详细进行病史询问及详尽的体格检查。往往一些特殊的伴随症状、体征等会提供一定的诊治思路（表 5-24，表 5-25）。本例患者存在发热，同时有牧区生活史，查体可见脾大，这些也可提示布鲁菌病的诊断。因此，病史问询、体格检查为临床医生诊治患者的第一步，至关重要，不可忽视。

表 5-24　部分伴随症状、个人史对应的可能发热性疾病

临床线索	提示诊断
伴随症状	
头痛或意识障碍	颅内疾病（感染、肿瘤、血管病变）、颞动脉炎等
结膜充血	感染（旋毛虫病、流行性出血热、钩端螺旋体病、回归热）、赖特综合征等
眼痛/视力异常	眼部感染（球后脓肿、侵袭综合征）、血管累及（心内膜炎、大动脉炎、结节性多动脉炎）、颅内疾病（脑脓肿、隐球菌脑膜炎）、结节病等
听力丧失	结节性多动脉炎、复发性多软骨炎、中耳炎、隐球菌脑膜炎等
鼻塞	鼻咽癌、淋巴瘤（鼻型）、结节病等
口腔溃疡	白塞综合征、系统性红斑狼疮等
咽痛	传染性单核细胞增多症、系统性红斑狼疮、成人 Still 病等
颈项痛/下颌痛	亚急性甲状腺炎、颞动脉炎、大动脉炎、中枢神经系统感染、脊柱骨髓炎、乳突炎等
腹痛	腹腔内疾病（感染、肿瘤）、螺旋体病、沙门菌感染、旋毛虫病、系统性红斑狼疮、结节性多动脉炎、成人 Still 病、克罗恩病、家族性地中海热、卟啉病等
背痛	心内膜炎、布鲁菌病、椎体感染等
关节疼痛	血流感染、布鲁菌病、兔热病、Whipple 病、系统性红斑狼疮、结节病、成人 Still 病、类风湿关节炎、痛风、家族性地中海热等
骨痛	多发性骨髓瘤、任意肿瘤骨转移等
肌痛	Q 热、钩端螺旋体病、立克次体病、旋毛虫病、心内膜炎、结节性多动脉炎、类风湿关节炎、家族性地中海热、多发性肌炎等
睾丸疼痛	淋巴瘤、EB 病毒感染、结节性多动脉炎、系统性红斑狼疮、家族性地中海热、布鲁菌病等
皮疹	EB 病毒感染、药物热、脂膜炎、淋巴瘤、结节病、系统性红斑狼疮、成人 Still 病、恙虫病等
既往史	
牙科就诊史	牙龈脓肿、感染性心内膜炎等
手术史	手术部位脓肿、感染性心内膜炎等
输血史	疟疾、巴贝虫病、埃利希体病、巨细胞病毒感染、人类免疫缺陷病毒感染、梅毒等
主动脉瘤/修补	沙门菌感染、金黄色葡萄球菌感染、Q 热等
药物	药物热
烟雾接触	烟雾热等
近期旅游史	伤寒、钩端螺旋体病、内脏利什曼病（中国北部地区）、疟疾（非洲）、布鲁菌病（中国西北地区）、Q 热、粗球孢子菌病（墨西哥、美国）等
宠物/动物接触	Q 热、猫抓病、弓形虫病、兔热病、布鲁菌病、螺旋体病、鹦鹉热、恙虫病等
昆虫接触	疟疾、斑疹伤寒、巴贝虫病、内脏利什曼病、回归热、莱姆病等
未消毒牛奶	Q 热、布鲁菌病、肠结核等
生食	旋毛虫病、弓形虫病等

表 5-25 部分体检线索对应的可能发热性疾病

部位/特点	体格检查发现	诊断
热型	相对缓脉	沙门菌感染、钩端螺旋体病、Q 热、立克次体病、疟疾、巴贝虫病、中枢神经系统实体肿瘤/淋巴瘤、药物热、伪装热等
	Pel-Ebstein 热型*	淋巴瘤
眼睑	瘀点、瘀斑	感染性心内膜炎
眼底	Roth 斑	淋巴瘤、心房黏液瘤、感染性心内膜炎、系统性红斑狼疮、结节性多动脉炎等
	细胞样小体	心房黏液瘤、系统性红斑狼疮、颞动脉炎、结节性多动脉炎、成人 Still 病等
	视网膜出血	白血病等
	视网膜中央动脉阻塞	系统性红斑狼疮、颞动脉炎、大动脉炎等
	视网膜中央静脉阻塞	系统性红斑狼疮、结节病等
	脉络膜视网膜炎	弓形虫病、结核杆菌感染、组织胞浆菌病等
	脉络膜结节	粟粒型结核杆菌感染
颞动脉	搏动减弱、结节	颞动脉炎
鼻旁窦	压痛	鼻旁窦炎
甲状腺	肿大、触痛	亚急性甲状腺炎
心脏	杂音	感染性心内膜炎、心房黏液瘤等
胸骨	压痛	白血病、骨髓异常增生综合征等
脊柱	压痛	脊椎骨髓炎、椎体结核、伤寒、布鲁菌病等
肝脏	叩痛	肝脓肿等
	肿大	EB 病毒感染、伤寒、布鲁菌病、Q 热、内脏利什曼病、兔热病、回归热、肝肿瘤、肾上腺瘤、POEMS 综合征等
脾脏	肿大	EB 病毒感染、巨细胞病毒感染、心内膜炎、伤寒、播散性结核杆菌感染、组织胞浆菌病、疟疾、布鲁菌病、立克次体病、猫抓病、兔热病、回归热、淋巴瘤、白血病、骨髓增生综合征、家族性地中海热、Felty 综合征、系统性红斑狼疮、成人 Still 病、结节病等
淋巴结	肿大	EB 病毒感染、巨细胞病毒感染、猫抓病、恙虫病、淋巴结结核、局灶性化脓性感染、淋巴瘤、白血病、转移癌、坏死性淋巴结炎、系统性红斑狼疮、类风湿关节炎、结节病等
睾丸	附睾炎	淋巴瘤、EB 病毒感染、泌尿系统结核、布鲁菌病、结节性多动脉炎、系统性红斑狼疮、结节病、家族性地中海热等
皮肤	色素沉着	内脏利什曼病、Whipple 病、POEMS 综合征等
脑神经	麻痹	中枢神经系统肿瘤/淋巴瘤、结核性脑膜炎（展神经麻痹）等

*为霍奇金淋巴瘤的特征性表现，呈特征性回归热型，即高热数日后，可有几日或几周的无热期。

（刘海明）

参 考 文 献

葛均波，徐永健，王辰，等，2018. 内科学. 9 版. 北京：人民卫生出版社.
万学红，卢雪峰，2018. 诊断学. 9 版. 北京：人民卫生出版社.
徐新娟，杨大明，2008. 诊断学（案例版）. 北京：科学出版社.
中华传染病杂志编辑委员会，2017. 发热待查诊治专家共识. 中华传染病杂志，35（11）：641-655.

彩　　图

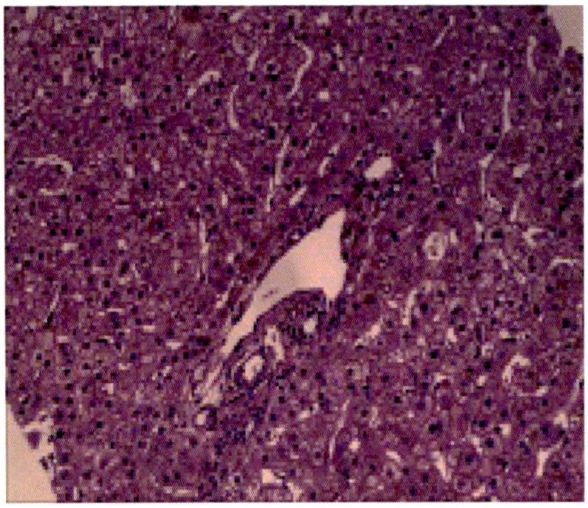

彩图 1　肝脏穿刺活检

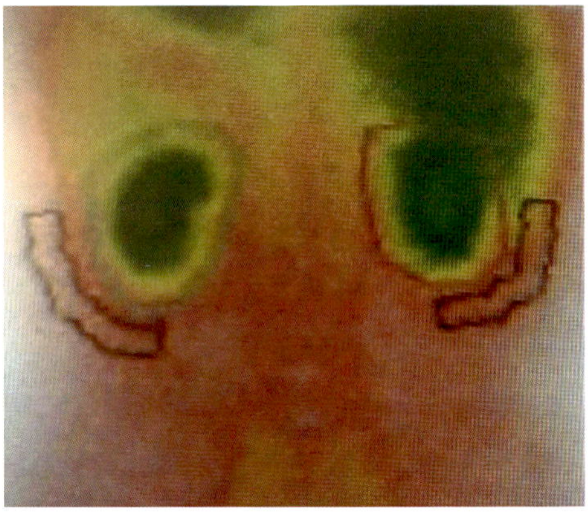

彩图 2　肾脏 ECT

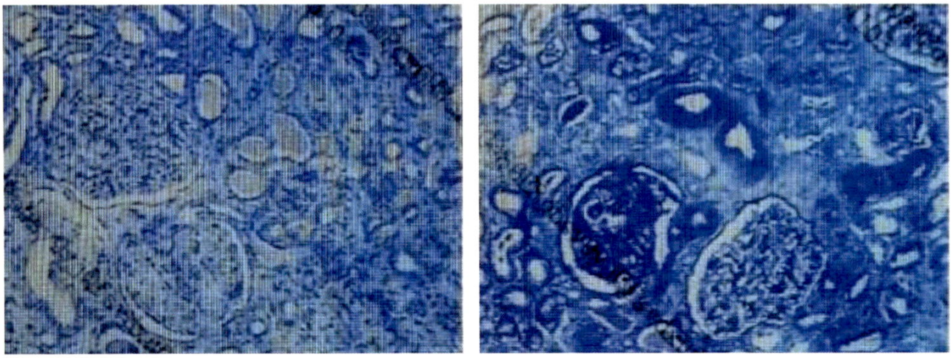

彩图 3　肾脏穿刺病理

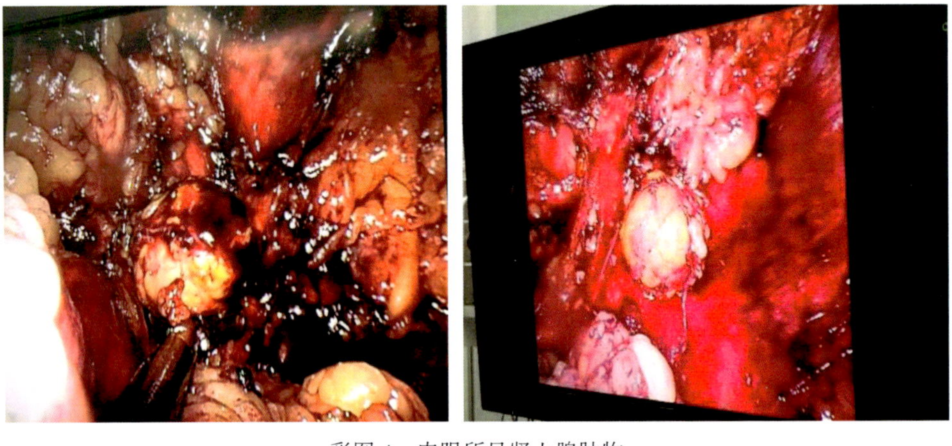

彩图 4　肉眼所见肾上腺肿物